# 真菌感染病例与病原检测

主　编　沈定霞　鲁辛辛
副主编　杨继勇　王　瑶　曹敬荣　徐和平　王凯飞

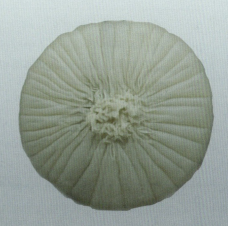

人民卫生出版社

### 图书在版编目（CIP）数据

真菌感染病例与病原检测 / 沈定霞，鲁辛辛主编 .—北京：人民卫生出版社，2018

ISBN 978-7-117-26573-7

Ⅰ.①真… Ⅱ.①沈… ②鲁… Ⅲ.①真菌病 – 医学检验 Ⅳ.①R519.04

中国版本图书馆 CIP 数据核字（2018）第 088756 号

| | | |
|---|---|---|
| 人卫智网 | www.ipmph.com | 医学教育、学术、考试、健康，购书智慧智能综合服务平台 |
| 人卫官网 | www.pmph.com | 人卫官方资讯发布平台 |

版权所有，侵权必究！

---

### 真菌感染病例与病原检测

主　　编：沈定霞　鲁辛辛
出版发行：人民卫生出版社（中继线 010-59780011）
地　　址：北京市朝阳区潘家园南里 19 号
邮　　编：100021
E - mail：pmph @ pmph.com
购书热线：010-59787592　010-59787584　010-65264830
印　　刷：北京铭成印刷有限公司
经　　销：新华书店
开　　本：787×1092　1/16　　印张：18
字　　数：449 千字
版　　次：2018 年 6 月第 1 版　2018 年 6 月第 1 版第 1 次印刷
标准书号：ISBN 978-7-117-26573-7/R·26574
定　　价：142.00 元

打击盗版举报电话：010-59787491　E-mail：WQ @ pmph.com
（凡属印装质量问题请与本社市场营销中心联系退换）

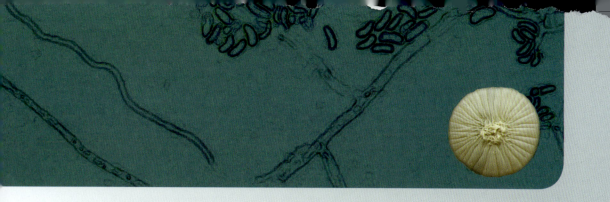

## 编　者（按姓氏拼音排序）

艾效曼　　北京医院
曹敬荣　　首都医科大学宣武医院
陈中举　　华中科技大学同济医学院附属同济医院
辜依海　　西安交通大学医学院附属三二〇一医院
郭　玲　　中国人民解放军总医院
黄艳飞　　首都医科大学附属北京同仁医院
鲁辛辛　　首都医科大学附属北京同仁医院
沈定霞　　中国人民解放军总医院
王凯飞　　中国人民解放军总医院
王丽凤　　中国人民解放军总医院
王露霞　　广州军区广州总医院
王　玫　　首都医科大学附属北京同仁医院
王　岩　　首都医科大学宣武医院
王　瑶　　中国医学科学院北京协和医院
王育英　　首都医科大学宣武医院
吴　庆　　温州医科大学附属第一医院
肖玉玲　　四川大学华西医院
徐和平　　福建医科大学附属厦门市第一医院
徐英春　　中国医学科学院北京协和医院
杨继勇　　中国人民解放军总医院
杨秀敏　　首都医科大学附属北京同仁医院
张伟铮　　广东省中医院大学城医院
郑燕青　　福建医科大学附属厦门市第一医院
朱　敏　　首都医科大学附属北京同仁医院

**编写秘书**　赖开生　中国人民解放军总医院

真菌感染
　　病例与病原检测

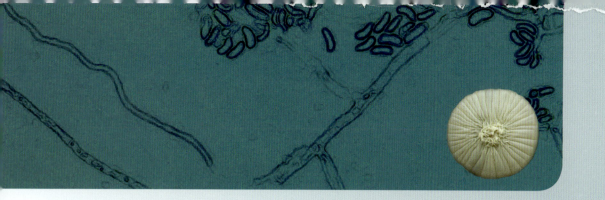

# 前　言

每当我们在实验室看到培养皿中生长出来的不同形态的真菌时，就想知道这些微小的生物作为致病菌会引起哪些感染？在真菌感染性疾病越来越多的今天，哪些手段可用于真菌感染的诊断？好奇心驱使我们收集并总结那些我们熟知的、或是少以听说的、甚至从未听说过的真菌导致机体感染的病例，并对各个具体病例进行分析。目的是将一个个真菌感染的实际例子呈现给临床医师，使其更多地了解并更好地诊断和治疗真菌感染性疾病；将各个病例中真菌的形态和鉴定方法提供给临床微生物检验技术人员，使其能更快的识别并熟练地检测和鉴定真菌。

全书分为上篇、下篇和附篇。上篇包括具有特色的92个真菌感染病例，其中84个原始病例由患者收治医院的供稿者提供，8个编译病例来源于已发表的文献（参见相应编译病例后的第一篇参考文献）。为方便阅读，病例尽可能以同样的模板格式进行编排，并配有相关病损部位、影像、病理及病原菌的菌落及镜检形态图片，它们是真菌鉴定以及临床感染诊断的重要依据。下篇分章介绍真菌检测标本的采集、运送与处理，真菌实验室检测技术，以及真菌的药敏试验与耐药性。附篇是本书的另一特色，即提供一套自测试题并附有参考答案，将医学真菌学的主要内容以试题的形式呈现，有助于读者理解、记忆并掌握医学真菌学的要点。本书不仅可供临床医师阅读，也可作为临床微生物学检验以及医学微生物学教学的参考书籍。

感谢所有编者及病例提供者，使我们能够获得学习和认识真菌感染病原学和临床资料的原始素材。特别是美籍华人汤一苇、谢文儒及张翔教授，有了他们的支持，使得书中感染病例的真菌种类更加广泛。

由于病例中涉及较多跨学科的内容以及编者水平的局限性，本书难免存在错误或疏漏，恳请读者给予批评和指正。

2017年8月1日　北京

真菌感染
　　病例与病原检测

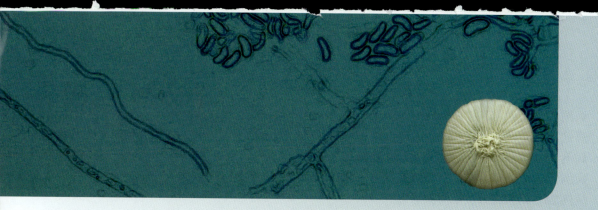

# 目 录

## 上篇 真菌感染病例与病原分析

### 第一章 酵母菌感染病例 ··················································································· 3
病例 1 白念珠菌致脑膜炎 ··················································································· 3
病例 2 近平滑念珠菌致膝关节感染 ········································································· 5
病例 3 光滑念珠菌致血流感染 ·············································································· 7
病例 4 热带念珠菌致新生儿败血症及脑膜炎 ····························································· 9
病例 5 热带念珠菌致脑膜炎 ················································································ 12
病例 6 耳道念珠菌致耳乳突炎 ············································································· 14
病例 7 新型隐球菌致肺部感染 ············································································· 15
病例 8 新型隐球菌致肺部感染 ············································································· 17
病例 9 新型隐球菌致播散性感染 ·········································································· 19
病例 10 新型隐球菌致脑膜炎 ·············································································· 21
病例 11 新型隐球菌致血流及肺部感染 ··································································· 24
病例 12 新型隐球菌致血流感染 ··········································································· 26
病例 13 格特隐球菌致脑膜脑炎 ··········································································· 28
病例 14 阿萨希毛孢子菌致播散性感染 ··································································· 30
病例 15 头状芽生裂殖酵母菌致肺部感染 ································································ 32
病例 16 糠秕马拉色菌致皮肤毛囊炎 ····································································· 34
病例 17 糠秕马拉色菌致皮肤化脓性感染 ································································ 36
病例 18 糠秕马拉色菌致花斑癣 ··········································································· 37
病例 19 威克海姆无绿藻致腹膜炎 ········································································ 39

### 第二章 透明丝孢霉感染病例 ············································································· 42
病例 20 烟曲霉致肺部感染 ················································································· 42

## 目录

  病例 21　烟曲霉致肺曲霉病 …… 44
  病例 22　烟曲霉致脓肿及血流感染 …… 46
  病例 23　烟曲霉致变应性支气管肺曲霉病 …… 48
  病例 24　烟曲霉合并诺卡菌致肺部感染伴脓肿形成 …… 51
  病例 25　烟曲霉致腰椎间隙感染 …… 54
  病例 26　烟曲霉致上颌窦炎 …… 55
  病例 27　烟曲霉致肺部感染 …… 57
  病例 28　黄曲霉致蝶窦炎 …… 59
  病例 29　黄曲霉致腹部皮下组织感染 …… 62
  病例 30　黄曲霉致变应性支气管肺曲霉病 …… 64
  病例 31　土曲霉致中耳炎 …… 66
  病例 32　黑曲霉致化脓性中耳炎 …… 68
  病例 33　黑曲霉致化脓性中耳炎 …… 70
  病例 34　构巢曲霉致肺曲霉病 …… 72
  病例 35　淡紫拟青霉致角膜溃疡 …… 74
  病例 36　草酸青霉致急性腹膜炎 …… 76
  病例 37　茄病镰刀菌致糖尿病足 …… 77
  病例 38　茄病镰刀菌致外伤感染 …… 80
  病例 39　茄病镰刀菌致角膜感染 …… 82
  病例 40　串珠镰刀菌致足部溃疡 …… 85
  病例 41　串珠镰刀菌致角膜感染 …… 87
  病例 42　轮状镰刀菌致角膜感染 …… 90
  病例 43　黏帚霉致眼部感染 …… 91
  病例 44　短帚霉致心内膜炎 …… 93
  病例 45　长梗木霉致腹膜炎 …… 95
  病例 46　白僵菌致角膜炎 …… 98
  病例 47　球孢子菌致肺部感染 …… 99
  病例 48　粗球孢子菌致心内膜炎及播散性感染 …… 102

第三章　接合菌感染病例 …… 105
  病例 49　雅致放射毛霉致前臂坏死 …… 105
  病例 50　根霉致肺部感染 …… 108
  病例 51　米根霉致鼻脑毛霉病 …… 110
  病例 52　葡枝根霉致鼻窦炎 …… 112
  病例 53　小孢根霉致面部感染 …… 114
  病例 54　少根根霉致鼻脑毛霉病 …… 117
  病例 55　多变根毛霉致上臂溃疡 …… 119
  病例 56　多变根毛霉致面部皮肤毛霉病 …… 121
  病例 57　鳞质霉致外伤伤口感染 …… 123
  病例 58　冠状耳霉致耳霉病 …… 126

## 第四章 暗色真菌感染病例 …………………………………………………… 129

- 病例 59 链格孢霉致鼻窦炎 ………………………………………………… 129
- 病例 60 互隔链格孢霉致眼部感染 ………………………………………… 131
- 病例 61 赛多孢菌属致肺部感染 …………………………………………… 133
- 病例 62 尖端赛多孢致鼻窦炎 ……………………………………………… 135
- 病例 63 尖端赛多孢致化脓性脊柱炎 ……………………………………… 137
- 病例 64 多育赛多孢致肺部感染 …………………………………………… 139
- 病例 65 新月弯孢霉致角膜炎 ……………………………………………… 141
- 病例 66 稻平脐蠕孢致角膜溃疡 …………………………………………… 144
- 病例 67 寄生暗色枝顶孢致膝关节感染 …………………………………… 147
- 病例 68 裴氏着色霉致脑脓肿 ……………………………………………… 149
- 病例 69 裴氏着色霉致着色芽生菌病 ……………………………………… 151
- 病例 70 疣状瓶霉致多部位感染 …………………………………………… 154
- 病例 71 甄氏外瓶霉致手指感染 …………………………………………… 155
- 病例 72 奔马赭霉致肺部暗色丝孢霉病 …………………………………… 157
- 病例 73 班替枝孢瓶霉致中枢神经系统感染 ……………………………… 159
- 病例 74 球形毛壳菌致皮肤感染 …………………………………………… 161

## 第五章 温度双相性真菌感染病例 …………………………………………… 165

- 病例 75 马尔尼菲蓝状菌致多部位感染 …………………………………… 165
- 病例 76 马尔尼菲蓝状菌致肺部感染 ……………………………………… 169
- 病例 77 马尔尼菲蓝状菌致胸壁脓肿 ……………………………………… 171
- 病例 78 马尔尼菲蓝状菌致 HIV 阴性患儿肺部感染 ……………………… 173
- 病例 79 皮炎芽生菌致脑脓肿 ……………………………………………… 175
- 病例 80 皮炎芽生菌致肺部感染 …………………………………………… 177
- 病例 81 皮炎芽生菌致肺部及软组织感染 ………………………………… 180
- 病例 82 荚膜组织胞浆菌致嗜血细胞综合征 ……………………………… 183
- 病例 83 荚膜组织胞浆菌致肺部感染 ……………………………………… 187
- 病例 84 申克孢子丝菌致皮肤感染 ………………………………………… 190

## 第六章 皮肤癣菌及其他真菌感染病例 ……………………………………… 194

- 病例 85 犬小孢子菌致脸部外伤感染 ……………………………………… 194
- 病例 86 断发毛癣菌致头皮脓癣 …………………………………………… 196
- 病例 87 絮状表皮癣菌致钱币样体癣 ……………………………………… 199
- 病例 88 普通裂褶菌致鼻窦炎 ……………………………………………… 200
- 病例 89 耶氏肺孢子菌致肺炎 ……………………………………………… 202
- 病例 90 暗球腔菌致肺部感染 ……………………………………………… 205
- 病例 91 东方伊蒙菌致播散性感染 ………………………………………… 209
- 病例 92 三角孢小囊菌致心内膜炎 ………………………………………… 212

## 下篇　真菌的实验室检测

**第一章　真菌检测标本的采集、运送与处理** ················ 219
　第一节　基本原则 ················ 219
　第二节　各种标本的采集与运送 ················ 220
　　一、血液标本 ················ 220
　　二、骨髓标本 ················ 220
　　三、脑脊液标本 ················ 221
　　四、无菌体液标本 ················ 221
　　五、尿液标本 ················ 222
　　六、呼吸道标本 ················ 222
　　七、粪便标本 ················ 223
　　八、生殖道标本 ················ 224
　　九、脓液和病灶分泌物标本 ················ 224
　　十、耳部及眼部标本 ················ 225
　　十一、皮肤、指(趾)甲和毛发标本 ················ 226
　　十二、组织标本 ················ 226
　第三节　真菌检测标本的前处理和相关结果报告 ················ 226
　　一、血液和骨髓标本 ················ 226
　　二、脑脊液标本 ················ 227
　　三、无菌体液标本 ················ 227
　　四、尿液标本 ················ 227
　　五、呼吸道标本 ················ 227
　　六、粪便标本 ················ 228
　　七、生殖道标本 ················ 228
　　八、脓液和病灶分泌物标本 ················ 228
　　九、耳部及眼部标本 ················ 228
　　十、皮肤、指(趾)甲和毛发标本 ················ 229
　　十一、组织标本 ················ 229

**第二章　真菌实验室检测技术** ················ 230
　第一节　生物安全 ················ 230
　第二节　实验设备 ················ 231
　第三节　染色试剂 ················ 231
　第四节　培养基 ················ 232
　第五节　直接显微镜检查法 ················ 233
　　一、直接涂片 ················ 233
　　二、染色及显微镜镜检 ················ 233
　第六节　真菌培养法与菌落及镜检形态 ················ 234
　　一、接种方法 ················ 234

二、培养方法 ………………………………………………………………………… 234
　　三、培养基选择 ……………………………………………………………………… 234
　　四、培养温度 ………………………………………………………………………… 234
　　五、培养时间 ………………………………………………………………………… 234
　　六、培养物鉴定 ……………………………………………………………………… 235
　第七节　分子生物学检测法 …………………………………………………………… 238
　　一、核酸技术 ………………………………………………………………………… 238
　　二、蛋白质谱技术 …………………………………………………………………… 239
　第八节　快速检测试验 ………………………………………………………………… 240
　　一、抗原检测 ………………………………………………………………………… 240
　　二、抗体检测 ………………………………………………………………………… 240
　第九节　真菌菌种保存方法 …………………………………………………………… 240
　第十节　真菌检测报告 ………………………………………………………………… 241
　　一、标本直接镜检报告 ……………………………………………………………… 241
　　二、血培养仪器报警后的危急值报告 ……………………………………………… 242
　　三、培养结果报告 …………………………………………………………………… 242

第三章　真菌的药敏试验与耐药性 ………………………………………………………… 246
　第一节　抗真菌药物种类及作用原理 ………………………………………………… 246
　　一、丙烯胺类 ………………………………………………………………………… 246
　　二、唑类 ……………………………………………………………………………… 246
　　三、棘白菌素类 ……………………………………………………………………… 247
　　四、多烯类 …………………………………………………………………………… 248
　　五、抗代谢类 ………………………………………………………………………… 249
　第二节　真菌药敏试验方法 …………………………………………………………… 249
　　一、微量肉汤稀释法 ………………………………………………………………… 249
　　二、改良微量肉汤稀释法 …………………………………………………………… 251
　　三、浓度梯度稀释法 ………………………………………………………………… 251
　　四、纸片扩散法 ……………………………………………………………………… 251
　　五、抗真菌药敏试验常用的商品化试剂 …………………………………………… 252
　第三节　真菌耐药性与耐药趋势 ……………………………………………………… 252

附篇　自测试题及答案 ……………………………………………………………………… 255
真菌中英文名称与感染部位检索表 ……………………………………………………… 267
缩略语 ………………………………………………………………………………………… 271

# 真菌感染病例与病原检测

# 上 篇
## 真菌感染病例与病原分析

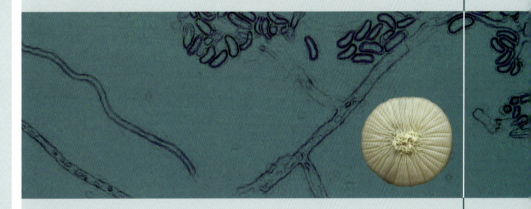

# 第一章

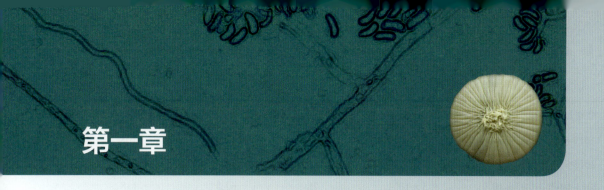

# 酵母菌感染病例

## 病例 1　白念珠菌致脑膜炎

【主诉】　脑外伤术后发热 1 个月。

【现病史】　患者,男,33 岁。2 月前因颅脑外伤行血肿清除及去骨瓣减压术。术后 1 月患者出现间断发热,最高 39.5℃,伴昏迷,呼吸困难。在某院行气管切开术,脑脊液检查提示颅内感染,予以美罗培南治疗(剂量不详),患者情况无明显改善,仍间断发热,持续昏迷,于 2013 年 7 月 14 日收入院。

【既往史】　有高血压史,否认糖尿病、冠心病史,否认输血史,否认过敏史。

【治疗过程】　入院后鞘内注射庆大霉素 8000 单位抗感染治疗 2 天,管头培养生长嗜麦芽寡养单胞菌后改用头孢哌酮舒巴坦与复方新诺明治疗,患者症状稍好转。7 月 26 日尿培养生长白念珠菌,使用氟康唑抗真菌治疗。8 月 1 日血培养(需氧)生长粪肠球菌,使用盐酸万古霉素治疗 1 周,复查血培养阴性。8 月 9 日伤口拭子及管头培养生长肺炎克雷伯菌,使用阿米卡星 0.6g q12h 及美罗培南 2g q8h 联合治疗。8 月 30 日开始脑脊液多次涂片镜检有真菌孢子,培养鉴定为白念珠菌,临床使用伏立康唑 200mg q12h 抗真菌治疗 1 个月后改为氟康唑 400mg qd 继续治疗。10 月 8 日患者各项指标明显好转出院。

【一般检查】　血常规 WBC $13.34 \times 10^9$/L,中性粒细胞 $10.13 \times 10^9$/L。多次 CRP 检查结果波动在 44.30~110mg/L。脑脊液检查结果见表 1-1-1。

表 1-1-1　脑脊液检查结果

| 检测日期 | 细胞总数 | 白细胞计数 | 蛋白 mg/L | 葡萄糖 mg/L | 氯化物 mmol/L |
| --- | --- | --- | --- | --- | --- |
| 2013-7-14 | $1100 \times 10^6$/L | $710 \times 10^6$/L | 64 | 9 | 110 |
| 2013-7-19 | $2\,135\,144 \times 10^6$/L | $24\,544 \times 10^6$/L | 101 | 14 | 113 |
| 2013-7-26 | $2683 \times 10^6$/L | $1083 \times 10^6$/L | 103 | 21 | 115 |

续表

| 检测日期 | 细胞总数 | 白细胞计数 | 蛋白 mg/L | 葡萄糖 mg/L | 氯化物 mmol/L |
| --- | --- | --- | --- | --- | --- |
| 2013-8-7 | $4539 \times 10^6$/L | $139 \times 10^6$/L | 113 | 40 | 108 |
| 2013-9-7 | $650 \times 10^6$/L | $210 \times 10^6$/L | 176 | 25 | 104 |
| 2013-10-7 | $205 \times 10^6$/L | $5 \times 10^6$/L | 78 | 62.5 | 118 |

【影像学检查】 头颅MRI示右侧额颞顶骨部分缺损，右侧侧脑室旁出血吸收期脑积水，两侧乳突炎。

【微生物学检查】 脑脊液多次涂片镜检有真菌孢子(图1-1-1)，脑脊液培养5次阳性，接种血平板和SDA，35℃和28℃培养24小时均可见乳白色真菌菌落生长。经MALDI-TOF质谱鉴定为白念珠菌。采用ATB FUNGUS3进行体外抗真菌敏感性试验，测得氟康唑、伏立康唑、伊曲康唑、两性霉素B和5-氟胞嘧啶的MIC值分别是 2μg/ml、0.06μg/ml、0.125μg/ml、≤0.5μg/ml 和≤4.0μg/ml。

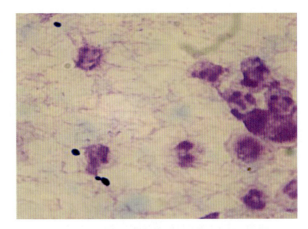

图1-1-1 脑脊液涂片革兰染色(×1000)

【病原学鉴定特点】

1. 菌落特征 白念珠菌生长速度快，经24小时培养，SDA上呈奶油色、膏状凸起、表面光滑、边缘整齐的酵母样菌落；在血平板或巧克力培养基上，菌落边缘可延伸呈"足"生长。在科玛嘉显色培养基上呈绿色菌落(图1-1-2)。

2. 镜检特征 脑脊液直接涂片革兰染色，显微镜下可见圆形、卵圆形及芽生真菌孢子，可见真菌假菌丝。纯培养物革兰染色镜检，孢子呈革兰阳性、椭圆形，可见芽生孢子及假菌丝(图1-1-3)。玉米-吐温80培养基培养后，可在镜下看到特征性的厚壁孢子。白念珠菌芽

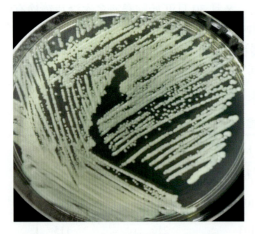

图1-1-2 显色培养基培养1天的菌落

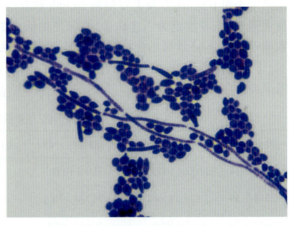

图1-1-3 菌落涂片革兰染色(×1000)

管试验阳性。

**3. 分子鉴定** 菌落应用 MALDI-TOF MS 鉴定为白念珠菌。

【点评】

1. 白念珠菌作为一种共生菌常可从体表的许多部位分离出来,是一种重要的机会致病菌,可引起口腔黏膜念珠菌病、念珠菌阴道炎和尿路感染,其对人类健康最大的威胁是引起免疫力低下人群的侵袭性念珠菌病。本例病例中,患者曾有近期颅脑外伤史、ICU 住院史及多种抗生素治疗史等,这些都是白念珠菌感染的诱发和易感因素。

2. 脑脊液涂片见到卵圆形芽生真菌孢子或假菌丝,应尽快联系临床医生,早期抗真菌治疗对患者转归很重要。该例患者术后多次脑脊液培养阳性,先后使用过伏立康唑和氟康唑进行抗真菌治疗,病情得到缓解。研究发现,白念珠菌对常用抗真菌药物的耐药性呈逐渐升高趋势,因此,临床需结合药敏试验及时调整药物,以达到更好的治疗效果。

3. 白念珠菌与都柏林念珠菌在科玛嘉显色培养基上均呈绿色,差别细微,不易鉴别,且二者芽管试验均为阳性,从菌落特点和镜下形态很难区分。MALDI-TOF MS 等分子学方法可进行准确鉴定和区分菌种。

(王岩、曹敬荣、闵嵘供稿;鲁辛辛、沈定霞审)

## 参考文献

1. Larone DH. 医学重要真菌鉴定指南. 沈定霞译. 5 版. 北京:中华医学电子音像出版社,2016.
2. Pfaller M.A., Houston A., Coffmann S. 1996. Application of CHROMager Candida for rapid screening of clinical specimens for Candida albicans, Candida tropicalis, Candida krusei, and Candida (Torulopsis) glabrata. J. Clin. Microbiol., 34;58-61.
3. Wingard J.R., Dick J.D., Merz W.G., et al. 1982. Differences in virulence of clinical isolates of Candida tropicalis and Candida albicans in mice. Infect. Immun., 37;833-836.

## 病例 2　近平滑念珠菌致膝关节感染

【主诉】 左膝关节疼痛 3 年,关节置换术后 1 年余,反复切口渗液 2 个月。

【现病史】 患者,男,54 岁。2011 年无明显诱因开始出现左膝关节疼痛,活动时加重,休息及膝关节静止时缓解。曾在当地医院进行对症及膝关节局部注射药物治疗(具体治疗不详),症状未见明显缓解。2013 年 5 月以"左膝骨性关节炎"收入院进行左膝关节置换术,术中送检的关节液经培养有近平滑念珠菌生长。术后 3 月出现左膝红肿,活动受限,2013 年 9 月住院,从穿刺液中再次培养出近平滑念珠菌,在清创缝合术中可见左膝关节明显积液,呈混浊黄色,送检穿刺液,培养有近平滑念珠菌生长,术后切口愈合不良。2013 年 10 月行"清创、假体取出、占位器植入术",术中发现关节感染严重,骨水泥加入 6g 万古霉素和伏立康唑 0.8g。术中取关节液,仍培养出近平滑念珠菌。2014 年 2 月行左膝人工关节翻修术,并采用抗真菌药物治疗。患者恢复良好出院。近 2 个月反复伤口渗液,为求进一步诊治于 2014 年 6 月 30 日入院。

【治疗经过】 患者入院后完善各项检查,于 2014 年 7 月 18 日在全麻下行"左膝关节置换术后清创探查、部分假体翻修术"手术治疗。术后常规静脉应用抗菌药物预防感染及对症治疗,考虑患者既往有真菌感染,同时进行抗真菌治疗。切口愈合好,无局部红肿及渗出,术后功能恢复良好。

【病理检查】 术中冰冻病理回报:关节腔纤维组织内可见少量炎性细胞浸润,中性粒细胞 <5/HPF。

【微生物学检查】 术中取关节液直接放入血培养瓶,仪器报阳后,取培养物涂片,革兰染色,镜检可见真菌孢子(图 1-2-1)。2013 年 5 月 27 日,9 月 27 日,9 月 30 日和 10 月 18 日先后四次在关节液中培养出近平滑念珠菌。之后的 4 次关节液培养均为阴性。

【病原学鉴定要点】

1. **菌落特征** 在 SDA 上生长为白色,奶油样菌落,表面光滑。
2. **镜检特征** 25℃ SDA 平板上培养物镜检见分生孢子呈卵圆形或长倒卵形。玉米粉-吐温 80 琼脂上形成细长假菌丝和小分生孢子(图 1-2-2)。
3. **分子鉴定** 质谱仪鉴定结果为近平滑念珠菌。

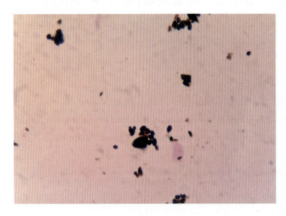
图 1-2-1 关节液培养物镜检见芽生真菌孢子

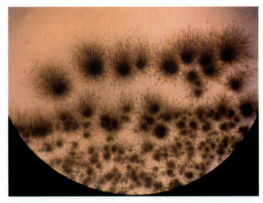
图 1-2-2 玉米-吐温 80 琼脂上菌落

【点评】

1. 由念珠菌引起的假体周围感染是一种比较少见的感染,但由于人工关节的植入越来越多,念珠菌性假体周围感染的发病率也逐渐升高。初期症状通常比较隐匿,疾病发展也比较缓慢。疼痛和关节肿胀是最常见的症状。该患者以膝关节疼痛起病,有过膝关节穿刺用药的病史,膝关节置换术后多次从关节液检查中培养出近平滑念珠菌,病原学诊断明确。

2. 假体周围感染有其自身特点,一旦感染发生,如果不去除假体,感染便很难控制。基于当前文献,二期翻修是处理真菌性假体周围感染的推荐方式,单纯的抗真菌治疗不能取得好的效果。本例患者也是通过抗真菌治疗和二期翻修治疗方案。最后一次置换术后的多次关节液培养均为阴性,治疗有效。

3. 近平滑念珠菌在自然界分布广泛。不仅在植物、土壤、海水中可以分离到,还可以存在于健康人和哺乳动物的黏膜表面、皮肤以及指甲中。与白念珠菌常从黏膜中分离出来不同,皮肤表面是近平滑念珠菌最主要的分离部位。该患者膝关节中的近平滑念珠菌很可能来自于其自身的皮肤。同时,借由医疗相关人员的手部皮肤接触,近平滑念珠菌也可在院内传播,引起免疫力低下的住院患者感染,具有较高死亡率。以近平滑念珠菌为代表的非白念珠菌的流行近年来呈增多趋势,血液是近平滑念珠菌最常见的感染部位,置管是其危险因素,容易导致导管相关性血流感染。另外,腹水、关节液、尿液、脑脊液等无菌体液都可以分离到近平滑念珠菌。

(郭玲供稿;沈定霞审)

## 参考文献

1. Azzam K, Parvizi J, Jungkind D, et al. 2009.Microbiological, clinical, and surgical features of fungal prosthetic joint infections; a multi-institutional experience. J Bone Joint Surg Am., 91(Suppl 6):142-149.
2. Kuiper JW, van den Bekerom MP, van der Stappen J., et al. 2013. 2-stage revision recommended for treatment of fungal hip and knee prosthetic joint infections. Acta Orthop., 84:517-523.
3. Cobo F, Rodríguez-Granger J, López EM, et al. 2017. Candida-induced prosthetic joint infection. A literature review including 72 cases and a case report.Infect Dis(Lond.), 49:81-94.
4. Parvizi J, Gehrke T, Chen AF. 2013.Proceedings of the international consensus on periprosthetic joint infection. Bone Joint J., 95B:1450-1452.

## 病例3 光滑念珠菌致血流感染

【主诉】 腹痛40天,加重伴发热1周。

【现病史】 患者男,57岁,2017年2月3日大量饮酒后出现腹痛,呈持续性不缓解,伴停止排气排便,腹胀、恶心、呕吐。2月16日在当地医院就诊,考虑为肠梗阻,行右半结肠切除、回肠横结肠吻合术,术后给予对症治疗,上述症状未见明显好转,仍有间断恶心、呕吐,无排气排便,伴乏力、全身酸痛。3月3日转诊至其他医院,3月5日出现发热,体温最高达39.3℃,伴畏寒、寒战、腹胀,腹部超声示:腹腔包裹性积液,当日行腹腔引流,引出黄色脓性液体约1000ml,3月10日再次出现发热,伴呼吸困难,胸部CT示:双侧胸腔积液。真菌1,3-β,D葡聚糖检测为阳性,血小板计数、纤维蛋白原下降,给予抗感染、抗真菌、输血治疗后效果欠佳。以"发热;肺部感染;感染性休克;腹痛;肠梗阻;腹膜炎;右半结肠切除术后;低蛋白血症;腹腔积液;双侧胸腔积液"收入急诊抢救间。

【既往史】 无传染病和过敏史。

【治疗经过】 入院检查见全身皮肤黏膜轻度黄染,腹腔(左腹、右腹、盆腔)置管引流,引流管通畅,可见血性液体。腹肌紧张,肠鸣音消失。阴囊水肿。入院后完善各项检查,给予呼吸机辅助呼吸,间断血液滤过,积极抗感染,先后使用奥硝唑、亚胺培南、卡泊芬净、利奈唑胺、万古霉素、伏立康唑进行抗感染治疗,腹腔引流,营养支持,输血等综合治疗。经治疗,患者病情较入院时平稳,体温降至正常,但胆红素持续升高,血小板持续下降。建议其继续住院治疗,但患者主动要求出院。

【一般检查】 血红蛋白测定93g/L、白细胞计数 $8.72\times10^9$/L、中性粒细胞0.836、血小板计数 $49\times10^9$/L、C-反应蛋白13.1mg/dl、白细胞介素669.80pg/ml;血浆纤维蛋白原测定1.83g/L、血浆 D-二聚体测定 >20μg/mL；血清白蛋白 26.8g/L、总胆红素 103.9μmol/L、直接胆红素 93.9μmol/L、肌酐 106.4μmol/L、脑利钠肽前体 9222.0pg/ml；氧分压测定 68mmHg、二氧化碳分压测定 25mmHg、氧饱和度 94%、乳酸 1.7mmol/L、剩余碱 7.4mmol/L。真菌 1,3-βD 葡聚糖 1151.8pg/ml；降钙素原 3.00ng/ml。

【微生物学检查】 患者共送检血培养 4 次、腹腔及胸腔引流液 4 次及尿培养 2 次，均有光滑念珠菌生长。从血培养瓶取出培养物涂片，革兰染色，镜检见卵圆形芽生真菌孢子（图 1-3-1）。药敏结果：伏立康唑 MIC 1μg/ml、氟康唑 MIC 8μg/ml、伊曲康唑 MIC 4μg/ml、5-氟胞嘧啶 MIC ≤ 4μg/ml、两性霉素 B MIC ≤ 0.05μg/ml。

【病原学鉴定要点】

**1. 菌落特征** 在 SDA 上生长形成光滑圆形淡黄色湿润突起的菌落（2mm 左右）（图 1-3-2），科玛嘉显色培养基上为紫色菌落。

**2. 镜检特征** SDA 上培养物涂片，革兰染色后镜检观察，见酵母样细胞为卵圆形，可见出芽，无假菌丝（图 1-3-2）。在玉米-吐温 80 培养基上培养 2~3 天后可见椭圆形芽生孢子，细胞尖端单芽，无菌丝，不产生厚壁孢子。

**3. 分子鉴定** MALDI-TOF 质谱仪鉴定结果为光滑念珠菌。

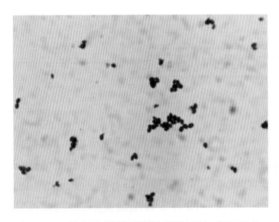

图 1-3-1 从血培养瓶取出培养物涂片，革兰染色，镜检见卵圆形芽生真菌孢子

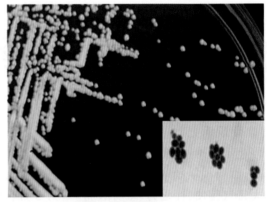

图 1-3-2 在 SDA 培养基上培养 48 小时的菌落及纯培养物革兰染色镜检所见

【点评】

1. 光滑念珠菌作为一种共生菌常可从体表的许多部位分离出来，是一种重要的机会致病菌，可引起口腔黏膜念珠菌病、念珠菌阴道炎和尿路感染，然而其对人类健康最大的威胁是引起免疫力低下人群的侵袭性念珠菌病。本例病例中，患者曾有近期腹部手术史、ICU 住院史、腹腔留置导管、头孢菌素治疗史，这些都是光滑念珠菌血流感染的易感因素。光滑念珠菌常感染恶性肿瘤终末期或 ICU 住院患者，因此其引起感染的病死率高。

2. 光滑念珠菌通常对唑类药物敏感性低，尤其是对氟康唑有较高比例的耐药，虽对卡泊芬净敏感性较高，但文献报道中性粒细胞减少，病情严重及留置中心静脉导管成为卡泊芬净治疗光滑念珠菌血流感染治愈率低的相关因素。

3. 血培养涂片见到卵圆形芽生真菌孢子应尽快告诉临床医生，早期抗真菌治疗会影响患者的转归。该例患者术后多次血培养阳性，先后使用过卡泊芬净和伏立康唑进行抗真菌治疗,病情得到缓解。

(陈荣、马艳宁供稿;徐英春、候欣审)

## 参考文献

1. Cohen Y, Karoubi P, A drie C, et al. 2010. Early prediction of Candida glabrata fungemia in nonneutropenic critically ill patients [J]. Crit Care Med, 38(3):826-830.
2. Shorr AF, Wu C, Kothari S. 2011. Outcomes with micafungin in patients with candidaemia or invasive candidiasis due to Candida glabrata and Candida krusei, J Antimicrob Chemother, 66(2):375-380.

## 病例4　热带念珠菌致新生儿败血症及脑膜炎

【主诉】　新生儿窒息、出生体重超低。

【现病史】　孕$27^{+4}$周早产女婴,因母亲患"妊娠期糖尿病、臀位足先露、IVF-ET术后"于2016年5月28日顺产娩出。反应可,呼吸欠规则,无发热。全身皮肤红润,前囟1cm×1cm,平软,眼睑稍水肿,双侧呼吸运动正常,双肺听诊呼吸音弱,双侧肺未闻及干、湿性啰音。心音有力,律齐,各瓣膜听诊区未闻及杂音。腹平软,无腹壁静脉曲张,脐带结扎牢固,无渗血及渗液,腹部无包块,肝脏肋下未触及,脾脏肋下未触及,肠鸣音正常,四肢肌张力稍减低,觅食、握持、拥抱反射正常存在。胎龄评估29周。

【治疗经过】　入院时患儿呼吸困难,没有颈部抵抗。予固尔苏促肺成熟并连接nCPAP辅助通气。考虑不除外感染,予头孢哌酮/舒巴坦钠联合青霉素治疗,并补液维持内环境稳定。生后第24天(6月21日)患儿血氧维持差,呼吸暂停增多,复查感染指标提示感染可能,予美罗培南抗感染治疗。6月22日血培养报告有热带念珠菌生长,改用氟康唑抗感染治疗。生后第26天(6月23日)患儿状态差,无创呼吸机辅助通气血氧维持欠佳,予气管插管连接呼吸机辅助通气,行腰椎穿刺术评估颅内情况时发现脑脊液为黄色,检查白细胞数高,蛋白定性阳性,葡萄糖降低,氯化物降低。再次复查血培养检出溶血葡萄球菌和热带念珠菌,加用替考拉宁抗感染治疗。生后第30天(6月27日)更换PICC置管,送检导管培养,结果有热带念珠菌生长。出生后32天(6月29日)脑脊液培养回报热带念珠菌。经多学科会诊,于7月1日(生后34天)更改为两性霉素B抗真菌治疗。7月16日复查胸片考虑肺部感染较前加重,予头孢哌酮/舒巴坦钠抗感染治疗。8月1日停用两性霉素B及头孢哌酮/舒巴坦钠。7月4日、7月12日、7月18日3次脑脊液培养均阴性。7月16日、7月23日2次血培养回报均阴性。8月8日开始氟康唑静滴,12mg/kg,1/日,计划疗程3周。并间断利尿,减轻循环负荷。8月9日家长要求转院,被告知转院风险较大,家长理解并签字、出院。

【一般检查】　结果见表1-4-1。2016年6月29日脑脊液常规提示:脑脊液为黄色、透明,细胞总数$195×10^6$/L,白细胞数$180×10^6$/L,蛋白定性试验阳性,脑脊液葡萄糖1.4mmol/L,蛋白2228.9mg/L,氯化物115.2mmol/L。血真菌1,3-β,D葡聚糖为496.0pg/ml。

表 1-4-1　血液检查结果

| 检测日期 | 白细胞计数 | 中性粒细胞 | 淋巴细胞 | C-反应蛋白 |
| --- | --- | --- | --- | --- |
| 2016-6-23 | $2.75 \times 10^9$/L | 0.269 | 0.572 | / |
| 2016-6-25 | $3.3 \times 10^9$/L | 0.187 | 0.626 | 1.2mg/dl |
| 2016-6-30 | $15.03 \times 10^9$/L | 0.463 | 0.365 | 1.71mg/dl |
| 2016-7-18 | $5.51 \times 10^9$/L | 0.219 | 0.624 | 0.22mg/dl |

【微生物学检查】　患者血培养3次阳性和脑脊液培养1次阳性,均有相同念珠菌生长,镜检见芽生的真菌孢子(图1-4-1)。经 MALDI-TOF 质谱鉴定为热带念珠菌,采用 ATB FUNGUS3 进行体外抗真菌敏感性试验,测得氟康唑、伏立康唑、伊曲康唑、两性霉素 B 和 5-氟胞嘧啶的 MIC 值分别是≤1.0μg/ml、≤0.06μg/ml、≤0.12μg/ml、≤0.5μg/ml 和≤4.0μg/ml。

【病原学鉴定要点】

**1. 菌落特征**　热带念珠菌在 SDA 上形成米色或灰白色奶油状酵母菌落,陈旧菌落表面有褶皱。菌落生长速度比白念珠菌稍快,无光泽。在血平板上形成灰白色奶油样菌落(图1-4-2),在科玛嘉念珠菌显色培养基上菌落呈紫蓝色或灰蓝色(图1-4-3)。

**2. 镜检特征**　纯培养物培养24小时后涂片进行革兰染色,显微镜下孢子呈革兰阳性、椭圆形,可见芽生孢子。在玉米-吐温80培养基上培养2~3天后显微镜观察菌落可见大量假菌丝(图1-4-4)。

**3. 分子鉴定**　MALDI-TOF 质谱鉴定结果为热带念珠菌。

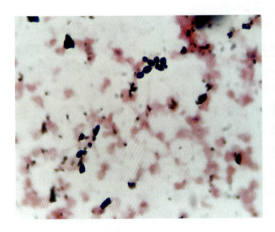

图1-4-1　血培养物革兰染色镜检

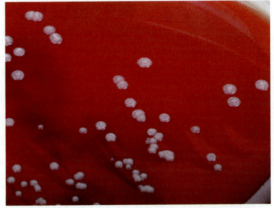

图1-4-2　在 BAP 上培养24小时的菌落

【点评】

1. 本例患者为早产儿,出生体重超低,有新生儿窒息。发育不完善,免疫功能低下,易引起感染。

2. 送检3次血培养、1次脑脊液培养及1次导管培养,结果均有相同性状的酵母菌生长,经 MALDI-TOF 质谱鉴定为热带念珠菌,证实该女婴有热带念珠菌所致的败血症和中枢神经系统感染。

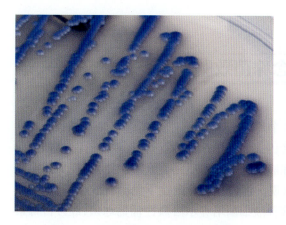

图 1-4-3　科玛嘉显色培养基上的菌落

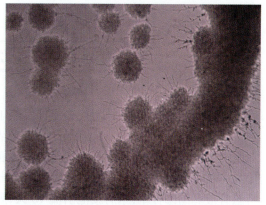

图 1-4-4　在玉米 - 吐温 80 上培养 48 小时显微镜下菌落

3. 该病例先用氟康唑，后更改为两性霉素 B 抗感染治疗。经治疗 12 天后，连续 2 次复查血培养均阴性，经治疗 24 天后，连续 3 次复查脑脊液培养均阴性，证明治疗有效。根据最新的研究数据，我国分离的热带念珠菌对唑类药物耐药率远远高于国际平均水平，且在近三年来呈现急剧上升趋势，对氟康唑、伏立康唑的非敏感率已经上升至 40% 左右。但是，我国的热带念珠菌对棘白菌素敏感率仍然非常高，敏感率都在 99% 以上。

4. 据报道，热带念珠菌败血症的死亡率高于其他种类的念珠菌，早期诊断与有效抗真菌治疗是提高存活率的重要因素。

【扩大阅读】

热带念珠菌能发酵葡萄糖、麦芽糖和蔗糖，少数菌株能发酵半乳糖和海藻糖，不发酵乳糖。同化利用葡萄糖、麦芽糖、蔗糖、半乳糖、纤维二糖、木糖、海藻糖，不利用乳糖、蜜二糖、肌醇和棉籽糖。不产生尿素酶，不还原硝酸盐，尿素酶阴性。在沙氏液体培养基表面及侧壁会形成菌膜。

（马艳宁供稿；徐英春、范欣修审）

## 参考文献

1. Pfaller M.A., Houston A., Coffmann S. 1996. Application of CHROMager Candida for rapid screening of clinical specimens for Candida albicans, Candida tropicalis, Candida krusei, and Candida (Torulopsis) glabrata. J. Clin. Microbiol., 34:58-61.
2. Schlitzer R.L., Ahearn D.G. 1982. Characterization of atypical Candida tropicalis and other uncommon clinical yeast. J. Clin. Microbiol., 15:511-516.
3. Wingard J.R., Dick J.D., Merz W.G., et al. 1982. Differences in virulence of clinical isolates of Candida tropicalis and Candida albicans in mice. Infect. Immun., 37:833-836.
4. Fan X., Xiao M., Liao K., et al. 2017. Notable increasing trend in azole non-susceptible Candia tropicalis causing invasive candidiasis in China (August 2009 to July 2014): Molecular epidemiology and clinical azole consumption. Front. Microbiol., 8:464.

## 病例 5　热带念珠菌致脑膜炎

【主诉】　垂体瘤术后 2 月,头痛伴发热 1 个月。

【现病史】　患者,女,31 岁。2 个月前患者因头痛逐渐加重,就诊某医院,查泌乳素升高,双眼视力明显下降,全麻下行内镜经鼻垂体腺瘤切除术。术后泌乳素降至正常,视力无明显提高,有一过性尿量增多。1 个月前受凉后出现头疼、发热,鼻内镜下见脑脊液鼻漏,全麻下行脑脊液鼻漏修补术,术后腰池引流 10 天,脑脊液细菌培养示溶血性葡萄球菌,经万古霉素等抗菌药物治疗,神志转清。半月前突发头痛加重,来院就诊并于 2014 年 11 月 26 日收入院。

【既往史】　停经、泌乳、左侧视力下降 8 年。否认高血压、糖尿病、冠心病史,否认输血史,否认过敏史,否认传染病史。

【治疗过程】　入院后腰穿示颅内压升高($330mmH_2O$)、白细胞高、葡萄糖低,出现语言不清,饮水呛咳,四肢肌力下降,当日转入 ICU。每天下午或夜间体温升至 37.5℃左右,伴有一过性头痛,无恶心呕吐,予以美罗培南抗感染,仍发热。之后多次腰穿脑脊液检测均提示感染,送脑脊液涂片见大量芽生真菌孢子(图 1-5-1),临床给予氟康唑 400mg 治疗 2 天。脑脊液培养结果为热带念珠菌,临床根据药敏换用两性霉素 B 5mg 起始至 10mg 治疗 3 天,患者因病情过重死亡。

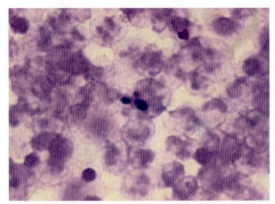

图 1-5-1　脑脊液革兰染色(×1000)

【一般检查】　CRP169mg/l。脑脊液检查结果见表 1-5-1。

表 1-5-1　脑脊液检查结果

| 检测日期 | 细胞总数 | 白细胞计数 | 蛋白 mg/L | 葡萄糖 mg/L | 氯化物 mmol/L |
| --- | --- | --- | --- | --- | --- |
| 2014-11-26 | $3132 \times 10^6$/L | $1730 \times 10^6$/L | 218 | 10.00 | 122 |
| 2014-11-28 | $1179 \times 10^6$/L | $579 \times 10^6$/L | 158 | 43.00 | 117 |
| 2014-11-30 | $406 \times 10^6$/L | $256 \times 10^6$/L | 162 | 25.19 | 107 |
| 2014-12-1 | $1839 \times 10^6$/L | $439 \times 10^6$/L | 272 | 37.00 | 116 |
| 2014-12-2 | $28\,247 \times 10^6$/L | $447 \times 10^6$/L | 261 | 42.00 | 123 |

【影像学检查】　头颅 MRI 示鼻腔、鼻窦及鞍区呈术后改变,鞍区术后、脑室引流术后改变两侧基底节区(三脑室周围)及视束异常信号。

【微生物学检查】　脑脊液接种血平板和 SDA 平板,35℃和 28℃培养 24 小时均可见乳白色真菌菌落生长。经 MALDI-TOF MS 鉴定为热带念珠菌,采用 ATB FUNGUS3 进行体外抗真菌敏感性试验,测得氟康唑、伏立康唑、伊曲康唑、两性霉素 B 和 5-氟胞嘧啶的 MIC 值分别是 128μg/ml、8μg/ml、4μg/ml、≤0.5μg/ml 和≤4.0μg/ml。

【病原学鉴定特点】

**1. 菌落特征**　在 SDA 上形成米色或灰白色奶油状酵母菌落,陈旧菌落表面有褶皱,无光泽。在血平板上形成灰白色奶油样菌落,在科玛嘉念珠菌显色培养基上菌落呈紫蓝色或灰蓝色(图 1-5-2)。

**2. 镜检特征**　脑脊液直接涂片革兰染色镜检可见卵圆形孢子及芽生孢子。纯培养物培养 24 小时后涂片进行革兰染色,显微镜下孢子呈革兰阳性、椭圆形,可见芽生孢子及假菌丝(图 1-5-3)。

**3. 分子鉴定**　菌落应用 MALDI-TOF MS 鉴定结果为热带念珠菌。

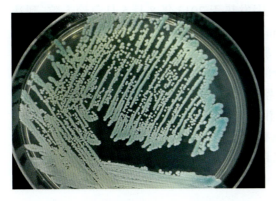

图 1-5-2　显色培养基培养 2 天,菌落呈蓝色

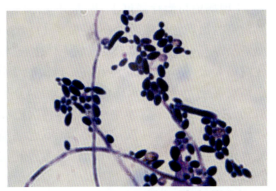

图 1-5-3　菌落涂片革兰染色(×1000)

【点评】

1. 该患者有停经、泌乳、左侧视力下降、垂体瘤切除术病史及脑脊液鼻漏史,首发症状为头痛伴发热。送检多次脑脊液均提示颅内感染,脑脊液涂片及培养均有相同性状的酵母菌生长,经 MALDI-TOF 质谱鉴定为热带念珠菌,证实该例为热带念珠菌所致的中枢神经系统感染。

2. 该病例脑脊液涂片有真菌孢子,经验使用氟康唑治疗,之后药敏结果显示该菌对氟康唑、伏立康唑及伊曲康唑均耐药,临床调整为两性霉素 B 抗感染治疗,但患者病情危重最终死亡。根据研究数据,我国分离的热带念珠菌对唑类药物耐药率远高于国际平均水平,且近来呈急剧上升趋势,对氟康唑、伏立康唑的非敏感率已经上升至 40% 左右。但热带念珠菌对多烯类(两性霉素 B)及核苷类抗真菌药(氟胞嘧啶)敏感率仍然较高,敏感率都在 99%以上。

(王岩、曹敬荣、闵嵘供稿;鲁辛辛、沈定霞审)

## 参考文献

1. Schlitzer R.L., Ahearn D.G. 1982. Characterization of atypical Candida tropicalis and other uncommon clinical yeast. J. Clin. Microbiol., 15:511-516.
2. Wingard J.R., Dick J.D., Merz W.G., et al. 1982. Differences in virulence of clinical isolates of Candida tropicalis

and Candida albicans in mice. Infect. Immun., 37:833-836.
3. Fan X., Xiao M., Liao K., et al. 2017. Notable increasing trend in azole non-susceptible Candia tropicalis causing invasive candidiasis in China (August 2009 to July 2014): Molecular epidemiology and clinical azole consumption. Front. Microbiol., 8:464.

# 病例 6 耳道念珠菌致耳乳突炎

【主诉】 因发热急诊入院。

【现病史与治疗经过】 患者男性,54 岁。因发热于 2013 年 8 月 5 日急诊入院,到达急诊室时出现意识障碍。查体:血压 111/65mmHg,体温 36.8℃,发现其左耳溢血性液。取血液及左耳分泌物培养未发现病原体生长,经验性使用美罗培南和万古霉素预防败血症。住院第 8 天,左耳溢液仍然存在。再次取耳分泌物培养,发现有念珠菌生长,经 Vitek 2 鉴定系统鉴定为希木龙念珠菌(99%),后经分子鉴定,结果为耳道念珠菌。临床进行了外科清创,并留置引流管。术中标本培养再次显示相同念珠菌生长。给予氟康唑 300mg,q12h,停用抗细菌药物。住院治疗第 76 天,患者症状好转出院,继续口服氟康唑 300mg,q12h 抗真菌治疗。2014 年 2 月 12 日,患者停止抗真菌治疗后情况稳定,复查 CT 未显示炎性表现。

【既往史】 脑桥出血病史。

【一般检查】 实验室检查:白细胞计数 54 600/μl,CRP 4.16mg/dl。

【影像学检查】 入院后行颞骨 CT 扫描显示双侧急性耳乳突炎。住院治疗第 41 天,CT 显示双侧耳乳突炎无明显改善。2014 年 2 月 12 日 CT 检测显示鼓室腔不再有炎性表现。

【病理学检查】 术中标本病理检测显示肉芽组织慢性炎症。

【微生物学检查】 血培养无细菌和真菌生长,耳分泌物和手术中所取标本培养有念珠菌生长,采用微量稀释法测得该菌对氟康唑敏感,MIC 为 4μg/ml,对两性霉素 B、伊曲康唑、伏立康唑和卡泊芬净的 MIC 值分别为 0.12μg/ml、<0.03μg/ml、<0.03μg/ml 和 0.06μg/ml。

【病原学鉴定要点】

**1. 菌落特征** 在沙保弱琼脂上形成酵母样菌落,在科玛嘉念珠菌显色培养基上形成粉红色菌落。

**2. 镜检特征** 在显微镜下,与大多数其他念珠菌无法区分,为圆形或椭圆形真菌孢子,或芽生真菌孢子。芽管试验阴性,可在玉米琼脂培养基上形成假菌丝。

**3. 分子鉴定** PCR 扩增内部转录间隔区(ITS)和 D1/D2 域的核糖体 DNA 并测序,鉴定结果为耳道念珠菌。

【点评】

耳道念珠菌(C. auris)是少见的非白念珠菌属真菌,不常引起人类感染。然而,已被称为"超级真菌",主要原因在于:

1. 已有越来越多关于其致耳蜗感染和全身真菌感染的报道。2009 年日本首次报道从外耳炎患者中分离出该菌,随后,韩国报告了 15 例耳道念珠菌致慢性中耳炎,之后还有几例关于耳道念珠菌致真菌血症的病例报告。由于该菌在全球范围内存在,并与危及生命的侵袭性疾病如血流感染和伤口感染相关联,已引起关注。

2. 常规鉴定方法难以正确鉴定出该菌。该念珠菌在科玛嘉显色培养基上形成粉红色菌落,42℃生长良好,而45℃不生长。在含0.4g防线菌酮的Mycosel真菌培养用琼脂上不生长。显色琼脂,生物化学检测试条(API)或VITEK等自动化系统等不能正确鉴定出该菌,或可能将其错误地鉴定为其他念珠菌,如希木龙念珠菌,酿酒酵母或粘红酵母等。可靠的鉴定方法是基于分子检测的方法,如PCR,AFLP指纹图谱,测序分析和MALDI-TOF MS等。

3. 几乎所有的耳道念珠菌分离株对多数抗真菌药物耐药。如对氟康唑具有高度的耐药性,对唑类和两性霉素B的敏感性降低。从该患者分离的菌株体外检测对氟康唑敏感,临床治疗有效,故应根据药敏试验结果选择抗真菌药物。

4. 在医院患者之间传播的倾向。目前没有证据确定耳道念珠菌对氯己定是易感或耐受,但经验表明其一旦定植,则难以根除。因此,感染预防和控制策略尤为重要。包括进行严格的中心和外周导管的护理、导尿管的护理和气管切开患者的护理,皮肤去污和口腔漱口水与氯己定洗涤,局部(如静脉插管入口点)使用制霉菌素和特比萘芬。

(曹敬荣编译;沈定霞审)

## 参考文献

1. Choi HI, An J, Hwang JJ, et al. 2017.Otomastoiditis caused by Candida auris:Case report and literature review. Mycoses,1-5.
2. Maha Emara, Suhail Ahmad, Ziauddin Khan, et al. 2015. Candida auris Candidemia in Kuwait, 2014. Emerging Infectious Diseases, 21(6):1091-1092.

## 病例7　新型隐球菌致肺部感染

【主诉】 咳嗽、咳痰2月余。

【现病史】 患者,女,31岁。2个月前无明显诱因出现剧烈咳嗽,伴咳痰,痰白、量多,较易咳出,偶有胸闷,伴左下外侧胸部疼痛,咳嗽时明显,无发热。外院就诊,胸部CT示双下肺感染。先后予哌拉西林/他唑巴坦、莫西沙星、左氧氟沙星抗感染治疗1个月,咳嗽、咳痰稍缓解。5天前复查胸部CT未见明显好转,为进一步治疗,来我院就诊。

【既往史】 既往有慢性乙型病毒性肝炎病史8年,未予治疗,否认高血压、糖尿病病史,否认肝炎、肺结核等传染病史,否认手术外伤史,否认食物、药物过敏史。

【治疗经过】 入院后完善相关检查,予头孢哌酮/舒巴坦2g q12h抗感染,查血隐球菌荚膜抗原,结果为阳性。行肺穿刺活检,病理提示符合隐球菌感染,微生物学检查发现隐球菌,诊断为隐球菌性肺炎。头颅MRI平扫未见明显异常,脑脊液隐球菌荚膜抗原检查为阴性,隐球菌脑膜炎依据不足。予氟康唑0.4g qd抗真菌治疗。由于患者慢性乙肝诊断明确,实验室检查提示病毒复制,感染科会诊建议加用恩替卡韦抗病毒治疗,已告知抗病毒治疗的必要性,拒绝治疗可能会出现肝功能衰竭、病情恶化,甚至危及生命,但患者及家属坚决拒绝使用恩替卡韦,要求回当地治疗。嘱其继续抗真菌及护肝治疗,并定期复查肝功能。三个月后,患者不再有咳嗽、咳痰症状,呼吸科门诊复查,影像学提示,肺部感染明显好转。

【一般检查】 血细胞分析:白细胞 $4.26\times10^9$/L;红细胞 $4.66\times10^{12}$/L;血小板 $291\times10^9$/L。生化:天冬氨酸氨基转移酶 172U/L,丙氨酸氨基转移酶 289U/L。免疫:HBsAg(+),HBeAg(+),HBcAb(+);乙肝病毒 DNA $1.2\times10^7$IU/ml;血液隐球菌荚膜抗原(+),脑脊液隐球菌荚膜抗原阴性。

【病理学检查】 肺穿刺组织病理学检查提示肉芽肿性炎症,符合隐球菌感染。

【微生物学检查】 经皮肺穿刺组织标本革兰染色(图 1-7-1)和六胺银染色(图 1-7-2)均可见大量真菌孢子,培养鉴定为新型隐球菌。脑脊液培养未见细菌和真菌生长。

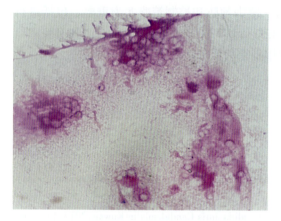

图 1-7-1 肺穿刺标本革兰染色见真菌孢子

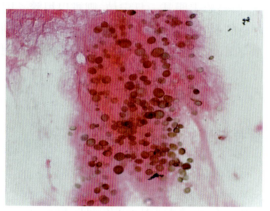

图 1-7-2 肺穿刺标本六胺银染色

【病原学鉴定要点】

1. **菌落特征** 菌落在 37℃可生长,生长缓慢,24 小时血平板未见菌落生长,4 天后血平板可见明显生长,7 天后血平板可见较大的黏液状菌落(图 1-7-3),在沙保弱培养基上可见乳白色、大小不一的菌落。

2. **镜检特征** 肺穿刺标本革兰染色可见很多着色不好的圆形物质,疑似真菌孢子,六胺银染色,可见明显的真菌孢子。培养物经革兰染色,菌体呈圆形,着色深,呈紫黑色,菌体间出现相互粘连现象(图 1-7-4)。

【点评】

1. 肺部感染是新型隐球菌引起的最常见的感染,仅仅根据咳嗽和咳痰症状进行肺隐球菌病的诊断有时比较困难,容易导致临床上的误诊和漏诊。隐球菌荚膜抗原的检测,大大提高了检测的阳性率,该病例特色是在血液隐球菌荚膜抗原检查为阳性后,为进一步明确诊断进行肺穿刺,经病理学和微生物学检查得到证实。

2. 肺穿刺标本中的隐球菌,革兰染色很难着色,当发现着色不好的圆形结构时,应高度怀疑真菌孢子,可选择墨汁染色或六胺银染色进行观察。本例采用六胺银染色,可见明显的真菌孢子。通过培养鉴定,确诊为新型隐球菌。

3. 对于明确诊断的肺隐球菌感染患者,为了排除隐球菌随血液播散导致隐球菌脑膜炎的发生,应当进行脑脊液检查。

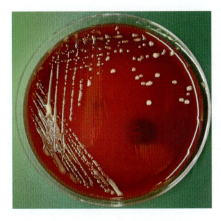

图 1-7-3 血平板上 37℃培养 7 天

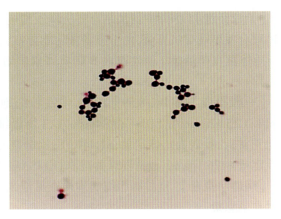

图 1-7-4 肺穿标本的纯培养物革兰染色镜检

(吴庆供稿;徐英春、王凯飞审)

## 病例 8　新型隐球菌致肺部感染

【主诉】 肺部阴影 5 月余。

【现病史】 患者,男,58 岁。2016 年 2 月因胸腹水原因待查行胸腹部 CT 检查时发现包括右肺上叶尖段在内的双肺多发阴影,口服抗结核药物(异烟肼、利福平、乙胺丁醇、吡嗪酰胺)进行四联抗结核治疗。2016 年 4 月患者复查胸部 CT 提示:右上肺阴影较前增大,约 3.1cm × 2.7cm,当时无明显咳嗽、咳痰。2016 年 7 月患者于某医院就诊,查胸部 CT 提示右上肺胸膜下团状影,大小约 4cm(图 1-8-1),增强扫描呈不均匀强化,内见坏死灶。于 2016 年 7 月 8 日在 CT 引导下行肺穿刺,送检肺组织病理检查见泡沫状组织细胞、炎症细胞及具有荚膜的菌体,提示真菌感染。为进一步系统诊治,于 2016 年 7 月 16 日入院。近 1 月体重下降 2.5kg。

【既往史】 高血压病史 8 年,规范用药治疗后血压控制尚可。2015-2016 年曾住院诊断为肝硬化、高脂血症、脂肪肝、胃多发息肉、结肠多发憩室、乙状结肠息肉。2015 年诊断为肠结核,2016 年 1 月 29 日开始口服激素 1 月,配合异烟肼、利福平、乙胺丁醇、吡嗪酰胺四联抗结核治疗,吡嗪酰胺口服 3 月后停,患者定期至胸科医院就诊,自诉病情已好转。否认肝炎等其他传染病史;否认重大外伤、手术以及输血史。否认药物、食物及接触过敏史。否认疫水疫区接触史。吸烟 10 余年,每日 1 包,戒烟 1 月余。否认酗酒史。

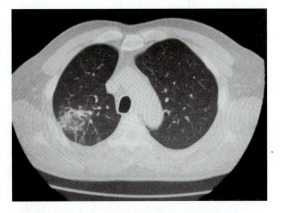

图 1-8-1 胸部 CT 示右肺上叶尖段、后段团片状结节影

【治疗经过】 采用中西医结合方法降压和抗结核治疗。入院诊断后采用两性霉素B脂质体联合氟胞嘧啶抗真菌,由于患者肾功能异常,于8月18日停用氟胞嘧啶,单用两性霉素B脂质体抗真菌治疗。两性霉素B脂质体累积用量达标后,调整方案为伏立康唑口服抗真菌治疗。

【一般检查】 WBC:8.59×10⁹/L,中性粒细胞百分比79.9%;UA:48 TG:2.55mmol/L,T:8mol/L,C:5.62mmol/L,LDL-C:3.84mmol/L,T淋巴细胞亚群;$CD3^+CD4^+/CD3^+CD8^+$:1.2;脑脊液生化正常;乙肝表面抗体定量:81.44IU/L,乙肝核心抗体定量:0.768 COI;1,3-β-D葡聚糖(G试验定量):126.1pg/ml;血清隐球菌抗原(ELISA法):阳性。

【病理学检查】 送检肺组织病理检查见泡沫状组织细胞、炎症细胞及具有荚膜的菌体,提示真菌感染。

【微生物学检查】 痰涂片革兰染色可见具有宽厚荚膜的真菌孢子(图1-8-2);痰墨汁染色找到隐球菌;脑脊液墨汁染色未发现隐球菌。取深部痰(2次)接种于SDA平板。在SDA平板上35℃培养3天后均可见真菌菌落。VITEK 2全自动微生物鉴定仪及VITEK MS质谱仪均鉴定为新型隐球菌。

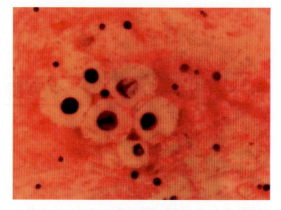

图1-8-2 痰标本直接革兰染色镜检(×1000)

【病原学鉴定要点】

**1. 菌落特征** 25℃与37℃均生长良好,菌落扁平或轻微堆砌状,有光泽、潮湿并且通常成黏液状,边缘光滑。颜色起初为奶油色,后变为浅褐色。

**2. 镜检特征** SDA35℃培养3天后,挑取菌落镜检可见球形或椭圆形酵母细胞,标本直接用墨汁染色可见透亮圆形菌体,有出芽,荚膜宽、厚。标本直接革兰染色,可见菌体为革兰阳性,外包裹透明荚膜。

**3. 分子鉴定** VITEK MS质谱仪鉴定结果为新型隐球菌。

【点评】

1. 该患者基础疾病较多,诊断为肠结核后曾断续使用激素配合四联抗结核治疗导致患者免疫功能下降。

2. 肺隐球菌病虽有不少文献报道,但在实际的临床工作中容易漏诊,存在以下原因:①通常情况下新型隐球菌需培养72小时才能形成典型的酵母样菌落,需与其他的酵母样真菌区别,如菌落生长较少,容易误认为是口腔定植酵母样真菌而不予鉴定;②新型隐球菌在SDA平板上不易形成荚膜,与其他酵母样真菌较难区分;③痰标本涂片多用于判断痰标本是否合格,而对油镜下的形态较少描述,容易漏检。

3. 病原性隐球菌(新型隐球菌和格特隐球菌)在25℃和37℃均可良好生长,而非致病性隐球菌在37℃下不生长或生长不佳。通过咖啡酸试验可快速将新型隐球菌和格特隐球菌与其他种类隐球菌鉴别。另外,通过刀豆氨酸-甘氨酸-溴麝香草酚蓝琼脂,可区分新型隐球菌和格特隐球菌。如果上述实验常规不能做,建议用质谱及PCR技术加以鉴别。

【扩大阅读】

1. 新型隐球菌（cryptococcus neoformans）又名溶组织酵母菌（torula histolytica），是土壤、鸽类、牛乳、水果等的腐生菌，其中鸽类被认为是最重要的传染源。也可存在人口腔中，可侵犯人和动物，一般为外源性感染，但也可能为内源性感染，对人类而言，它通常是条件致病菌。

2. 隐球菌病可能由以下途径感染，吸入空气中的孢子，此为主要途径，引起肺部感染，可为一过性，继而播散至全身，主要侵犯中枢神经系统，也可引起严重的肺部病变；创伤性皮肤接种或吃进带菌食物，经肠道播散全身引起感染。通常健康人对该菌具有有效的免疫能力，只有当机体免疫力降低时，才易于侵入人体致病。

（张伟铮供稿；徐英春、周梦兰审）

## 参考文献

1. 王瑞礼. 医学真菌学——实验室检验指南. 北京：人民卫生出版社，2005.
2. Larone DH. 医学重要真菌鉴定指南. 沈定霞译. 5版. 北京：中华医学电子音像出版社，2016.

# 病例9 新型隐球菌致播散性感染

【主诉】 食欲缺乏、倦怠、乏力1个月。

【现病史】 患者女性，67岁。1个月前无明显诱因出现咳嗽、2周前出现腹泻，伴食欲缺乏、全身乏力、精神倦怠，就诊于当地某医院，检验结果示：血钠124.5mmol/L，血钾3.28mmol/L，血氯89.5mmol/L，同时提示有尿路感染，给予抗感染（头孢类，具体不详）、纠正电解质等对症治疗（具体不详）。患者症状未见好转，仍有乏力、食欲缺乏，为求进一步诊治要求转院，于2016年2月11日入急诊内科，接诊期间患者出现呼吸心搏骤停，经心肺复苏后收治于重症医学科。

【既往史】 2型糖尿病史4年，高血压史2年，乙型肝炎病毒携带者，曾被诊断为"闭角型青光眼"。否认冠心病、结核病、伤寒、痢疾等传染病病史。无手术史、输血史及过敏史。预防接种史不详。

【治疗经过】 入院后给予普通胰岛素控制血糖，纠正水电解质平衡紊乱，特治星4.5g q8h抗感染治疗。尿培养结果提示隐球菌感染；行腰穿，脑脊液经墨汁染色疑似隐球菌；血液、脑脊液均培养出隐球菌，结合患者神志状态，考虑有隐球菌颅内感染，加用氟康唑抗真菌，并予甘露醇125ml q8h 降颅压，继续纠正电解质紊乱。后根据患者治疗反应和药敏结果，临床调整抗真菌药物，使用两性霉素B脂质体250mg/d、iv，氟康唑加量至400mg q12h 静滴。但后来患者突发室颤，并进入深昏迷。

【一般检查】 入院时血常规检查白细胞 $13.55 \times 10^9$，中性粒细胞92.7%。脑脊液细胞总数 $26 \times 10^6$/L，蛋白总量2.07g/L，葡萄糖1.34mmol/L，氯化物112mmol/L。PCT1.25μg/ml，IL-6 9.6pg/ml，D-二聚体2.64μg/ml，FDP 9.6pg/ml，T-SPOT TB 阴性。尿 BNP 109.5pg/ml，尿 RBC 103，WBC 462，酵母细胞90.5。

【影像学检查】 2月15日螺旋CT检查显示双肺纹理增多,胸膜下小叶间隔增厚,双下肺可见散在斑片状模糊影。所示气管、支气管尚通畅。纵隔内未见明显增大的淋巴结。心包少量积液。双侧胸膜未见明显增厚。双侧胸腔少量积液。左肾上腺增粗。诊断:①双肺间质性改变伴感染(图1-9-1),双侧胸腔及心包积液;②左肾上腺增粗。

【微生物学检查】 2月12日送痰、尿液、脑脊液和血液培养。尿液离心后革兰染色可见革兰阳性、藕断丝连状的球形真菌孢子(图1-9-2),尿液、脑脊液墨汁染色可见透明宽大有厚荚膜出芽生长的球形孢子(图1-9-3)。痰标本墨汁染色未见真菌孢子。尿液培养第二天生长出湿润的纯菌落,痰标本第三天有黏液状湿润的酵母样菌落,脑脊液培养第二天、血液培养第三天仪器报警阳性,转种血平板亦长出同样的酵母样真菌菌落。将血培养中生长的隐球菌,使用ATB FUNGUS 3板条进行药敏试验,结果为5-氟胞嘧啶≤4μg/L,两性霉素B≤0.5μg/L,氟康唑≤1μg/L,伊曲康唑≤0.125μg/L,伏立康唑≤0.06μg/L。脑脊液和血液荚膜多糖抗原检测(金标法)均阳性,G试验阴性。

【病原学鉴定要点】

1. **菌落特征** 该菌在血平板、巧克力平板、中国兰平板和SDA(图1-9-4)上均可生长,

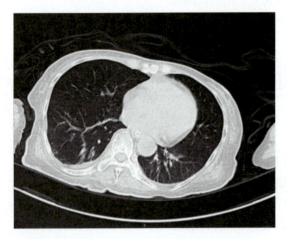

图1-9-1 肺部CT影像图

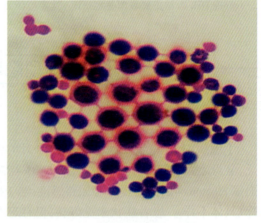

图1-9-2 尿液离心革兰染色见圆球孢子(×1000)

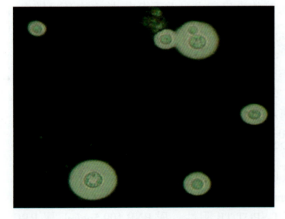

图1-9-3 脑脊液墨汁染色见宽大有厚荚膜出芽生长的球形孢子(×1000)

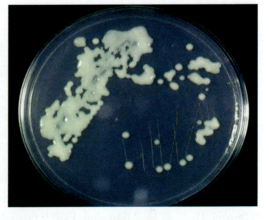

图1-9-4 SDA,35℃,72小时

生长快速,菌落呈奶油样乳白色、扁平、有光泽、黏液状、湿润。

**2. 镜检特征** 培养物经革兰染色镜下观察可见革兰阳性、周边有一淡染区域的球形孢子,墨汁染色所见的透明荚膜比原始标本直接镜检见到的荚膜窄得多,可见出芽孢子,未见真、假菌丝。

**3. 分子鉴定** VITEK MS 质谱仪鉴定结果均为新型隐球菌。

【点评】

隐球菌为可在土壤、桉树、鸟粪、尤其是鸽粪中大量存在,也可存在于人体的体表、口腔及粪便中,是机会致病菌,可引起人和动物的外源性或内源性感染。外源性感染最初由呼吸道吸入隐球菌后,在肺部引起轻度炎症或隐性感染,一般预后良好。隐球菌也可由破损皮肤及肠道入侵。当机体免疫功能低下时,可从肺部播散至全身其他部位,皮肤、黏膜、淋巴结、骨、内脏等均可受累,最易侵犯的是中枢神经系统,引起隐球菌性脑膜炎。脑及脑膜的隐球菌病预后不良,如不治疗,常导致患者死亡。该患者有多年的糖尿病史,长期的血糖控制不佳,发病前照顾坐月子的儿媳,多次在活禽市场接触鸡鸭和鸽子,存在接触传染源的可能。患者最初出现感冒咳嗽、腹泻等呼吸道消化道症状,可能此时已经被隐球菌感染,早期头孢菌素抗感染治疗,对隐球菌的治疗无效,最终由血流播散到泌尿道和中枢神经系统,导致全身播散性感染。

【扩大阅读】

隐球菌荚膜多糖是重要的致病物质,有抑制吞噬、诱使动物免疫无反应性、降低机体抵抗力的作用。脑脊液、痰液、病灶组织或渗液等标本用墨汁染色检查荚膜多糖是快速诊断隐球菌感染最常用的方法,暗视野下可见圆形菌体,外围一圈透明的肥厚荚膜,内有反光孢子,荚膜厚度等宽或大于孢子,但无真、假菌丝。免疫学的方法检测血液和脑脊液中的荚膜多糖抗原其敏感性和特异性几乎达到了100%,具有很高的临床应用价值,目前市场上已有乳胶法和金标法商品化的诊断试剂。

(郑燕青,徐和平供稿;杨继勇,王凯飞审)

## 病例 10 新型隐球菌致脑膜炎

【主诉】 头痛、恶心 8 天,发热、一过性意识障碍 2 天。

【现病史】 患者男,53 岁。8 天前无明显原因出现头痛、恶心、乏力,2 天前出现发热,体温最高 38℃,伴一过性意识障碍,表现问之不答,呼之不应,意识不清持续约十分钟后清醒,清醒后不能言语,答非所问,不识家人,烦躁等。近两日出现幻视,无肢体无力及麻木,无四肢抽搐,无复视及视物模糊,无吞咽困难及饮水呛咳等。入院查体表情欣快,心肺腹未见明显异常,四肢肌力 5 级,肌张力正常,四肢腱反射正常,双侧病理征阴性,脑膜刺激征阴性。头颅 CT 示左侧外囊、半卵圆中心和侧脑室前角旁稍低密度,腰穿示压力冒管,脑脊液白细胞 $5\times10^6$/L、葡萄糖 7mg/dL、蛋白 102mg/dL、涂片未见异常。为求进一步诊治于 2013 年 11 月 4 日入院。

【既往史】 既往有"皮肤血管炎"病史,目前口服甲强龙 5mg,躯干及四肢可见红色针尖样皮疹。

【治疗经过】 入院后积极完善各项检查,于11月6日复查脑脊液常规,示白细胞 $389\times10^6/L$、葡萄糖 1mg/dL、蛋白 89mg/dL,涂片墨汁染色找到隐球菌,诊断为"隐球菌脑膜炎",给予两性霉素 B 1mg 抗真菌治疗,头痛及背部疼痛症状改善不明显。于11月6日夜间突然出现双侧瞳孔变大,意识丧失,舌后坠,呼吸音粗,考虑"脑疝",给予甘露醇 250ml 加压静滴后,患者意识恢复,但出现烦躁、谵妄,给予吸氧 4L/h,并肌注氯哌啶醇 5mg,患者意识逐渐好转,生命体征平稳,但仍烦躁、颈项强直,遂转入神经内科监护室继续治疗。查体欠合作,双侧腱反射(++),双侧巴氏征(+),颈抵抗,颌下3横指,继续给予两性霉素 B、5-氟胞嘧啶、甘露醇等药物抗真菌、脱水降颅压、保肝、抗过敏、纠正电解质紊乱、脑室穿刺引流及支持对症治疗,患者症状稍改善,但仍觉头痛及腰背疼痛,于11月14日行侧脑室穿刺引流降低颅内压,术后头痛及腰背疼痛较前缓解,复查头颅 CT 示右侧额叶脑出血,给予立止血对症处理。11月16日起开始出现胡言乱语、幻觉等谵妄症状并持续存在,先后给予氟哌啶醇、奋乃静、奥氮平、劳拉西片对症处理,症状逐渐好转。11月18日出现发热,尿常规可见细菌,给予头孢他啶抗感染治疗,症状缓解,于12月2日停用抗生素。11月22日脑室引流管堵塞,临床出现一过性意识丧失,给予脱水处理后症状消失,复查头颅 CT 示脑室较前扩大,右侧额叶出血,再次行左侧脑室引流术,增加两性霉素 B 剂量(25mg),于12月11日拔除左侧脑室外引流管,定期换药,伤口愈合良好。12月18日复查腰穿,脑脊液压力正常。住院期间动态监测脑脊液常规、生化,涂片找隐球菌,隐球菌培养、隐球菌乳胶凝集试验,曾于11月24日和27日涂片找到隐球菌,之后多次脑脊液涂片均未找到,脑脊液培养阴性,乳胶凝集试验查隐球菌抗原,血液中的滴度是1:256,较前次检查结果(1:512)降低,脑脊液中的滴度是1:256。患者精神状态好,无头痛、恶心等不适,颈软,凯尔尼格征阳性,患者病情平稳于2013年12月25日转入普通病房继续两性霉素 B 联合 5-氟胞嘧啶口服治疗,两性霉素 B 逐渐加量至52.5mg,总量达2800mg,5-氟胞嘧啶剂量 1.5g q6h,改为氟康唑 400mg qd 和环胞嘧啶 1.5g q6h 继续治疗。复查脑脊液,无色透明,细胞数正常,脑脊液葡萄糖、蛋白均正常,脑脊液隐球菌抗原 1:32,较前明显降低。患者病情平稳于2014年1月26日出院。

【微生物学检查】 脑脊液接种5%血平板和SDA,在血平板及SDA平板上培养1天后可见酵母样真菌菌落生长,经 MALDI-TOF-MS Biotyper 3.0 鉴定为新型隐球菌格鲁比变种。

【病原学鉴定要点】

**1. 菌落特征** 在SDA平板上28℃培养1天后可见白色酵母样菌落(图1-10-1),菌落扁平或堆砌状,有光泽、湿润、边缘光滑。菌落颜色初为奶油色,后逐渐变为浅褐色。28℃与37℃均生长良好。菌落在刀豆氨酸-甘氨酸-溴麝香草酚蓝(canavanine-glycine-bromthymol blue,CGB)培养基不生长可与格特隐球菌鉴别。

**2. 镜检特征** 脑脊液涂片墨汁染色可见透亮圆形菌体,有出芽,荚膜宽、厚(图1-10-2),菌落涂片革兰染色发现较多酵母样菌(图1-10-3),直径 2~20μm,大小不一,可为圆形或卵圆形、出芽、无菌丝。

**3. 分子鉴定** 菌落应用质谱鉴定为新型隐球菌格鲁比变种(图1-10-4)。应用真菌 ITS

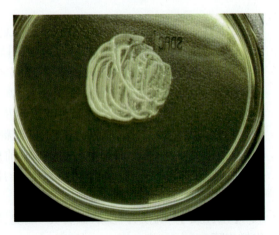

图 1-10-1 SDA 培养 2 天的菌落

第一章 酵母菌感染病例

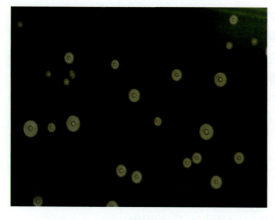

图1-10-2 脑脊液墨汁染色(×200)

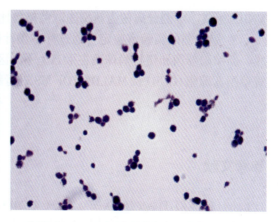

图1-10-3 菌落涂片革兰染色镜检(×1000)

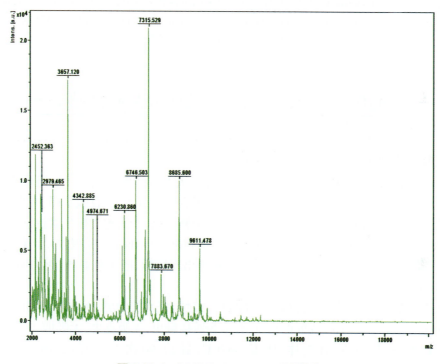

图1-10-4 MALDI Biotyper 质谱鉴定

通用引物 PCR 扩增的目的片段进行测序,鉴定为新型隐球菌格鲁比变种。

【点评】

1. 新型隐球菌可引起隐球菌病,一种亚急性或慢性感染,最常见侵犯中枢神经系统,也可导致其他器官组织病变。新型隐球菌引起脑膜炎最常见于艾滋病患者,慢性消耗性疾病或全身免疫缺陷及低下患者是新型隐球菌感染的易感人群。新型隐球菌最早从鸽子粪便分离,主要通过空气中的繁殖体传播。本例患者急性起病,既往有皮肤血管炎病史,主要表现头痛、发热,脑脊液检查支持该病诊断。

2. 新型隐球菌主要由新生变种(血清型为 A 型,基因型为 VNI 和 VNII)、格鲁比变种(血清型为 D 型,基因型为 VNIV)及新生变种和格鲁比变种杂交种(血清型为 AD 型,基因型为

VNIII)组成。本例分离菌为新型隐球菌格鲁比变种。

3. 隐球菌的实验室鉴定可通过标本墨汁染色找典型的透亮圆形菌体(有出芽)、宽厚荚膜。新型隐球菌和格特隐球菌在形态上不易区分,菌种鉴定可通过刀豆氨酸 - 甘氨酸 - 溴麝香草酚蓝琼脂(CGB)及 MALDI- TOF MS 进行新型隐球菌和格特隐球菌的鉴别。

(曹敬荣供稿;徐英春、王凯飞、沈定霞审)

## 参考文献

1. Kwon-Chung KJ, Fraser JA, Doering TL, et al. 2014. Cryptococcus neoformans and Cryptococcus gattii, the etiologic agents of Cryptococosis [J]. Cold Spring Harb Perspect Med, 4(7): a019760.
2. 聂舒,朱红梅,温海. 2015. 隐球菌性脑膜炎诊治进展. 中国真菌学杂志,, 10(1): 44-48.
3. Firacative C, Trilles L, Meyer W. 2012. MALDI-TOF MS enables the rapid identification of the major molecular types within the Cryptococcus neoformans/C. Gattii species complex [J]. Plos One, 7(5): e37506.
4. Larone DH. 医学重要真菌鉴定指南. 沈定霞译. 5 版. 北京:中华医学电子音像出版社, 2016.

## 病例 11　新型隐球菌致血流及肺部感染

【主诉】 间断发热、咳嗽、咳痰 1 月余。

【现病史】 患者女性,58 岁。1 月余前因弥漫大 B 细胞淋巴瘤化疗后出现Ⅱ度骨髓抑制,使用重组人粒细胞刺激因子升白细胞治疗 5 天后感周身不适、食欲下降,并出现畏寒、发热,体温 39.0℃,至当地医院就诊,查血常规示白细胞升高,予头孢类抗生素抗感染治疗 2 天后仍有发热。遂至肿瘤医院就诊,查血常规示白细胞进一步升高(未见报告),予美罗培南 1.0g q12h 抗感染治疗,体温未见下降,达 39.8℃,并且出现咳嗽、咳黄色黏痰,乏力明显,为求进一步诊治入院。

【既往史】 否认家族性遗传病史。无疫区、疫情、疫水接触史,无牧区、矿山、高氟区、低碘区居住史,无化学性物质、放射性物质、有毒物质接触史,无吸毒史,无吸烟、饮酒史。

【治疗经过】 入院时查体,体温:36.0℃,脉搏:90 次 / 分,呼吸:18 次 / 分,血压:154/91mmHg,$SpO_2$ 100%(鼻导管吸氧 2L/min);脑膜刺激征阴性。血培养有隐球菌生长,临床先后采用伏立康唑 0.2g q12h 和氟康唑 0.8g qd 治疗,后改为两性霉素 B 脂质体,首次剂量为 10mg,次日为 25mg,第 3 天为 50mg 静脉滴注。从第 4 日起剂量最终调整为 100mg,并使用氟胞嘧啶片 5g q6h 联合抗感染治疗,好转出院。

【一般检查】 血细胞分析:WBC $5.06 \times 10^9$/L,中性粒细胞比例升高(94.0%),CRP 升高(8.87mg/dL),PCT 升高(0.57ng/mL),血沉增快(58mm/hr),G 试验阴性(<10pg/mL),GM 试验 3.48。脑脊液检查 ALB 287mg/L,GLU 3.7mmol/L,单核细胞百分比 98%。

【影像学检查】 2015-06-18 上午胸片:双肺纹理增粗,未见明确斑片影(图 1-11-1);2015-06-18 晚胸片:双肺弥漫斑片实变影,以双上肺为主(图 1-11-2);2015-06-19 至 2015-06-29 胸片:双肺斑片实变影逐渐吸收;2015-07-07 胸部 CT:双肺多发磨玻璃实变影,以双下肺为著,双肺多发磨玻璃结节,右肺可疑空洞,纵隔、肺门多发淋巴结;2015-07-20 胸部 CT:与 2015-07-07 胸

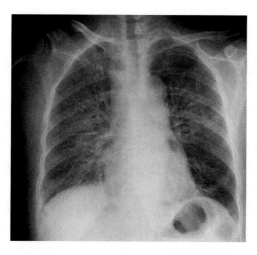
图 1-11-1　2015-06-18 上午胸片

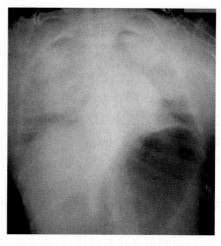
图 1-11-2　2015-06-18 晚胸片

部 CT 比较,双肺上叶后段、双肺下叶斑片实变影较前有所增多,部分不除外坠积效应所致;双肺散在数个小结节,部分较前饱满,倾向淋巴瘤侵犯;左侧锁骨上区、纵隔、右肺门多发肿大淋巴结,部分似略饱满,符合淋巴瘤侵犯;心包积液基本吸收;双侧胸腔未见明确积液。

【微生物学检查】　脑脊液涂片抗酸染色阴性,2 次革兰染色及墨汁染色均未发现厚荚膜真菌;3 次脑脊液真菌培养阴性;6 次血培养,只有 1 次阳性,生长曲线平缓,涂片见圆形芽生真菌细胞,转种培养有新型隐球菌生长(7 月 29 日报告)。7 月 31 日进行血清隐球菌荚膜抗原定性检测,结果为阳性。抗真菌治疗 7 天后,于 8 月 4 日复查脑脊液,墨汁染色为阴性。8 月 6 日脑脊液隐球菌抗原乳胶凝集试验,抗原滴度 >1∶8。

【病原菌鉴定要点】

**1. 菌落特征**　从血培养瓶转种在血平板上,培养 2 日后,发现白色酵母样小菌落,72 小时后,生长良好。

**2. 镜检特征**　血培养物涂片后墨汁染色可见透亮圆形菌体,有出芽有荚膜;亚甲蓝染色可见蓝色球形菌体,革兰染色发现较多酵母样菌,球形;生长的纯菌落涂片见革兰染色阳性近球形真菌孢子。

**3. 分子鉴定**　MALDI-TOF MS 鉴定结果为新型隐球菌。

【点评】

1. 本病例中患者患淋巴瘤,免疫力受损,是真菌感染的高危人群。回顾病程发展,影像学改变明显,病情进展速度快,肺部感染诊断明确。虽未获得呼吸道标本病原学检查的证据,但结合血培养有隐球菌生长可以作出患者具有血流感染的诊断,抗真菌治疗后肺部影像学改变得到改善,从而推测其肺部感染也是隐球菌所致。

2. 新型隐球菌侵入人体途径通常主要通过呼吸道,经血流播散到中枢神经系统或其他部位,在血液中停留的时间非常短暂。对该患者共进行 6 次血培养,但仅有 1 次分离到新型隐球菌。该患者 2 次脑脊液培养均未获得病原菌,脑脊液涂片墨汁染色为阴性,但隐球菌抗原检测为阳性。建议血培养出现新型隐球菌阳性培养结果时,应立即进行血液及脑脊液隐球菌抗原相关检查。

(艾效曼,王和供稿;王瑶,王凯飞审)

# 病例12 新型隐球菌致血流感染

【主诉】 间断发热伴呕吐、腹泻3天。

【现病史】 患者,女,66岁。3天前患者无明显诱因出现发热,伴呕吐、腹泻。患者近来,神清,精神萎靡,食欲缺乏,睡眠差,有尿频,无尿急、尿痛,大便如前,体重较前减轻约2.5kg。门诊以"非霍奇金淋巴瘤化疗后"于2017年7月13日收入院。

【既往史】 16年前行双下肢大隐静脉剥脱术。6年前曾患带状疱疹,遗留左侧间断腰痛。确诊非霍奇金淋巴瘤(弥漫大B细胞型)IVB期38个月,先后给予多次多种方案化疗及靶向治疗,仍间断出现新发肿物,后间断服用来那度胺及激素。双眼干眼症、双眼结膜松弛症3月余。2月前曾出现白细胞、中性粒细胞减少。否认传染性疾病史,有输血史,无过敏史。

【治疗过程】 入院后予哌拉西林舒巴坦、地塞米松治疗,7月22日危急值报告白细胞计数和血小板计数明显减少,送血液培养,需氧瓶报警,经鉴定有新型隐球菌生长,临床给予地塞米松和伏立康唑治疗,持续两周,患者体温恢复正常,多次血培养均阴性。入院后行头颅MRI和胸部CT、痰培养等,结果未发现肺部及中枢神经系统感染。患者病情好转出院,继续伏立康唑治疗并复诊。

【一般检查】 血常规及CRP检测结果见表1-12-1。降钙素原0.045ng/ml;G试验阳性(88.87pg/ml);HIV抗体阴性。

表1-12-1 患者住院期间血常规检查结果

| 日期 | 白细胞 | 中性粒细胞 | 血小板 | CRP |
| --- | --- | --- | --- | --- |
| 7月13日 | $2.03 \times 10^9$/L | $1.47 \times 10^9$/L | $45 \times 10^9$/L | 15.60mg/l |
| 7月22日 | $1.10 \times 10^9$/L | $1.47 \times 10^9$/L | $33 \times 10^9$/L | 19.60mg/l |
| 7月28日 | $0.87 \times 10^9$/L | $0.49 \times 10^9$/L | $12 \times 10^9$/L | 17.80mg/l |
| 8月3日 | $1.31 \times 10^9$/L | $0.58 \times 10^9$/L | $49 \times 10^9$/L | 16.70mg/l |

【影像学检查】 头部MRI示左侧半卵圆中心、左侧枕叶新发梗死灶,脑内多发腔梗,幕上脑室扩大,双侧颞角为著。胸部CT示右肺下叶背段结节较前无显著变化,左肺上叶尖后段陈旧病灶,右肺上叶条索,肝内低密度影。

【微生物学检查】 血培养需氧瓶阳性报警时间为102.5小时。抽取阳性瓶中液体进行涂片革兰染色,可见真菌孢子,偶有出芽(图1-12-1)。转种5%血平板和SDA,培养1天后可见酵母样真菌菌落生长,经MALDI-TOF MS鉴定为新型隐球菌格鲁比变种。药敏结果:氟康唑MIC≤1.0μg/ml、伏立康唑MIC≤0.06μg/ml、伊曲康唑MIC≤0.12μg/ml、两性霉素B MIC≤0.5μg/ml和5-氟胞嘧啶MIC≤4.0μg/ml。

【病原学鉴定特点】

**1. 菌落特征** 在SDA平板上28℃培养1天后可见白色酵母样真菌菌落(图1-12-2),菌落扁平或堆砌状,有光泽、湿润、边缘光滑。菌落颜色初为奶油色,后逐渐变为浅黄褐色,通常25℃与37℃均可生长良好。

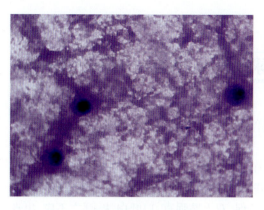 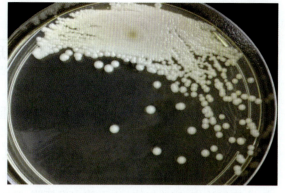

图1-12-1　血培养物涂片革兰染色(×1000)　　图1-12-2　SDA上28℃培养2天菌落

**2. 镜检特征**　阳性血培养涂片革兰染色可见圆形或卵圆形菌体,有出芽。菌落涂片革兰染色发现较多酵母样菌,大小不一,可为圆形或卵圆形、出芽、无菌丝。

**3. 分子鉴定**　菌落应用MALDI-TOF MS鉴定为新型隐球菌格鲁比变种。

【点评】

1. 引起人类感染的隐球菌主要为新型隐球菌和格特隐球菌,最常见感染部位为中枢神经系统,其次是肺部和皮肤,血流感染相对少见。本例患者急性起病,既往有非霍奇金淋巴瘤多次化疗病史,免疫力低下,为新型隐球菌入侵提供了条件。

2. 血培养真菌的阳性报警时间(TTP)多在31.8~39.9小时,72小时阳性率为93.75%,真菌TTP相较于细菌较迟。本例血培养阳性报警时间为102.5小时,可能与血液中菌量少有关。血培养阳性涂片可见圆形或卵圆形真菌孢子,有宽厚荚膜。分离菌经质谱鉴定为新型隐球菌格鲁比变种。

3. 新型隐球菌病的治疗方法的选择依赖于侵犯部位及感染宿主的免疫状态。对于隐球菌性中枢神经系统感染者,首选两性霉素B联合5-氟胞嘧啶及氟康唑巩固治疗,而对于无中枢神经系统侵犯的隐球菌血症,或泌尿道、皮肤感染的病例,指南推荐使用唑类(氟康唑)3~6个月,并在所有病例中均需严密观测以排除潜在的中枢感染可能。文献及隐球菌诊治共识提出伏立康唑对新型隐球菌具有较强大的抗菌作用,对于氟康唑耐药者有较好疗效,可作为两性霉素B治疗失败的替代治疗。本例患者采用伏立康唑抗真菌治疗,患者未发生中枢性播散,病情好转出院。

(王岩、曹敬荣、闵嵘供稿;鲁辛辛审)

## 参考文献

1. Kwon-Chung KJ, Fraser JA, Doering TL, et al. 2014. Cryptococcus neoformans and Cryptococcus gattii, the etiologic agents of Cryptococosis [J]. Cold Spring Harb Perspect Med., 4(7): a0197602.
2. 聂舒, 朱红梅, 温海. 2015. 隐球菌性脑膜炎诊治进展. 中国真菌学杂志, 10(1): 44-48.
3. Firacative C, Trilles L, Meyer W. 2012. MALDI-TOF MS enables the rapid identification of the major molecular types within the Cryptococcus neoformans/ C. Gattii species complex [J]. Plos One, 7(5): e37506.
4. 《中国真菌学杂志》编辑委员会. 2010. 隐球菌感染诊治专家共识. 中国真菌学杂志, 5(2): 65-69.

# 病例 13　格特隐球菌致脑膜脑炎

【主诉】　头痛、不规则发热 16 天,疼痛加重伴恶心、非喷射性呕吐 11 天,抽搐伴意识障碍 1 天。

【现病史】　患者,男,21 岁。16 天前出现头痛、不规则发热,11 天前疼痛加重伴恶心、非喷射性呕吐,当地医院曾以"病毒性感冒"和"病毒性脑膜脑炎"行抗病毒、抗感染、降颅压、补液、止痛等治疗,疗效欠佳。1 天前突发烦躁、呼吸急促、双上肢强直、口吐白沫、呼之不应,出现抽搐伴意识障碍。2013 年 6 月 1 日以"脑膜脑炎"收入院。查体双侧瞳孔不等大(左右比例为 3∶5),右侧对光反射消失,考虑脑疝,给予甘露醇降颅压、地西泮和苯巴比妥肌注后意识恢复。

【既往史】　慢性乙型肝炎病史 10 年,家中饲养狗、鸭子,未饲养鸽子。

【治疗经过】　入院后体温最高达 39℃,嗜睡,颈项抵抗,右侧腹壁反射减退,右侧病理征阳性,眼底视盘水肿,双眼外展受限。头颅 CT 及 MRI 均提示脑膜及脑实质受损。两次腰穿,脑脊液墨汁染色阳性,脑脊液培养有隐球菌生长,诊断为"隐球菌性脑膜脑炎"。临床给予两性霉素 B 联合氟康唑和 5-氟胞嘧啶治疗,患者头痛明显减轻。住院第 30 天出现发作性意识障碍、肢体强直,考虑癫痫,给予苯巴比妥等抗癫痫治疗好转。患者共住院 42 天,出院时神清语利,双眼各向运动正常。出院后建议继续给予两性霉素 B 30mg qd 和 5-氟胞嘧啶 1.0g q6h 治疗。

【一般检查】　腰穿检查:压力 330mmH$_2$O,脑脊液细胞总数 $730 \times 10^6$/L,白细胞 $720 \times 10^6$/L,单核 94%,多核细胞 6%,葡萄糖 2.49mmol/L,氯化物 117mmol/L,蛋白 34.8mg/dL,脑脊液腺苷脱氨酶(ADA)阳性;免疫学检查 HIV-P24、HIV-Ab、HCV-Ab 均阴性,HBsAg(+);脑脊液病毒抗体 8 项(风疹病毒 IgG、IgM 抗体,巨细胞病毒 IgG、IgM 抗体,单纯疱疹病毒 I 型 IgG、IgM 抗体,单纯疱疹病毒 II 型 IgG、IgM 抗体)均为阴性。

【影像学检查】　头颅 CT 示双侧丘脑及侧脑室旁斑片状密度降低,脑室略减小;MRI 示脑室多发异常信号,双侧基底节区为主,左额叶皮层下软化灶,右乳突炎。

【病理学检查】　脑脊液中见多量淋巴细胞、单核细胞及吞噬细胞,其内可见多量灶状分布的圆形及卵圆形结构,可见荚膜及芽生现象,考虑隐球菌感染。PAS 染色(+)。

【微生物学检查】　脑脊液涂片抗酸染色(−),墨汁染色可见透亮圆形菌体,有出芽,荚膜宽、厚(图 1-13-1)。

**1. 菌落特征**　脑脊液接种 5% 血平板和 SDA 平板,培养 24 小时可见酵母样真菌菌落生长(图 1-13-2),在 CGB 培养基上菌落周围变为蓝色(图 1-13-3)。

**2. 镜检特征**　培养物进行革兰染色,发现成团的圆形酵母细胞(图 1-13-4)。

**3. 分子鉴定**　经 MALDI-TOF 质谱仪和测序鉴定,结果为格特隐球菌。

【点评】

1. 隐球菌病主要由新型隐球菌和格特隐球菌引起,1999 年格特隐球菌在加拿大和美国引起暴发流行后逐渐引起大家注意和重视。格特隐球菌主要分布在热带、亚热带和温带地区,可感染免疫正常者并引起肺、脑的隐球菌病。格特隐球菌感染的危险因素包括 HIV/AIDS、慢性肺疾病、糖尿病或免疫抑制相关疾病、慢性肾脏病等,其所致感染会产生比新型隐球菌更严重的中枢神经系统表现。本例患者急性起病、进展加重,既往有慢性肝炎、免疫

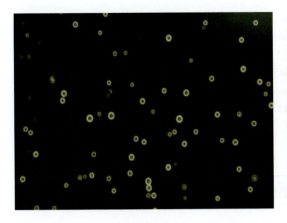
图1-13-1 脑脊液墨汁染色(×100)

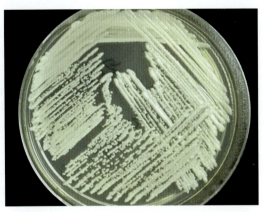
图1-13-2 SDA培养2天的酵母样菌落

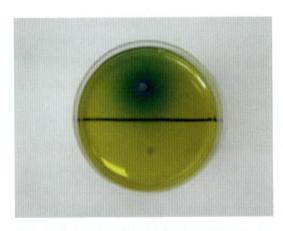
图1-13-3 CGB培养基35℃培养2天后,菌落及其周围变为蓝色

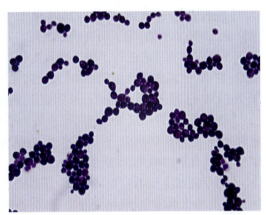
图1-13-4 菌落涂片革兰染色镜检(×1000)

力低下病史,病变侵及脑膜和脑实质,一度发生脑疝,病情凶险,为格特隐球菌引起的严重脑膜脑炎病例。

2. 格特隐球菌形态学与新型隐球菌相似,显色培养基、Vitek 2 Compact全自动微生物鉴定仪和API 20C等常规检测和鉴定方法不能准确区分新型隐球菌和格特隐球菌。格特隐球菌在CGB培养基上变蓝色可与新型隐球菌区分,MALDI-TOF MS和基因测序等分子生物学方法可对其准确鉴定。

3. 隐球菌不同种、不同基因型间的体外药敏差异不大,但不同种的毒力或致病性与临床预后密切相关,如治疗不当或不及时,会造成不良后果,导致高死亡率,尤其近来有报道发现对5-氟胞嘧啶耐药的格特隐球菌,应引起临床重视。

(曹敬荣供稿;徐英春、王凯飞审)

## 参考文献

1. Kwon-Chung KJ, Fraser JA, Doering TL, et al. 2014. Cryptococcus neoformans and Cryptococcus gattii, the

etiologic agents of Cryptococosis [J]. Cold Spring Harb Perspect Med.,4(7):a019760.
2. Klech KR, Hall L, Drml SM, et al. 2009.Identification of Cryptococcus gattii by use of L-canavacine glycine bromothymol blue medium and DNA sequencing [J]. J Clin Microbiol,47(11):3669-3672.
3. Firacative C, Trilles L, Meyer W.2012.MALDI-TOF MS enables the rapid identification of the major molecular types within the Cryptococcus neoformans/ C. Gattii species complex [J]. Plos One,7(5):e37506.
4. Franco-Paredes C, Womack T, Bohlmeyer T, et al. 2015. Management of Cryptococcus gattii meningoencephalitis [J]. Lancet Infect Dis.,15(3);348-355.

## 病例14 阿萨希毛孢子菌致播散性感染

【主诉】 造血干细胞移植后高热。

【现病史】 患者男，33岁。2014年3月中旬因髓外附睾炎起病，后出现乏力，外周血两系降低，骨穿为干抽，为了明确病因入院。2014年5月确诊急性髓系白血病M5型中危，患者于5月底至9月底进行了四个疗程的化疗及睾丸部位放疗，化疗后出现骨髓抑制及上呼吸道、肛周、颈部皮肤软组织感染，经比阿培南联合伏立康唑抗感染治疗后感染控制。患者于2014年11月14日入院拟行外周血干细胞移植治疗。

【既往史】 否认肝炎、结核、疟疾等传染病史，否认高血压、心脏病病史，否认糖尿病、脑血管疾病、精神疾病病史，否认手术史，否认外伤史，有输血史，有输血浆过敏史，有青霉素过敏史，否认食物过敏史，预防接种史不详。

【治疗经过】 2014年11月28日回输其父亲冻存的外周血造血干细胞，患者预处理期间出现上消化道出血、阑尾炎等急症，给予抑酸、止血、抗感染、输血支持、能量支持等处理。2014年12月23日出现发热，体温达38.4℃，寒战，肉眼血尿，临床应用β-内酰胺类联合棘白菌素、氨基糖肽类进行抗感染治疗。2015年1月11日(移植后45天)患者再次出现发热，体温38.6℃，并伴有呕吐，腹部隐痛，恶心呕吐明显。降钙素原0.149ng/ml，真菌1,3-β-D-葡聚糖<50pg/ml。调整抗生素为卡泊芬净、美罗培南、万古霉素。1月16日至27日送检的4套血培养均有阿萨希毛孢子菌生长，且1月18日与1月21日真菌1,3-β-D-葡聚糖检测结果分别是1671.1pg/ml和1484.6pg/ml。先后调整使用替加环素、两性霉素B、卡泊芬净、伏立康唑抗感染治疗，并予输血、能量支持。2015年2月1日患者意识丧失，心跳呼吸停止，血压监测不到，抢救无效。

【一般检查】 血常规：白细胞计数$0.04×10^9$/L、血红蛋白69g/L、血小板计数$27×10^9$/L、C-反应蛋白13.4mg/dl。生化检查：血清白蛋白33.2g/L，直接胆红素10.7μmol/L，碱性磷酸酶148.3U/L，γ-谷氨酰基转移酶80.3U/L，尿素8.60mmol/L，血清尿酸99.5μmol/L。2次检测血清降钙素原，结果分别为0.149ng/ml(1月11日)和0.604ng/ml(1月17日)。

【微生物学检查】 共送检11套静脉血培养，其中1月16日送检的血培养需氧瓶首次报警阳性，1月16日至27日送检血培养中，有4次需氧血培养瓶报告阳性，转种后均培养出相同的真菌。采用ATB FUNGUS 3进行体外抗真菌药物敏感性试验，首次分离菌株的MIC值如下：氟康唑≤1.0ug/ml、伊曲康唑≤0.12μg/ml、伏立康唑≤0.06μg/ml、两性霉素B≤0.5μg/ml和5-氟胞嘧啶≤4.0μg/ml；1月31日分离菌株的MIC值为：氟康唑4.0μg/ml、伊曲康唑0.25μg/ml、伏立康唑0.12μg/ml、两性霉素B 8.0μg/ml以及5-氟胞嘧啶4.0μg/ml。从2月1日凌晨送检的痰标本及导尿标本中均培养出同样的真菌。之前送检的两次痰培养和一次导管培养为阴性。

【病原学鉴定要点】

**1. 菌落特征** 在 SDA 培养基上 27℃孵育 3~7 天,菌落似酵母样,奶油状或蜡状,湿润,光滑、凸起,颜色为淡黄色到奶油色(图 1-14-1)。

**2. 镜检特征** 可见芽生孢子、真菌丝及假菌丝。关节孢子通常在陈旧培养基上形成。芽生孢子散在分布,也可在菌丝或关节孢子的周围(图 1-14-2)。

**3. 分子鉴定** MALDI-TOF MS 鉴定结果为阿萨希毛孢子菌(99.9%)。

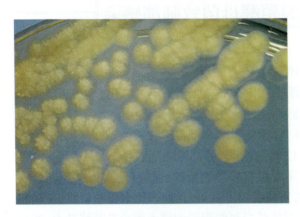

图 1-14-1　SDA 上培养 3 天的菌落

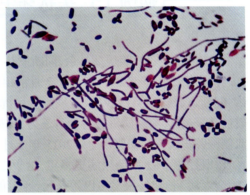

图 1-14-2　菌丝或关节孢子周围的芽生孢子革兰染色(×1000)

【点评】

1. 毛孢子菌属可引起毛发、指甲、皮肤以及系统感染,统称为毛孢子菌病。毛孢子菌感染最多见于白血病患者,亦可见于免疫功能低下的其他疾病,如 AIDS 感染及器官移植患者。该病例为血液病化疗后行骨髓移植患者,免疫受损,并长时间应用抗菌药物,多次从其血液中分离出阿萨希毛孢子,并于病程后期从其痰液和尿液中也出现该病原菌,从而证实了患者侵袭性真菌感染,由血流感染播散至呼吸系统及泌尿系统,而且严重的播散性感染是致死的原因。

2. 该患者病程进展快,从第 1 次送检血培养阳性至死亡共 2 周时间,虽经积极抗真菌治疗,但未能挽救患者。从前后 2 次药敏结果看,所检测的几种抗真菌药物的 MIC 值都有所增高。

【扩大阅读】

1. 阿萨希毛孢子菌以前称为白吉利毛孢子菌,是毛孢子菌中最常见的一种。与隐球菌抗原存在交叉,故播散性毛孢子菌感染患者的血清对隐球菌抗原试验呈阳性反应。

2. 毛孢子菌属与其他酵母样真菌的区别在于多数酵母样真菌没有关节孢子;与产生关节孢子的地霉菌属的区别在于后者不产生芽生孢子,与产生关节孢子的头状芽生裂殖菌的区别在于后者具有大量的环痕孢子。

(叶丽艳供稿;徐英春、于淑颖、王凯飞审)

## 参考文献

1. 王端礼.医学真菌学——实验室检验指南.北京：人民卫生出版社，2005.
2. 陈东科，孙长贵.实用临床微生物学检验与图谱.北京：人民卫生出版社，2011.
3. 李厚敏，刘伟，万哲等.临床相关毛孢子菌生物学特性的研究.中华检验医学杂志，2005，28（6）.
4. 李秀丽，朱敬先，林元珠.阿萨希毛孢子菌感染的研究现状.国外医学（皮肤性病学分册），2004，30（4）.

# 病例 15 头状芽生裂殖酵母菌致肺部感染

【主诉】 咳嗽、咳痰 2 月余，间断发热 10 天余，乏力 2 天。

【现病史】 患者，男，86 岁。2 月前出现咳嗽，咳白色黏痰，痰不易咳出，多次于门诊就诊，间断口服盐酸莫西沙星、左氧氟沙星抗感染，以及氨溴素等药物化痰治疗后，咳嗽、咳痰较前减轻。2 天前家属诉患者全身乏力，精神差，遂急诊就诊。肺部 CT 检查示双肺感染较重，双侧胸腔积液并肺膨胀不全。2015 年 2 月 12 日门诊以"肺部感染"收入院。

【既往史】 2 型糖尿病史多年，给予二甲双胍口服降糖治疗，血糖可控制，32 年前诊断"帕金森病"长期口服美多巴等药物治疗；前列腺癌病史多年，长期予比卡鲁胺口服，及醋酸曲谱瑞林肌内注射抗肿瘤治疗；2001 年于普通外科行双侧腹股沟疝无张力补片修补术，2010 年因摔倒后导致胸椎压缩性骨折，行 T12 椎体压缩骨折椎体成形术。

【治疗经过】 患者基础疾病多，心肺功能差，间断发热 10 天余，体温最高 38.1℃，血白细胞最高达 $16.47 \times 10^9$/L，给予头孢哌酮/舒巴坦钠联合利奈唑胺、美罗培南、氟康唑抗感染治疗后，血象较前明显下降。患者于 2 月 28 日首次痰培养报告为头状芽生裂殖酵母菌，之后连续送检，共 5 次痰培养均有头状芽生裂殖酵母菌生长，停用氟康唑，予伊曲康唑静脉抗感染，同时加强保肝、护肾等对症治疗，予两性霉素 B 雾化吸入、制霉菌素片胃管注入等联合伊曲康唑抗感染治疗。2015 年 3 月 8 日因肺部感染未控制，抢救无效死亡。

【一般检查】 血常规示白细胞计数 $7.69 \times 10^9$/L、中性粒细胞 0.77、淋巴细胞 0.18、血小板计数 $52 \times 10^9$/L、C- 反应蛋白测定 11.2mg/dl，血浆活化部分凝血活酶时间测定 49.8 秒、血浆凝血酶原时间测定 15.4 秒、血浆纤维蛋白原测定 4.6g/L、血浆 D- 二聚体测定 17.94μg/ml、血浆抗凝血酶Ⅲ测定 67.0%、红细胞沉降率测定 64mm/h。生化检查：总蛋白 54.5g/L、血清白蛋白 28.4g/L、碱性磷酸酶 472.9U/L、γ- 谷氨酰基转移酶 62.7U/L、葡萄糖 10.02mmol/L、尿素 18.58mmol/L、肌酐 117.7μmol/L、乳酸脱氢酶 344.6U/L、无机磷 0.74mmol/L、钠 158.5mmol/L、氯化物 122.6mmol/L、肌红蛋白定量 419.9ng/ml、脑利钠肽前体 28 284.0pg/ml。降钙素原 0.592ng/ml。

【微生物学检查】 真菌 1,3-β-D- 葡聚糖 58.5pg/ml。2 月 27、28 日和 3 月 2、5、6 日 5 次痰培养均为头状芽生裂殖酵母菌。3 月 6 日从送检的胃管鼻咽部及胃液中培养出头状芽生裂殖酵母菌，采用 ATB FUNGUS3 进行体外抗真菌药物敏感性试验，测得 MIC 值如下：氟康唑 4.0ug/ml、伊曲康唑 0.25ug/ml、伏立康唑 0.5ug/ml、两性霉素 B 1.0ug/ml 和 5- 氟胞嘧啶≤4.0ug/ml。

【病原学鉴定要点】

**1. 菌落特征** SDA 平板上生长快速，菌落白色，粉质，呈奶油状，稍干燥，边缘呈放射状

(图1-15-1)。

**2. 镜检特征** 可见透明菌丝,关节孢子,并可见环痕孢子(图1-15-2)。

**3. 分子鉴定** 经Vitek MS鉴定,报告结果为头状地霉。

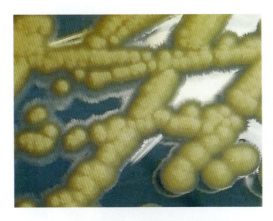

图1-15-1　SDA上生长2天的菌落

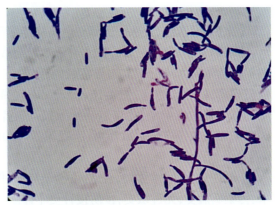

图1-15-2　培养物涂片革兰染色见透明菌丝,关节孢子及环痕孢子(×1000)

【点评】

近年来发现头状芽生裂殖酵母菌是免疫受损患者和新生儿的条件致病菌,在血液病患者中也陆续有该菌所致感染的报道。此病例患者有咳嗽、咳痰、发热等感染症状,降钙素原、C反应蛋白和真菌1,3-β-D-葡聚糖轻度增高,虽进行了影像学检查但未能获得影像学图像,也未能进行痰直接涂片镜检,但多次培养出头状芽生裂殖酵母菌,是非常重要的病原学证据,临床虽然进行了抗真菌治疗,但患者仍因肺部感染未控制而死亡。

【扩大阅读】

头状芽生裂殖酵母(blastoschizomyces capitatus)也被称作头状地霉(geotrichum capitatum),原名为头状毛孢子菌(trichosporon capitatum)。

该菌在PDA平板上中等速度生长,菌落白色,粉质,多毛或者呈奶油状,常干燥,有同心圆,边缘呈放射状。与毛孢子菌相比生长较慢,在28℃以及35℃培养10天以后,其菌落直径在15~20mm之间。显微镜下,头状芽生裂殖酵母菌菌丝成锐角分枝,断裂后形成关节孢子,镜下见芽生孢子,并可见环痕孢子,尿素酶阴性。地丝菌属和毛孢子菌均无环痕孢子。

(叶丽艳供稿;徐英春、黄晶晶、王凯飞审)

## 参考文献

1. 王端礼.医学真菌学-实验室检验指南.北京:人民卫生出版社,2005.
2. 陈东科,孙长贵.实用临床微生物学检验与图谱.北京:人民卫生出版社,2011.
3. 李厚敏,刘伟,万哲,等.临床相关毛孢子菌生物学特性的研究.中华检验医学杂志,2005,28(6).
4. 李秀丽,朱敬先,林元珠.阿萨希毛孢子菌感染的研究现状.国外医学(皮肤性病学分册),2004,30(4).

# 病例 16　糠秕马拉色菌致皮肤毛囊炎

【主诉】　胸前、背部大面积红色斑疹伴瘙痒 7 天。

【现病史】　患者男，20 岁，学生。7 天前锻炼后，背部毛发根部开始出现细小红斑，后逐渐扩大为米粒大小、凸起、边界清楚的丘疹，三天后蔓延到胸腹部、大腿和上肢，大面积的红色斑丘疹，间有小脓疱（图 1-16-1），表面有轻微鳞屑，无压痛，轻微瘙痒，运动出汗后痒感强烈。自行使用皮炎平、尤卓尔软膏无效。患者自发病以来无头痛、发热，食欲尚可，睡眠正常。2016 年 8 月 2 日就诊皮肤科。

【既往史】　平素体健，否认肝炎、结核、外伤、手术、传染病病史，无过敏史，预防接种史不详。

【治疗经过】　用无菌针头挑破丘疹，刮取疹液和表面鳞屑送真菌检测和培养。镜检见大量腊肠形或 S 形短粗真菌菌丝和球形孢子，疑似马拉色菌。7 天后真菌培养结果回报：培养出糠秕马拉色菌。医嘱：①伊曲康唑 200mg，qd，po，连续使用 3 周；②酮康唑乳膏，外擦患处，每天两次；③一周后检查肝功能。

【一般检查】　8 月 2 日血常规检查 WBC $7.5\times10^9$/L，N 63%，L 29%，CRP 6.9g/L。肝肾功能正常。

【微生物学检查】　送检疱疹液和皮屑用乳酸酚棉兰染色和 KOH 处理后均可见短粗的腊肠形或 S 形真菌菌丝和球形孢子（图 1-16-2，图 1-16-3）。标本接种于含 1% 吐温 60 的 PDA 平板，28℃培养，3 天后可见酵母样真菌菌落，革兰染色阳性、可见宽基出芽的球形孢子，VITEK COMPACT 2 鉴定仪鉴定为糠秕马拉色菌。

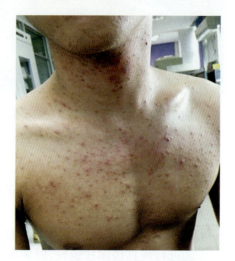

图 1-16-1　颈部和胸部大面积红色斑丘疹

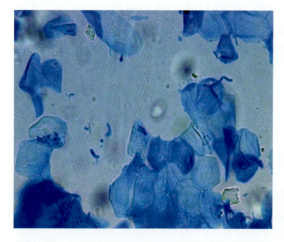

图 1-16-2　疱疹液乳酸酚棉兰染色见短粗的腊肠形真菌菌丝和球形孢子（×400）

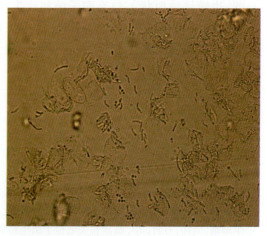

图 1-16-3　疱疹液经 KOH 处理后的镜下形态（×400）

【病原学鉴定要点】

**1. 菌落特征** 该菌具有嗜脂性,对放线菌酮耐受,在普通的 SDA、PDA 和血平板上不生长,在添加橄榄油、吐温等脂类后,可见奶油色到浅黄色、凸起、光滑、边缘整齐的酵母样菌落(图1-16-4),在35℃生长比28℃快。

**2. 镜检特征** 可用乳酸酚棉兰、派克墨水、革兰染色观察孢子。成簇的圆形、厚壁孢子,呈"球拍"状、"花生"状、"手雷"状,宽基单极出芽孢子(图1-16-5)。

**3. 分子鉴定** 质谱仪鉴定为糠秕马拉色菌。

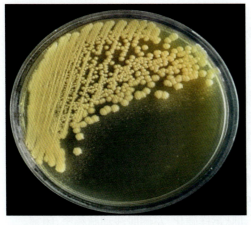

图1-16-4 含1%吐温60的PDA上28℃培养3天

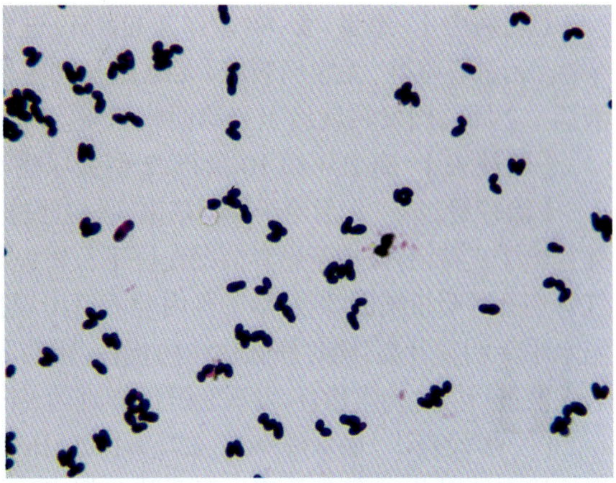

图1-16-5 纯菌落经涂片显示不同排列、宽基底、单极出芽的孢子(×1000)

【点评】

1. 马拉色菌是多数成人皮肤上的正常菌群。其所致毛囊炎多见于中青年,男女均可发病,夏季高发,南方多于北方,常通过共用毛巾、衣服传播。本病好发于皮脂腺丰富的部位,如背部、胸前、双肩、颈部,皮损呈弥漫性或散在性。主要症状有不同程度的瘙痒,常伴有灼热和刺痛感,运动或洗澡后出汗加剧瘙痒。应与寻常痤疮、细菌性毛囊炎、皮肤念珠菌病、嗜酸性脓疱性毛囊炎等相鉴别,可根据临床症状、丘疹或脓疱刮取物进行病原学检查不难诊断。

2. 马拉色菌除引起毛囊炎外,最常见的浅表皮肤感染是花斑糠疹(花斑癣)。毛囊炎一般采用局部外用酮康唑香波洗澡,联苯苄唑霜外用擦拭,口服酮康唑或伊曲康唑,连续2~4周,疗效较好,但应定期检查肝功能。特比萘芬对本病无效。

3. 本病易复发,保持皮肤干燥、清爽,个人用品专用,可预防本病的发生。

4. 马拉色菌具有嗜脂性特点,分离培养基中的油脂性物质,如吐温、甘油、大豆油、橄榄油、蓖麻油等均可促进马拉色菌生长。因此对疑似马拉色菌感染的标本,需接种在添加了油脂性物质的培养基上。

(徐和平供稿;沈定霞审)

## 参考文献

1. 陈东科,许宏涛.下呼吸道分泌物中糠秕马拉色菌的分离与鉴定.中华检验医学杂志,2012,35(8):711-715.

2. 陈东科,许宏涛. 脂质对抗真菌药物体外抗菌活性的影响. 中华医院感染学杂志,2013,23(7):1496-1499.
3. 陈东科,孙长贵. 实用临床微生物学检验与图谱. 北京:人民卫生出版社,2011.

# 病例 17  糠秕马拉色菌致皮肤化脓性感染

【主诉】 不能经口进食 2 月,发热 2 周,静脉输注营养液后局部皮肤出现化脓。

【现病史】 患者,女,88 岁。不能经口进食,腹泻,黄稀便,偶有水样便,最多时每日 10 余次,无恶心呕吐,无腹痛腹胀,无呕血及咖啡样物质,无鲜血便及黑便,予补液支持治疗,输液后。2 周前因发热就诊于急诊而收入院。

【既往史】 高血压病 10 余年,2 型糖尿病 2 年。

【治疗经过】 先后给予美罗培南、哌拉西林/舒巴坦、依替米星、头孢哌酮/舒巴坦抗感染,并且给予支持治疗,拟于患者情况允许下行胃镜下造瘘。由于突发血氧下降,转入 ICU 治疗,行气管切开呼吸机辅助呼吸,给予肠内营养后出现腹泻,尝试脱机不能耐受。停用抗生素,检测体温水平无明显升高,同时静脉输注白蛋白、脂肪乳,输注第 7 天于输液位置附近皮肤出现化脓,取脓液进行微生物学检查,发现有酵母样真菌,停止静脉输注,5 日后化脓部位干燥结痂。

【一般检查】 血常规 WBC $2.71 \times 10^9$/L,HGB 99g/L,白蛋白 24g/L,胃镜下见食管下端憩室、慢性浅表性胃炎,食管裂孔疝。双下肢 B 超:双下肢动脉粥样硬化,左侧股浅动脉狭窄,闭塞。

【微生物学检查】 脓液经涂片显微镜检查发现真菌孢子,形态疑似马拉色菌,遂于沙保弱琼脂平板(SDA)上打孔加入橄榄油,培养 5 天后在加油处可见酵母样菌落。

【病原学鉴定要点】

**1. 菌落特征** 在 SDA 上加入橄榄油后,可见酵母样菌落生长,菌落直径 3~5mm,表面光滑或粗糙、湿润,奶油色至淡黄色,质地柔软或松脆,易变干、暗、易碎且随菌龄增长而变皱(图 1-17-1)。

**2. 镜检特征** 培养物涂片,革兰染色后镜下观察,见酵母样细胞为卵圆形,圆柱形及球形孢子,单极出芽,出芽的基地较宽,芽颈像领圈样结构(图 1-17-2)。

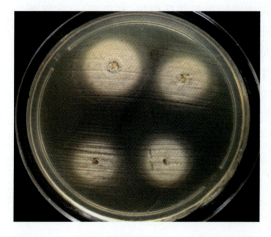

图 1-17-1  在加入橄榄油的 SDA 上培养 3 天的菌落

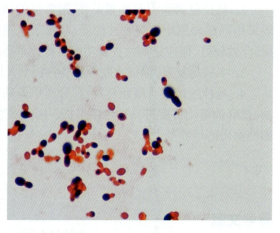

图 1-17-2  培养物涂片镜检见单个宽基出芽的酵母细胞,革兰染色(×1000)

**3. 分子鉴定** 经 MALDI-TOF MS 鉴定为糠秕马拉色菌。

【点评】

马拉色菌是一类嗜脂性酵母样菌,可在正常人的皮肤表面寄生。当它侵犯皮肤角质层时会引起花斑癣,还可引起毛囊炎和脂溢性皮炎。静脉高营养者易致深部感染。侵袭性治疗和监护措施更增加了其易感性。糠秕马拉色菌引起的败血症死亡率尚难估计,而插管引起的败血症在拔除插管后可缓解,无需抗真菌治疗。本病例中患者有基础性疾病,严重营养不良,静脉输注脂肪乳是导致患者感染马拉色菌的易感因素。

【扩大阅读】

马拉色菌属于半知菌,丝孢菌纲,丝孢菌目,丛梗孢科。该属曾称为糠秕孢子菌属,1996年后将其分成七个种,包括厚皮马拉色菌(*M.pachydermatis*)、糠秕马拉色菌(*M.furfur*)、球形马拉色菌(*M.globosa*)、合轴马拉色菌(*M.sympodialis*)、钝形马拉色菌(*M.obtuse*)、限制马拉色菌(*M.restricta*)和斯洛菲马拉色菌(*M.sloofiae*)。马拉色菌属是人类或温血动物皮肤表面的正常菌群之一,97%正常人的皮肤上均能分离到此菌。除厚皮马拉色菌外,其余 6 种均具有嗜脂性特征,与正常皮肤菌丛和花斑癣有关;球形马拉色菌易引起毛囊炎,也有文献报道与脂溢性皮炎、异位皮炎、银屑病等有关。

(黄艳飞供稿;徐英春审)

## 参考文献

1. 王端礼. 医学真菌学-实验室检验指南. 北京:人民卫生出版社,2005.
2. Larone DH. 医学重要真菌鉴定指南. 沈定霞译.5 版. 北京:中华医学电子音像出版社,2016.

# 病例 18 糠秕马拉色菌致花斑癣

【主诉】 身体多部位大片皮肤斑丘疹 2 月。

【现病史】 患者,男,16 岁,两个月前胸背部开始出现细小红斑,不伴瘙痒,后逐渐成为米粒大小、凸起、边界清楚的丘疹,三天后蔓延到胸腹部、大腿和上肢,大面积的红色斑丘疹,间有小脓疱(图 1-18-1),表面有轻微鳞屑。自行使用皮炎平无效。就诊于皮肤科。

【既往史】 平素体健,否认肝炎、结核、外伤、手术、传染病病史,无过敏史,预防接种史不详。

【治疗经过】 用无菌针头挑破丘疹,刮取疹液和表面鳞屑送真菌检测和培养。镜检见大量腊肠形或 S 形短粗真菌菌丝和球形孢子,疑似马拉色菌。7 天后真菌培养结果回报:培养出糠秕马拉色菌。给予伊曲康唑 200mg,qd,po,连续使用 3 周,并用酮康唑乳膏,外擦患处,每天两次。

【微生物学检查】 送检疱疹液和皮屑用乳酸酚棉兰染色和 KOH 处理后均可见短粗的腊肠形或 S 形真菌菌丝和球形孢子(图 1-18-2)。标本接种于含 1% 吐温 60 的 PDA 平板,28℃培养,3 天后可见酵母样真菌菌落,革兰染色阳性、可见宽基出芽的球形孢子,初步判定

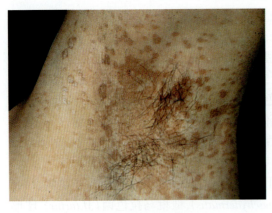

图 1-18-1　皮肤红色斑丘疹

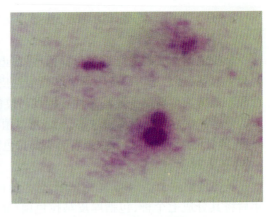

图 1-18-2　镜检见真菌孢子

疑为糠秕马拉色菌。

**【病原学鉴定要点】**

**1. 菌落特征**　该菌具有嗜脂性，对放线菌酮耐受，在普通的 SDA、PDA 和血平板上不生长，在添加橄榄油、吐温等脂类后，可见奶油色到浅黄色、凸起、光滑、边缘整齐的酵母样菌落，在 35℃ 生长比 28℃ 快。

**2. 镜检特征**　可用乳酸酚棉兰、派克墨水、革兰染色观察孢子。成簇的圆形、厚壁孢子，呈"球拍"状、"花生"状、"手雷"状，宽基单极出芽孢子。

**3. 分子鉴定**　经 ITS 区测序证实为糠秕马拉色菌。

**【点评】**

1. 马拉色菌是多数成人皮肤上的正常菌群。其所致毛囊炎多见于中青年，男女均可发病，夏季高发，南方多于北方，常通过共用毛巾、衣服传播。本病好发于皮脂腺丰富的部位，如背部、胸前、双肩、颈部，皮损呈弥漫性或散在性。主要症状有不同程度的瘙痒，常伴有灼热和刺痛感，运动或洗澡后出汗加剧瘙痒。应与寻常痤疮、细菌性毛囊炎、皮肤念珠菌病、嗜酸性脓疱性毛囊炎等相鉴别，根据临床症状、丘疹或脓疱刮取物进行病原学检查不难诊断。

2. 马拉色菌除引起毛囊炎外，最常见的浅表皮肤感染是花斑糠疹（花斑癣）。花斑癣属于真菌感染，临床上一般选用药物抗真菌剂治疗，也可配合一些外用药涂抹患处治疗。

（1）内服药：大面积花斑癣宜口服酮康唑，每天 200mg 顿服，连服 10 天。氟康唑每天 50mg 顿服，连续 10 天。伊曲康唑每天 200mg 顿服，连服 5~7 天。治疗后遗留的色素减退恢复至正常肤色较慢，照射紫外线可加速恢复。

（2）外用药物：局部使用角质剥脱剂或其他抗真菌制剂，如复方间苯二酚搽剂或咪康唑霜等。或用 20%~40% 硫代硫酸钠搽剂，每天 2 次，连续 2 周。或用 2% 克霉唑霜、1% 特比萘芬霜外用（该药不经汗腺分泌，口服无效）、2.5% 硫化硒霜或洗剂、1% 的联苯苄唑霜或 2% 酮康唑洗剂，一般用药 2~4 周可临床治愈。

（3）治疗脂溢性皮炎的香波，如含 1% 二硫化硒的香波，可用来治疗花斑癣。用这种香波睡觉前涂敷患处，保留过夜，第二天早上再冲洗掉。治疗持续 3~4 个晚上。如有皮肤刺激，必须减少香波与皮肤的接触时间，只保留 20~60 分钟，或需要换另一种治疗。

3. 本病易复发，保持皮肤干燥、清爽，个人用品专用，可预防本病的发生。

4. 马拉色菌具有嗜脂性特点，分离培养基中的油脂性物质，如吐温、甘油、大豆油、橄榄油、蓖麻油等均可促进马拉色菌生长。因此对疑似马拉色菌感染的标本,需接种在添加了油脂性物质的培养基上。

(杨秀敏供稿;沈定霞、鲁辛辛审)

## 参考文献

1. 耿承芳,李智华,占萍,等. 花斑糠疹与马拉色菌毛囊炎相关因素调查及比较分析.2010全国中西医结合皮肤性病学术会议论文汇编.2010.
2. 岳喜昂,刘卫兵,陈洪晓,等. 伊曲康唑联合外用药物治疗花斑糠疹临床研究. 中国真菌学杂志,2010,05(04):238-240.

## 病例19 威克海姆无绿藻致腹膜炎

【主诉】 宫颈鳞状上皮癌半年,近期发现腹腔多处转移。

【现病史】 患者,女,79岁。半年前因下腹部不适、阴道间歇出血就诊于妇科门诊,取阴道分泌物检测人乳头瘤病毒高危亚型核酸HPV-DNA阳性,阴道/宫颈细胞学示高度鳞状上皮内病变(HSIL)。病理活检示CIN3重度不典型增生,诊断为鳞状上皮癌Ⅲ级,上皮肉瘤变3级。患者决定保守治疗。2016年5月20日因双下肢疼痛难忍,无法行走就诊肿瘤内科,CT显示:

1. 宫颈部不规则巨块状不均匀高代谢病灶,考虑为宫颈癌,累及至宫体及阴道下部,局部突破浆膜侵犯乙状结肠、直肠、右盆壁及盆底部。
2. 腹主动脉、右侧髂总动脉旁及盆腔内多发淋巴结转移。
3. 双侧髋臼及耻骨、坐骨多发骨转移。
4. 肝右叶小结节状轻度高代谢病灶,考虑为转移可能性大。
5. 双侧锁骨上区及纵隔多发高代谢增大淋巴结,考虑为跳跃式淋巴结转移可能性大。

【既往史】 糖尿病20余年,血糖控制不佳,三年前因糖尿病酮症酸中毒入住糖尿病科,高血压史3年,控制尚可。10年前因腰椎间盘突出,行腰椎内固定术。否认冠心病病史,否认病毒性肝炎、伤寒等传染性疾病史;否认食物、药物过敏;否认其他外伤、手术史,有输血史,预防接种史不详。

【治疗经过】 遵患者和家属意愿,采取姑息疗法对症治疗,使用曲马多、芬太尼缓解疼痛,引流控制胸腹水,白蛋白、血浆输注改善营养条件等。8月29日因肿瘤细胞全身扩散,多脏器衰竭死亡。

【一般检查】 入院后检查WBC $11.0 \times 10^9$/L,NE% 77.0%,L% 21.0%;SR 32mm/h,CRP 64.2mg/dl,血糖9.6mmol/L,HbA1c 8.9%。

【微生物学检查】 于8月18日、8月20日、8月25日三次送检腹水培养,在血平板、巧克力、中国兰、SDA平板上均可见酵母样菌落,经VITEK COMPACT 2细菌鉴定仪和测序鉴定为小型无绿藻。采用ATB FUNGUS 3进行药敏测定,48小时读取药敏结果,5-氟胞嘧啶

64μg/L,两性霉素 B≤0.5μg/L,氟康唑 16μg/L,伊曲康唑 2μg/L,伏立康唑≤0.06μg/L。

【病原学鉴定要点】

**1. 菌落特征** 该菌可在血平板、巧克力、中国兰、SDA、PDA 上快速生长,35℃和25℃均可生长,放线菌酮可抑制生长。菌落表面光滑,白色或奶油色,培养时间延长可变得粗糙、有皱褶(图 1-19-1,图 1-19-2)。

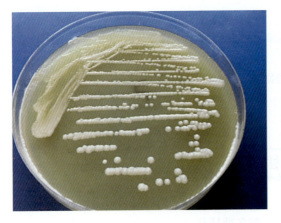

图 1-19-1　在 PDA 上 35℃培养 6 天

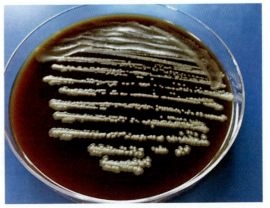

图 1-19-2　在血平板上 35℃培养 6 天

**2. 镜检特征** 取培养物涂片镜下观察,可见含 2~16 个或更多内生孢子的圆形孢子囊(图 1-19-3)。革兰染色可见革兰阳性的圆形酵母细胞,无真、假菌丝和芽生孢子(图 1-19-4)。

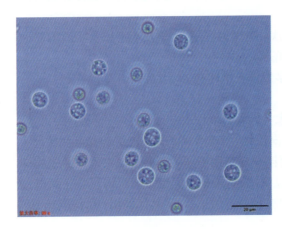

图 1-19-3　35℃,6 天的培养物镜下形态(×1000)

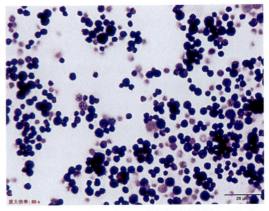

图 1-19-4　培养物镜检见紫蓝色、圆形酵母细胞,无真、假菌丝。革兰染色(×1000)

【点评】

1. 无绿藻是一种无叶绿素的藻类,可从食物、植物、动物和水源性污物中分离出。引起人类感染非常罕见,偶可引起人类皮肤、皮下组织和全身的感染。系统性感染多继发于糖尿病、慢性肾功能衰竭、激素长期应用、艾滋病、恶性肿瘤等免疫低下患者。从本患者腹水中多次分离出该菌,应是癌症终末期机会感染。

2. 根据文献报道,无绿藻的药敏试验一般采用 CLSI M27-A2 肉汤稀释法或纸片法

（ROSCO，Denmark）检测，由于本实验室尚未开展，故应用 ATB FUNGUS 3 板条测试，35℃孵育 48 小时后观察结果，MIC 值供临床参考，但该患者未及抗感染治疗，即因肿瘤细胞扩散，全身多脏器衰竭而死亡。

【扩大阅读】

引起无绿藻病常见致病种是小型无绿藻（又名威克海姆无绿藻，*P.wickerhamii*），中型无绿藻（又名祖菲无绿藻，*P.zopfii*）。该菌应与新型隐球菌、组织胞浆菌、念珠菌、皮炎芽生菌区别，这些菌都有芽生孢子，而无绿藻无芽生孢子。无绿藻与粗球孢子菌的区别在于，粗球孢子菌无芽生孢子，有内生孢子，但其数目多、小（1~2μm）、圆形，为双相性真菌；而无绿藻内生孢子少、大、卵圆或不规则，37℃和28℃形态相似。区别中型无绿藻与小型无绿藻可利用37℃生长、放线菌酮上生长、海藻糖、硝酸盐、子细胞直径等试验。

（徐和平供稿；沈定霞审）

## 参考文献

1. Zhang Q，Zhu L，Weng X，et al. Meningitis due to Prototheca wickerhamii：rare case in China[J]. Medical Mycology，2007，45：85-88.
2. S. Marques，1 E. Silva，J. Carvalheira，et al. Short Communication：In Vitro Antimicrobial Susceptibility of Prototheca wickerhamii and Prototheca zopfii Isolated from Bovine Mastitis[J]. Journal of Dairy Science Vol. 89 No. 11，2006，89（11）：4202-4204.
3. 曾炫皓，章强强. 全球近 10 年无绿藻病例报道文献的回顾. 中国真菌学杂志，2016，11（5）：310-315.

# 第二章

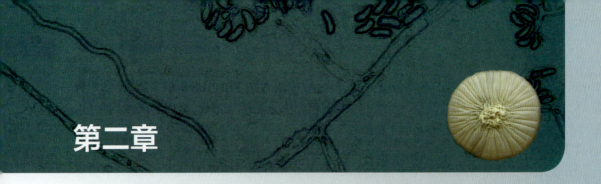

# 透明丝孢霉感染病例

## 病例 20　烟曲霉致肺部感染

【主诉】　反复咳嗽 10 余年,突发晕厥 3 周。

【现病史】　患者,女,52 岁。10 余年前无明显诱因出现反复咳嗽,咯黄白黏痰,当时未予重视,未系统治疗。咳嗽反复,一直未予治疗。3 周前患者突发晕厥、无呕吐,无口吐白沫,约 30 秒后自行清醒,无头晕、头痛,无视物黑蒙,无天旋地转,无口眼歪斜,无语言不利,无四肢偏瘫等后遗症。查胸片示右上肺阴影,怀疑真菌感染,使用氟康唑抗真菌治疗 9 天。心脏彩超示房间隔缺损,三尖瓣、二尖瓣关闭不全。建议心脏专科继续治疗,于 2016 年 4 月 20 日收入心脏外科。

【既往史】　既往肺结核史,已治愈。2016 年 4 月检查提示乙肝小三阳及梅毒试验阳性,未予治疗。否认冠心病、糖尿病、肾病等病史;否认手术、外伤、输血、中毒史。否认其他药物、食物及接触过敏史。

【治疗经过】　治疗上予沐舒坦雾化化痰,伊曲康唑(0.2g po bid)抗真菌,并予蛇胆陈皮液口服止咳化痰。入院后行肺叶切除术(右中、上肺),术程顺利,术后予输血、止血、抗细菌、抗真菌、补充蛋白等治疗。患者合并先天性心脏病,术后心功能差,予呼吸机辅助通气,予多巴胺、米力农强心,去甲肾上腺素升压,经治疗可顺利撤机拔管。拔管后予无创呼吸机过渡。患者恢复良好,病情稳定,术口愈合良好,安排出院。

【一般检查】　血细胞分析:WBC $8.3 \times 10^9$/L,淋巴细胞百分比 64.5%。生化:肝肾功能正常。免疫:肺癌 3 项(NSE 8.2、SCC 0.5、CYFRA21-1 2.1)、CEA 正常。结核抗体、痰结核涂片、真菌 1,3-β-D 葡聚糖阴性。乙肝表面抗原(+),e 抗体(+),核心抗体(+)。RPR(+),TPPA(+)。

【胸部 CT】　右上肺病变,真菌感染可能;双上肺多发病变,结核与真菌感染待鉴别;右胸膜增厚;右胸腔少量积液、积气;右心增大,左肺动脉增粗(图 1-20-1)。

【病理学检查】　手术取右上肺叶及右中肺叶肺组织进行病理学检查,发现肺组织呈慢性炎症,间质纤维组织增生,右上肺叶支气管扩张。PAS 染色见大量真菌菌丝(图 1-20-2)。

第二章 透明丝孢霉感染病例

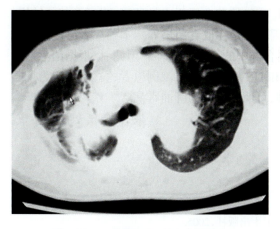

图1-20-1 胸部CT示右上肺病变

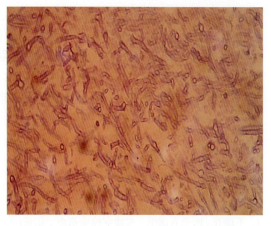

图1-20-2 肺组织标本PAS染色见大量真菌菌丝

【微生物学检查】 痰涂片未发现真菌；痰真菌培养在SDA上有真菌生长。

【病原学鉴定要点】

**1. 菌落特征** 痰液标本接种至SDA平板,35℃培养3天可见绒毛状淡绿色菌落,表面突起呈沟纹状,直径约0.5cm。培养7天后,菌落直径约1.5cm,呈烟绿色,表面突起呈沟纹状,菌落周边白色(图1-20-3)。

**2. 镜检特征** 透明胶带法直接乳酸酚棉兰染色,镜下可见透明真菌丝,分枝、分隔,未见顶囊与孢子。小培养法培养7天后(PDA、28℃),镜下可见透明真菌丝,分枝、分隔,未见顶囊、孢子及其他结构(图1-20-4)。

**3. 分子鉴定** 经MALDI-TOF-MS、ITS序列分析鉴定为烟曲霉。

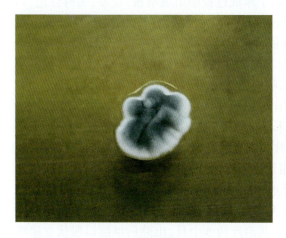

图1-20-3 SDA上的菌落形态,28℃,7天

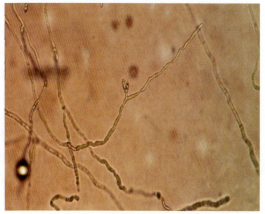

图1-20-4 PDA小培养,28℃,7天,镜检见透明真菌丝,分枝、分隔

【点评】

本例标本中的真菌生长较慢,表面呈沟纹状突起,与典型形态有差异。典型的烟曲霉生长快速,质地呈绒毛状或絮状,表面呈深绿色、烟绿色,背面苍白色或淡黄色。从镜检形态来看,典型的烟曲霉瓶梗短柱状,分生孢子梗壁光滑,常带淡绿色,顶囊呈烧瓶状,小梗单层,分布在顶囊的上半部分,分生孢子球形,绿色,有小刺。从该例患者分离的真菌在镜下可见透

明真菌丝,分枝、分隔,虽经小培养法在 PDA 上 28℃培养 7 天仍未见顶囊、孢子及其他结构。分析其菌落形态改变与镜下分生孢子少的原因可能是在取真菌培养标本前患者已使用过抗真菌药物,也可能该病原菌本身就是烟曲霉复合群中的一个变异种。因此,仅根据菌落形态和镜下所见难以鉴定。依靠 MALDI-TOF-MS 和 ITS 序列分析将该例患者的真菌鉴定为烟曲霉。结合该患者的胸部 CT 检查以及组织病理,可明确诊断为肺曲霉病。

(张伟铮供稿;王瑶审)

## 参考文献

1. 王瑞礼. 医学真菌学 - 实验室检验指南. 北京:人民卫生出版社,2005.
2. Larone DH. 医学重要真菌鉴定指南. 沈定霞译.5 版. 北京:中华医学电子音像出版社,2016.
3. Tam EWT,Chen JHK,Lau ECL,et al. Misidentification of Aspergillus nomius and Aspergillus tamarii as Aspergillus flavus;characterization by internal transcribed spacer,β-tubulin,and calmodulin gene sequencing,metabolic fingerprinting,and matrix-assisted laser desorption ionization-time of flight mass spectrometry[J]. Journal of clinical microbiology,2014,52(4):1153-1160.

## 病例 21　烟曲霉致肺曲霉病

【主诉】　间断咳嗽、咳痰伴咯血 6 个月,加重 3 天。

【现病史】　患者女,56 岁,6 个月前受凉后于睡眠过程中出现咯血,量多,为鲜红色,约 300ml,无发热,胸痛,盗汗,乏力,消瘦。无四肢关节疼痛,无反酸、嗳气、无皮疹、无夜间阵发性呼吸困难,无心悸。入院后予头孢吡肟联合依替米星抗感染,后更换为舒普深静滴及阿奇霉素分散片口服,同时辅助中药止咳化痰治疗。患者病情好转后出院。一月前血常规发现贫血,Hb 104g/L。3 天前,患者再次出现咳嗽、咳痰伴气短,于 2016 年 1 月 26 日入院。

【既往史】　支气管扩张症 30 余年,高血压史 10 余年。

【治疗经过】　入院后予马斯平联合依替米星抗感染,沐舒坦易为适化痰,云南白药卡络磺钠止血及对症降压治疗。入院第二日痰涂片找到有隔真菌丝,血烟曲霉 IgE 浓度增高,痰真菌培养结果回报为烟曲霉,临床更换为口服伏立康唑治疗,首次 400mg q12h,次日起伏立康唑 200mg q12h 治疗及易为适 0.2g tid,沐舒坦 30mg tid,阿奇霉素分散片 0.25g qd 等抗感染对症处理。患者症状好转,偶有咳嗽、咳痰,无咯血、胸痛、胸闷等其他不适,痰真菌培养连续 3 次无真菌生长。于 2016 年 7 月 7 日出院,共治疗约 5 个月,出院后继续口服伏立康唑 200mg q12h 治疗,定期复查。

【一般检查】　血总 IgE 浓度升高(205.00IU/ml),嗜酸性粒细胞阳离子蛋白(ECP)19.50ug/L,G 试验和 GM 试验均阳性。

【影像学检查】　入院时肺 CT 示双肺下叶、右肺中叶及左肺上叶前段可见多发支气管囊状扩张,以两下叶为主,部分管壁不均匀增厚,管腔内可见高密度影及液平,病灶周边可见斑片影及结节影,右下肺为主(图 1-21-1)。2016 年 2 月 5 日双肺下叶、右肺中叶及左肺上叶前段仍可见多发支气管囊状扩张,部分增厚管壁较前变薄,部分扩张支气管内高密度影消失或缩小，但右中肺野胸壁处仍见空腔样病变，壁厚，周围渗出影治疗后无明显变化。

【微生物学检查】 痰涂片革兰染色及抗酸染色均可见分隔、分枝的真菌菌丝（图1-21-2），痰液接种于血平板上，35℃培养48小时可见丝状真菌菌落，接种于SDA平板，28℃培养48小时，可见绒毛样菌落生长。

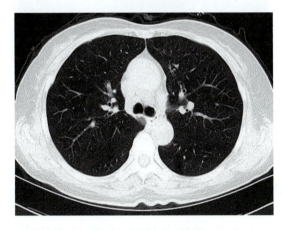

图1-21-1　胸部CT图像

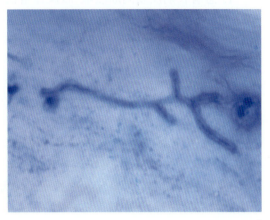

图1-21-2　痰涂片抗酸染色见分枝、分隔的真菌菌丝（×1000）

【病原学鉴定要点】

1. **菌落特征** 在血平板上培养48小时，生长出绒毛状菌落，最初为白色，随着孢子的产生，菌落的颜色变为黄绿色、烟灰色。在SDA平板上生长迅速，培养48小时，生长出白色绒毛样菌落，随着菌龄增长，菌落逐渐变为黄绿色甚至呈烟绿色（图1-21-3），菌落背面淡黄色（图1-21-4）。

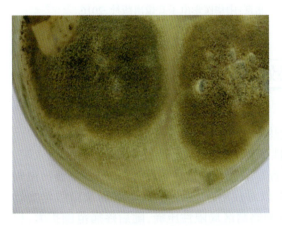

图1-21-3　SDA培养1周菌落呈烟绿色

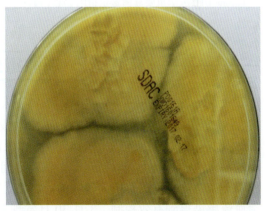

图1-21-4　SDA培养1周菌落背面黄褐色

2. **镜检特征** 革兰染色及抗酸染色油镜下可见真菌菌丝，直径3~6μm，粗细均匀，有明显、规律的分隔，双叉分枝呈45°角。乳酸酚棉兰染色镜下可见瓶梗短柱形，长短不一，可达400μm，直径为50μm；分生孢子梗光滑，可达300μm；烧瓶状顶囊直径20~30μm，顶囊有单层小梗，密集排列成栅状，布满顶囊表面的2/3，小分生孢子呈球形，绿色，有小刺，直径为

2.5~3μm(图 1-21-5)。

**3. 分子鉴定** 使用 MALDI-TOF MS 鉴定为烟曲霉。

【点评】

1. 患者长期反复间断咳嗽、咳痰伴咯血 30 余年,支气管扩张伴咯血;长期服用抗生素会导致患者呼吸道定植的正常菌群受到抑制,使机会致病性真菌侵入呼吸道并大量增殖。患者抽血行烟曲霉特异性 IgE、GM 试验阳性检测,结果都支持肺曲霉病的诊断,而随后的痰真菌培养结果最终使诊断确立。

2. 侵袭性肺曲霉菌病的初始治疗药物首选伏立康唑或伊曲康唑治疗(2016 年 IDSA 曲霉菌诊断和管理临床实践指南),该病例在诊断明确后调整抗真菌药物为伏立康唑,患者症状有所好转,治疗效果良好。

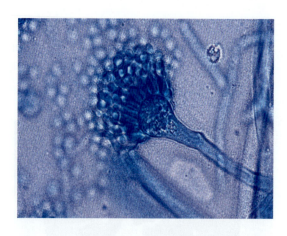

图 1-21-5 烧瓶状顶囊、单层小梗布满顶囊表面的 2/3,小分生孢子呈球形(×1000)

(王育英、曹敬荣供稿;王瑶、王凯飞审)

## 参考文献

1. 中华医学会呼吸病学会感染学组,中华结核和呼吸杂志编辑委员会.肺真菌病诊断和治疗专家共识.中华结核和呼吸杂志,2007,30:821-834.
2. Walsh TJ, Anaissie EJ, Denning DW, et al. Treatment of aspergillosis: clinical practice guidelines of the Infectious Diseases Society of America. Clin Infect Dis, 2008, 46: 327-360.
3. Larone DH. 医学重要真菌鉴定指南. 沈定霞译.5 版. 北京:中华医学电子音像出版社,2016.

# 病例 22 烟曲霉致脓肿及血流感染

【主诉】 右侧髂窝区局限性压痛 1 周,发热 6 天。

【现病史】 男性,49 岁。2014 年 1 月以急性肾衰竭、肾病综合征及胸腺瘤切除术后入院。病理科肾活检诊断为"膜性肾病"。住院期间查军团菌 IgM 抗体阳性,血培养曾培养出白假丝酵母菌两次。均调整抗菌药物治疗方案,予以对症治疗。肌无力、肌溶解及白假丝酵母菌血流感染得到有效控制。3 月 30 日发现右侧髂窝区局限性压痛,随后疼痛范围扩大,程度加剧。4 月 5 日出现发热,体温 37.7℃,给予磺胺和安灭菌治疗,症状无缓解。4 月 17 日行腹部 B 超显示右髂窝 12.3cm×3cm 不均匀致密点状回声,考虑炎症不除外。CT 示右腹膜外、髂窝、股管脓肿形成。4 月 22 日行急诊清创术,并同时送脓液培养和血培养。入院查体:体温 37.7℃。脉搏 76 次/分,呼吸 12 次/分,血压 120/80mmHg。右侧髂窝区局限性压痛。

【既往史】 2 年前因反复咳嗽在当地医院就诊,CT 检查发现"胸腺瘤",行切除术。

2014年病理科肾活检：肾小球无增生性和炎症渗出性病变，毛细血管上皮侧形成"钉突"，电镜结果符合"不典型膜性肾病"，诊断为"肾病综合征（胸腺瘤相关）"。1月29日起甲强龙静滴治疗。目前已2月余。

【一般检查】 2月17日WBC：13.71×10⁹/L，淋巴细胞百分比93.1%。3月30日WBC：13.46×10⁹/L，淋巴细胞百分比85.8%。血液生化：总蛋白43g/L，白蛋白25g/L，肌酐413μmol/L，尿素氮28.3mmol/L，24小时尿蛋白6.59g/24h。3月30日肌酐203μmol/L。血液免疫2月17日C-反应蛋白212mg/L。2月25日军团菌IgM（+），IgG由既往阴性转为阳性。2月28日降钙素原50.08pg/L。3月30日C反应蛋白2.22mg/L，4月11日6.36mg/L。4月1日结核菌素试验阴性。T-Spot.TB阴性。

【微生物学检查】 4月4日和18日进行了2次G实验，结果均>1000pg/ml；4月4日、14日、18日共进行了3次GM试验，均为阳性。4月21日血培养首次报告阳性，为丝状真菌（图1-22-1）。之后连续5次分别从脓液和血液中培养出相同的真菌。

【病原菌鉴定要点】

**1. 菌落特征** 血培养液在血平板上生长48小时的菌落形态为丝状真菌，表面烟绿色（图1-22-2），与脓液培养48小时生长的菌落形态相似。

**2. 镜检特征** 阳性血培养液涂片革兰染色镜检，见到不着色的菌丝体，菌丝有隔，呈45°角分枝。

**3. 分子鉴定** 质谱鉴定结果为烟曲霉。

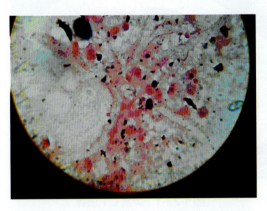 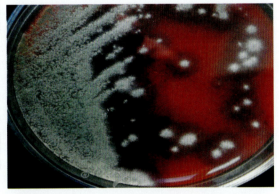

图1-22-1 血培养液直接涂片革兰染色见到不着色的菌丝，呈45°分枝　　图1-22-2 血培养液转种至血平板上30℃，48小时的菌落

【点评】

1. 从血液标本中分离到的曲霉多认为是污染菌，但多次均培养出曲霉时，应予以重视。该患者因肾病长期服用药物，免疫功能受到损害，曾2次从血液中分离培养出白假丝酵母菌。此次就诊以右侧髂窝区局限性压痛及发热症状为主，多次血培养及脓液培养均分离出烟曲霉，多次检查G试验和GM试验，均为阳性，支持曲霉感染的诊断。

2. 该患者有明确的病灶，病原菌从脓肿部位，不断进入血流，形成突破性感染。临床治疗时在应用卡泊芬净的基础上加用伏立康唑，后改用伏立康唑联合两性霉素B脂质体进行抗曲霉菌治疗。但终因感染重，2周后不幸去世。

3. 曲霉菌在血培养瓶中生长慢，呈团状生长，建议用大号针头抽取培养物进行涂片检查及进一步培养,尤其对于瓶底变黄但培养阴性的血培养瓶,转种可以排除假阴性。

(艾效曼,王萍供稿;王瑶,王凯飞审)

# 病例23 烟曲霉致变应性支气管肺曲霉病

【主诉】 反复咳嗽、咳痰、喘息2月。

【现病史】 患者女,81岁。2个月前因吸入花粉后出现阵发性咳嗽,程度剧烈,咳白色黏液痰,喘息明显,活动严重受限,在某医院接受抗感染、补液、平喘、祛痰治疗,症状无明显缓解。于2013年5月1日入院进一步诊治。

【既往史】 既往有如下病史:支气管哮喘病史20余年;冠心病史20余年;高血压病史10余年;肾萎缩2年余;脑萎缩2年;5年前曾行胆囊切除术;有食物、药物过敏史:对青霉素、红霉素、利复星过敏;吸烟史40余年,已戒烟28年,无饮酒史;有支气管哮喘家族病史。

【治疗经过】 入院查体体温36℃,咽无红肿,气管居中,双肺叩清音,双肺呼吸音粗,双肺野满布哮鸣音,未闻及明显湿啰音,无胸膜摩擦音。初步诊断为"COPD急性加重期、支气管哮喘、高血压3级极高危、冠心病"。入院后CT平扫(图1-23-1)示肺纹理增重,两肺可见多个囊样无肺纹理区;右肺中叶可见斑点状钙化及条索影;右侧肺门区及纵隔内可见淋巴结钙化。痰查抗酸杆菌阴性。给予拉氧头孢抗感染,甲强龙平喘。入院第6天咳嗽加重,咳黄色黏液痰,痰量增加,给予马斯平联合依替米星抗感染治疗。入院第8天痰涂片找到大量真菌菌丝及真菌孢子,痰培养有白假丝酵母菌和曲霉样真菌生长,给予口服糖皮质激素(0.5mg/kg/d)联合氟康唑和伊曲康唑(200mg qd)抗真菌治疗,予口泰漱口及口腔处理。复查胸部CT示右下肺感染较前好转、慢支、肺气肿,两肺陈旧性病变。患者轻度活动后气促,伴咳嗽、咳痰,较前明显减少,无明显胸闷、气短,双肺未闻及湿性啰音,可闻及散在哮鸣音,于2013年6月10日出院。

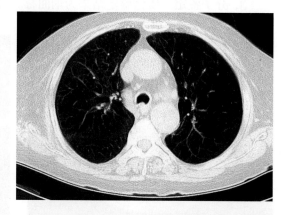

图1-23-1 肺部CT图像

【一般检查】 外周血嗜酸性粒细胞绝对值$1.8 \times 10^9$/L,外周血嗜酸性粒细胞比值0.19,血清总IgE水平3040U/ml(正常值<40U/ml),肺功能检测示$FEV_1$占预计值的%为53%,$FEV_1$/FVC为56%。G试验和GM试验均阳性。

【微生物学检查】 痰涂片直接革兰染色,高倍镜下可看到分隔菌丝,直径3~6mm,双叉分枝呈45°角(图1-23-2)。痰液标本接种于5%羊血平板35℃培养,SDA平板28℃培养,1天后可见丝状真菌菌落。

【病原学鉴定要点】

**1. 菌落特征** 在血平板和SDA平板上35℃培养菌落生长迅速,45℃培养仍生长良好。SDA培养基上菌落开始为白色,经3日后转为蓝绿色,但边缘仍为白色,后变为深绿色、烟绿色(图1-23-3)。初为绒状或絮状,随着时间的推移变为粉末状,边缘部分也出现颜色,背面白色(图1-23-4)。

**2. 镜检特征** 乳酸酚棉兰染色可见分生孢子梗光滑,较短(不超过300μm),直径5~10μm,近顶端膨大形成倒立烧瓶状顶囊,直径20~30μm,瓶梗单轮,排列紧密呈栅状,位于顶囊的上2/3处,平行于分生孢子梗的轴;分生孢子呈圆形、光滑或稍粗糙,直径2~3.5μm(图1-23-5)。

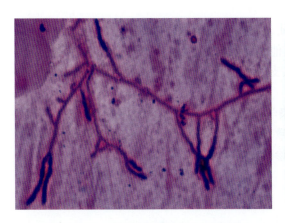

图1-23-2 痰涂片革兰染色(×1000)

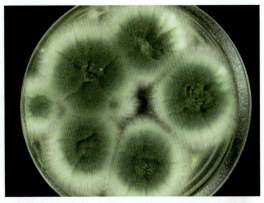

图1-23-3 在SDA上生长5天的菌落正面灰绿色

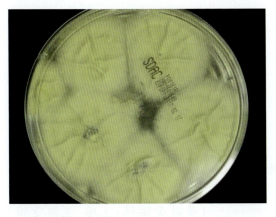

图1-23-4 在SDA上生长3~5天的菌落背面

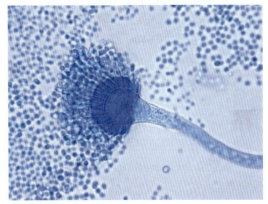

图1-23-5 乳酸酚棉兰染色(×1000)

【点评】

1. 变应性支气管肺曲霉病(allergic bronchopulmonary aspergillosis,ABPA)是一种非感染性、炎症性肺部疾病,以机体对寄生于支气管内的烟曲霉发生变态反应所引起的一种肺部疾病为主要特点。ABPA的主要表现为有支气管哮喘发作史、外周血嗜酸性粒细胞水平增高、血清总IgE和血清烟曲霉特异性IgE抗体水平增高、肺部浸润影及中心型支气管扩张等,是一种潜在的致死性疾病,哮喘患者中ABPA的患病率为1%~12.9%,入住ICU的重症哮喘患者中ABPA的患病率高达38.6%。如不早期诊断和治疗,病情会反复发作,最终将发展为支气管扩张、肺间质纤维化、肺功能障碍和呼吸衰竭,因此哮喘患者(尤其是难治性和反复发作性哮喘患者)合并支气管扩张时应重点考虑ABPA的可能,早期诊断、充分治疗对患者的预后及转归有重要意义。

2. 大量烟曲霉孢子被机体吸入后,可黏附于气道内过多的黏液中,通过形成菌丝体出芽繁殖,并不断产生真菌毒素和烟曲霉抗原。由于 COPD 患者合并感染较重,医生倾向于应用肾上腺糖皮质激素及选择使用广谱、足量、高效、联合的抗菌药物,这使得医源性因素成为真菌感染的重要因素。肾上腺糖皮质激素可减轻患者的炎症反应,缓解气道痉挛,但其可减弱肺泡巨噬细胞吞噬真菌孢子,抑制中性粒细胞杀灭真菌菌丝和芽生孢子。

3. COPD 继发真菌感染患者的症状、体征、胸部影像学检查均无特异性,早期诊断是提高患者治愈率的关键。影像学资料较难与其他肺部疾病相鉴别,必须密切结合临床及实验室检查综合判断。ABPA 需与慢性支气管炎、支气管扩张、肺结核和其他肺部感染性疾病相鉴别,ABPA 较少引起肺气肿。

4. 2007 年中华医学会呼吸病学分会感染学组发布的《肺真菌病诊断和治疗专家共识》中提出:连续 3 次痰真菌培养阳性且菌种一致,确定为肺部真菌感染。2008 年美国感染学会制定的曲霉菌病临床实用指南中 ABPA 的诊断标准:

(1) 发作性哮喘;
(2) 外周血嗜酸性粒细胞增多;
(3) 曲霉抗原皮肤试验呈速发型阳性反应;
(4) 血清曲霉变应原沉淀抗体阳性;
(5) 血清总 IgE 水平增高;
(6) 游走性或固定性肺部浸润影;
(7) 中心型支气管扩张。

4 条次要标准:
(1) 多次痰涂片或痰培养阳性;
(2) 咳褐色痰栓;
(3) 血清曲霉特异性 IgE 增高;
(4) 曲霉变应原迟发型皮肤反应阳性。

血清总 IgE>1000U/ml 为 ABPA 的主要诊断条件之一,但不同疾病分期可不满足所有诊断标准。

(曹敬荣供稿;王瑶、王凯飞审)

## 参考文献

1. 胡红,张丽,佘丹阳,等.变应性支气管肺曲霉病七例临床特点分析.中华结核和呼吸杂志,2012,35(1):37-41.
2. 中华医学会呼吸病学会感染学组,中华结核和呼吸杂志编辑委员会.肺真菌病诊断和治疗专家共识.中华结核和呼吸杂志,2007,30:821-834.
3. Walsh TJ, Anaissie EJ, Denning DW, et al. Treatment of aspergillosis: clinical practice guidelines of the Infectious Diseases Society of America. Clin Infect Dis, 2008, 46: 327-360.
4. Larone DH. 医学重要真菌鉴定指南. 沈定霞译.5 版. 北京:中华医学电子音像出版社,2016.

## 病例24 烟曲霉合并诺卡菌致肺部感染伴脓肿形成

【主诉】 咳嗽,咳黄色脓痰,伴发热20天。

【现病史】 患者女,68岁,于20天前无明显诱因出现咳嗽,咳黄色脓性痰,量多,伴发热,最高体温达39.2℃,发热前有畏寒,伴左下胸部疼痛,无咯血、心悸,无头痛、头晕、胸闷、气喘等症状。当地医院胸部增强CT示双肺感染性病变,左上叶合并脓肿形成,双下叶后基底段肺间质纤维化,于2015年5月1日就诊入院。

【既往史】 1年前诊断患有系统性红斑狼疮,长期口服激素治疗。

【治疗经过】 入院检查体温38.6℃,呼吸85次/分,脉搏20次/分。5月2日送检痰标本进行微生物学检查。在5月1~5日经验性使用美罗培南、替考拉宁。痰涂片镜检初步报告为曲霉混合诺卡菌,临床遂使用伏立康唑针剂200mg抗真菌治疗,加用复方磺胺甲噁唑片0.96g q8h。痰培养结果为烟曲霉和盖尔森基兴诺卡菌。5月5日行支气管镜检查,可见左侧各支气管和黏膜明显水肿,有脓性分泌物,取脓性分泌物进行微生物学检查,与前一次痰标本检查结果一致。由于患者同时使用免疫抑制剂环孢素,在使用伏立康唑时同时进行药物浓度的监测。5月6日至5月12日使用头孢噻肟钠舒巴坦钠4.5g q8h和盐酸莫西沙星400mg qd。5月13日伏立康唑改为口服200mg q12h治疗至5月20日,症状缓解,要求出院,出院医嘱继续口服伏立康唑及复方磺胺甲噁唑片至稳定,并定期复诊。

【一般检查】 入院血常规检查结果:WBC $11.59×10^9$/L,中性粒细胞93.4%。肝功能正常,肾功能轻微损伤,蛋白53.7g/L,尿素8.82mmol/L,葡萄糖6.81mmol/L。尿常规结果:尿蛋白2+,隐血±。PCT 0.69ng/ml,G试验201.8pg/ml(大于50pg/ml为阳性),GM试验阳性。

【影像学检查】 入院胸部及心脏CT平扫发现:左上肺可见多发囊性透亮影,并可见不规则斑片影及不规则结片影;左下肺可见不规则斑片影(图1-24-1),其内可见不规则支气管气象;右下肺可见不规则斑片影;右上肺可见环形混杂密度影,病灶周围可见环形高密度影,其内可见不规则透亮影及高密度影;双侧腋窝及纵隔淋巴结增多;双侧胸膜增厚、心包积液;冠状动脉钙化;腹腔积液。初步诊断为双肺感染性病变,真菌感染可能。

【微生物学检查】 痰涂片革兰染色镜检发现分枝、分隔的菌丝(图1-24-2)和成团的革兰阳性细菌团(图1-24-3),弱抗酸染色找到弱抗酸阳性的菌体(图1-24-4)。痰标本在血平板上长出绒毛状丝状真菌(图1-24-5);在罗氏培养基上于35℃培养4天长出黄色干燥菌落(图1-24-6),将其转种至哥伦比亚血琼脂平皿,35℃培养5天为白色偏黄菌落(图1-24-7)。

【病原学鉴定要点】

一、烟曲霉

**1. 菌落特征** 在35~37℃ SDA或PDA上生长快速,质地绒毛状或絮状,表面呈烟绿色,背面苍白色或淡黄色。在48℃可生长。

**2. 镜检特征** 培养物镜下可见短柱状分生孢子头,分生孢子梗壁光滑,带淡绿色,顶囊呈烧瓶状,小梗单层,分布在顶囊的上半部分,分生孢子球形、有小刺。

二、盖尔森基兴诺卡菌

**1. 菌落特征** 在罗氏培养基上为黄色干燥菌落,转种于哥伦比亚血琼脂平皿上为白色

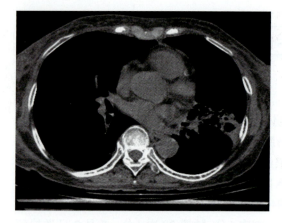

图 1-24-1　胸部 CT 图像

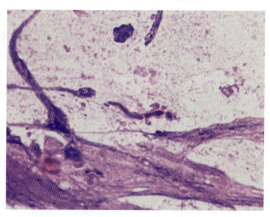

图 1-24-2　痰标本中找到真菌菌丝（×1000）

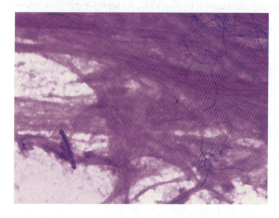

图 1-24-3　痰标本中还发现成团的革兰阳性杆菌（×1000）

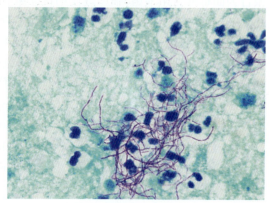

图 1-24-4　痰标本弱抗酸染色为阳性（×1000）

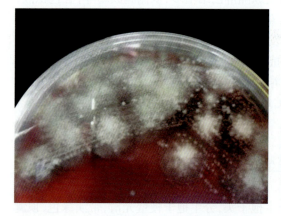

图 1-24-5　血平板 35℃培养 48 小时有丝状真菌生长

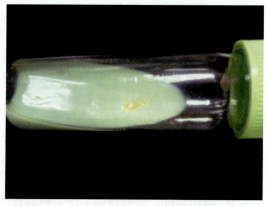

图 1-24-6　罗氏培养基 35℃培养 4 天可见黄色干燥菌落

偏黄菌落。诺卡菌为严格需氧菌，在室温或35℃普通培养基、不添加抗生素的 SDA 或罗氏培养基上均可生长，初代分离常需一周左右，在不同培养基上或不同培养条件下菌落差异较大，菌落有泥土气味，可产生不同色素。

**2. 镜检特征** 在组织中菌体易聚集成团块或颗粒，有些脓性标本中可见"硫黄颗粒"。标本直接涂片革兰染色可见典型的分枝丝状革兰阳性杆菌。改良抗酸染色（弱抗酸染色）为阳性（脱色剂采用1%硫酸水溶液）。

**3. 分子鉴定** 经测序鉴定为盖尔森基兴诺卡菌。

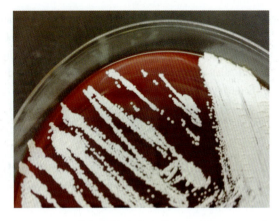

图 1-24-7 盖尔森基兴诺卡菌在血平板上35℃生长5天的形态

【点评】

1. 发生侵袭性曲霉感染时，菌丝可以平行或放射状地扩散到整个组织。在慢性肺空洞中，曲霉菌丝聚集成团，还可能表现出非典型的菌丝特点如直径肿胀到 $12\mu m$ 和（或）明显的间隔缺失。患者在接受抗真菌治疗后（尤其是棘白菌素类药物），也能见到菌丝末端膨大这种不常见的形态。在使用苏木精和伊红染液（H&E）对组织标本进行染色查找菌丝时，需注意不要破坏组织，因为活体菌丝通常是嗜碱性到双染性的，而被损坏或坏死的菌丝常为嗜酸性的。

2. 过去的星形诺卡菌（Nocardia asteroides）被分为 5 个群，包括狭义的星形诺卡菌（Nocardia asteroides sensu strictu）、脓肿诺卡菌（Nocardia abscessus）、盖尔森基兴诺卡菌（Nocardia cyriacigeorgica）、肉色诺卡菌（Nocardia carnea）和黄粉色诺卡菌（Nocardia flavorosea），后 2 个诺卡菌可能代表新的物种，有待在基因型和表型方面进一步评估。此患者的标本虽然直接涂片看到了诺卡菌，但普通细菌培养时可能被曲霉菌的生长所掩盖了，在分枝杆菌培养基上由于进行了前处理抑制了曲霉生长，即可观察到诺卡菌的生长，故在临床工作中涂片镜检是非常重要的。

3. 有文献曾报道，一位诊断为 Still 病的 37 岁男性患者大剂量口服类固醇药物及他克莫司，2 个月后胸片发现其肺部出现明显的结节影，后诊断为空洞型肺炎，支气管肺泡灌洗液中培养出黄曲霉和诺卡菌。此报道与本病例较为相似。

4. 桑福德手册中针对肺曲霉感染的首选治疗为：伏立康唑，第一天 6mg/kg IV q12h；然后 4mg/kg IV q12h；针对诺卡菌：复方新诺明 15mg/（kg.d）IV 联合亚胺培南 500mg IV q6h 3~4 周，然后复方新诺明减量至 10mg/（kg.d）分 2~4 次 3~6 个月。

（陈中举供稿；王瑶、沈定霞审）

## 参考文献

1. Chandler FW, Watts JC. 1987. Pathologic Description of Fungal Infections. American Society of Clinical Pathologists, Inc., Chicago, IL.

2. Roth A, Andrees S, Kroppenstedt RM, et al. Phylogeny of the genus Nocardia based on reassessed 16S rRNA gene

sequences reveals underspeciation and division of strains classified as Nocardia asteroides into three established species and two unnamed taxons [J]. J Clin Microbiol. 2003,41(2):851-856.
3. Misra DP,Parida JR,Chowdhury AC,et al. Pulmonary co-infection with Nocardia and Aspergillus in a patient with adult-onset Still's disease receiving steroids and tacrolimus [J]. BMJ Case Rep. 2014 Nov 14;2014. pii: bcr2014207335. doi:10.1136/bcr-2014-207335.
4. Sanford JP. The Sanford guide to antimicrobial therapy. 范洪伟等译. 北京:中国协和医科大学出版社,2014.

## 病例 25　烟曲霉致腰椎间隙感染

【主诉】 腰疼 2 月余。

【现病史】 患者男性,52 岁。2 个月前出现腰疼,开始时疼痛可忍受,后逐渐加重,在外院住院以腰椎感染抗感染治疗,症状稍有改善,但未见明显好转,出院后在家继续服中药(未知)治疗,无明显疗效。2016 年 9 月 13 日来院就诊并以"腰椎感染"收入院。

【既往史】 患者 2016 年 5 月曾因肺囊肿行左上肺叶切除。

【治疗经过】 入院后检查:体温 36.5℃,脉搏 75 次/分,呼吸 19 次/分,BP134/75mmHg。全身皮肤、巩膜无黄染,浅表淋巴结未触及肿大,双肺呼吸音清,心搏有力,腹平软,无压痛及反跳痛,肝脾肋下未及,双肾区无叩击痛,双下肢无水肿。腰椎 L3/L4 压痛。左侧直腿抬高及加强试验(-),肌力正常,生理反射稍减弱,病理征未引出。9 月 15 日磁共振示腰椎生理曲度变直,退行性变,L3、L4 椎体及 L3/L4 椎间盘改变,考虑感染性病变,累及两侧腰大肌,右侧竖脊肌肿胀。9 月 20 日行 L3-4 病灶清除、减压+植骨融合内固定术,术后病灶组织送检细菌、真菌及结核检查,涂片革兰染色可见分枝、分隔的真菌菌丝(图 1-25-1),培养有烟曲霉生长。9 月 23 日开始使用伏立康唑 200mg q12h 治疗,首剂加倍。10 月 8 日,患者无发热,精神较好,乏力减轻,遂带药出院,出院医嘱为伏立康唑 100mg po q12h。

【一般检查】 血常规结果:WBC 8.96×$10^9$/L,中性粒细胞 68.6%。肝肾功能正常,空腹血糖 7.24mmol/L。PCT 0.49ng/ml,超敏 CRP 43.2mg/L,白细胞介素 6:13.98pg/ml,T-SPOT 无反应性。

【微生物学检查】 病灶组织涂片革兰染色可见真菌菌丝,双叉分枝并有分隔,培

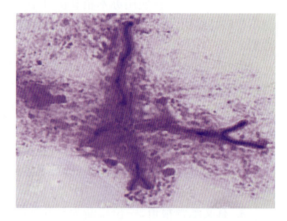

图 1-25-1　病灶组织革兰染色见分枝、分隔菌丝(×1000)

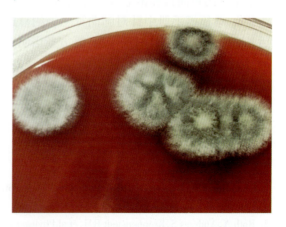

图 1-25-2　在血平板上培养 48 小时的菌落

养出烟绿色丝状真菌,鉴定为烟曲霉。未培养出结核分枝杆菌和其他细菌。

【病原学鉴定要点】

**1. 菌落特征** 在35~37℃ SDA或PDA上生长快速,质地绒毛状或絮状,表面呈烟绿色,背面苍白色或淡黄色。在哥伦比亚血琼脂平皿(图1-25-2)和巧克力琼脂平皿上也生长良好。在48℃可生长。

**2. 镜检特征** 腰椎病灶组织标本直接镜检可见透明的、呈双分叉的分枝、分隔的菌丝,一般呈锐角分枝。培养物镜下可见分生孢子梗壁光滑,带淡绿色,顶囊呈烧瓶状,小梗单层,分布在顶囊的上半部分,分生孢子球形、有小刺。

【点评】

1. 曲霉菌多感染有基础疾病的患者,此患者空腹血糖轻微升高,是否有其他基础疾病尚未明确,病原体的来源也未明确。Cortet B等曾回顾9例曲霉菌椎间隙感染,其中7例有免疫抑制。9例患者中有4例在椎间隙感染后并发肺曲霉病。9例中8例为烟曲霉感染、1例为黄曲霉感染。所有9例患者均使用了伊曲康唑(平均计量350mg/天)单独(2例)或联合5氟胞嘧啶及两性霉素B(6例)或联合两性霉素B(1例)治疗。9例患者均未进行外科清创,在平均治疗时间为5.5个月后并平均延长16个月后随访均完全恢复。

2. 对标本进行直接镜检不能将曲霉鉴定到种,但能对真菌感染进行初步诊断。曲霉菌丝通常为透明、分隔、锐角分枝(约为45℃),但上述特征可能不同时存在。菌丝有光滑平行的细胞壁,在分隔的位置存在(或不存在)轻微的收缩。

(陈中举供稿;王瑶、王凯飞审)

### 参考文献

1. Cortet B, Richard R, Deprez X, et al. Aspergillus spondylodiscitis: successful conservative treatment in 9 cases [J]. J Rheumatol. 1994, 21(7): 1287-1291.
2. De Hoog GS, Guarro J, Gene J, et al. 2011. Atlas of Clinical Fungi. Electronic version 3.1. Centraalbureau voor Schimmelcultures, Utrecht, The Netherlands.

## 病例26 烟曲霉致上颌窦炎

【主诉】 间断涕中带血丝1年。

【现病史】 患者,男,41岁。1年前无明显诱因出现涕中带血,为间断性,偶有流涕,为水样、黏性,偶有喷嚏,无明显鼻塞、头痛及面部疼痛,嗅觉正常,近日出现刺激性的咳嗽,无痰,无呼吸困难,无喘憋,视力无明显变化,未曾用药治疗,遂来院就诊。

【既往史】 2011年右肾切除,否认哮喘病史。

【治疗经过】 2014年3月5日鼻窦CT检查显示:左侧上颌窦真菌性鼻窦炎可能性大,双侧筛窦、右侧上颌窦黏膜增厚,鼻中隔偏曲,右侧中、下鼻甲肥大(图1-26-1)。2014年3月13日全麻下行鼻内镜下左上颌窦开放术。0°镜下切除左侧钩突,70°镜下观察左侧上颌窦窦口，动力系统适当扩大窦口，见左侧上颌窦内大量灰白色豆渣样的真菌团块，予以清除，并送病理学及微生物学检查，冲洗术腔。用剥离子将左侧下鼻甲骨外移，检查双侧鼻腔无残留病变及出血，左术腔填塞纳吸棉。

【一般检查】 鼻中隔向左嵴状偏曲，右侧鼻腔下鼻甲略肥大。血常规：WBC $5.34 \times 10^9$/L，中性粒细胞41.9%，淋巴细胞47.6%。

【病理学检查】 真菌团块伴钙化，PAS染色（图1-26-2）和六胺银染色（图1-26-3）均可见分枝、分隔的菌丝。

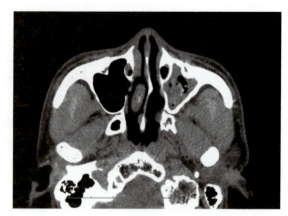

图1-26-1 鼻窦CT图像

【微生物学检查】 术中团块组织压片乳酸酚棉兰染色后镜下观察可见孢子及菌丝。接种血平板和SDA，分别在35℃和25℃培养，有曲霉生长。

【病原学鉴定要点】

**1. 菌落特征** 生长速度较快，3、4天生长成熟。菌落正面粉末状，边缘白色或浅褐色，中心烟绿色，随着培养时间延长颜色逐渐加深。背面白色或褐色。

**2. 镜检特征** 菌丝为有隔菌丝，顶囊烧瓶形，分生孢子梗相对较短，瓶梗单层，排列紧密，布满顶囊的上2/3处。分生孢子圆形。

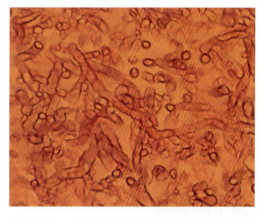

图1-26-2 鼻窦组织PAS染色见分枝、分隔的菌丝

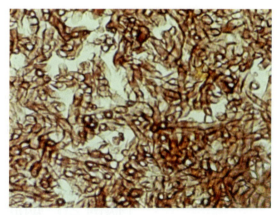

图1-26-3 鼻窦组织六胺银染色

【点评】

1. 真菌性鼻-鼻窦炎（fungus rhino-sinusitis，FRS）是一种鼻科常见的特异性感染性疾病，主要分为侵袭性和非侵袭性真菌性鼻-鼻窦炎两大类；前者又包括急性和慢性侵袭性（包括肉芽肿和非肉芽肿型）真菌性鼻-鼻窦炎，非侵袭性真菌性鼻-鼻窦炎包括真菌球和变应性真菌性鼻-鼻窦炎。传统观点认为真菌性鼻-鼻窦炎主要发生在长期使用抗生素、糖皮质激素、免疫抑制剂、放射治疗和某些消耗性疾病（如糖尿病等）的患者，但现在发现亦可发生于没有上述基础疾病的患者。鼻窦真菌球临床症状无明显特异性，唯涕中带血病例较非特异

性炎症病例多见,易造成漏诊和误诊。鼻窦真菌球多侵及单个鼻窦,以上颌窦最多。

2. 真菌在自然界广泛存在,其孢子常混于尘土和空气中,被吸入呼吸道,当各种原因造成鼻道引流不畅时,如慢性鼻炎,鼻息肉,鼻中隔偏曲,可使寄生于局部的真菌得到繁殖形成菌丝团,此菌丝团块有可能堵塞鼻窦开口,当机体抵抗力下降,又会使鼻窦感染加重,当某些诱因,如滥用抗生素等,最终导致真菌性鼻窦炎形成,加上治疗不及时,使鼻窦炎迁延,症状越来越严重。该患者鼻中隔向左峙状偏曲,右侧鼻腔下鼻甲略肥大,影响窦道气流,可能是其真菌性上颌窦炎的主要诱因。该患者为真菌球,非侵袭性真菌性鼻-鼻窦炎,故其血象检查正常。

3. 真菌性鼻窦炎致病真菌的鉴定,应除外污染菌,因鼻窦真菌的感染多为条件致病菌,包括鼻窦在内的上呼吸道寄生菌,也是实验室常见污染菌,因此在判断是否为致病菌时,除参考临床症状、影像学外,病理结果极有价值,如病理发现真菌菌丝或孢子,而真菌培养4管(2管/次,两次培养)培养基中有两管以上相同真菌生长,才能定为有意义的致病菌,如果只培养一次,只有一个培养基中有菌落生长,尚不能确定此菌就是致病菌,一定要除外污染菌的可能性,应再重复培养,才有诊断意义。

4. 我国真菌性鼻窦炎的致病真菌种类,以曲霉为主,并以黄曲霉和烟曲霉为常见。

【扩大阅读】

烟曲霉是临床常见的一种机会致病真菌。由于基因序列分析技术的应用,过去形态学鉴定的烟曲霉并非单一的真菌,而是复合群:(I)包括 A. fumigatus;(Ⅱ)包括 A. lentulus 和 A. fumisynnematus;(Ⅲ)包括 A. fumigatiaffinis 和 A. novofumigatus;(Ⅳ)包括 A. viridinutans, A. udagawae 和其他不典型的菌株;(V)包括 A. hiratsukae, A. brevipes, A. duricaulis 和 A. unilateralis 等。

(王玫、朱敏供稿;鲁辛辛、王凯飞审)

## 参考文献

1. 王端礼. 医学真菌学-实验室检验指南. 北京:人民卫生出版社,2005.
2. Larone DH. 医学重要真菌鉴定指南. 沈定霞译. 5 版. 北京:中华医学电子音像出版社,2016.
3. Lamoth F. Aspergillus fumigatus-Related Species in Clinical Practice. Front Microbiol. 2016 May 17;7:683.

# 病例 27 烟曲霉致肺部感染

【主诉】 反复咯血3年余,再发1天。

【现病史】 患者,女,52岁。2012年9月无明显原因出现咯血,至当地医院就诊,考虑"鼻窦炎",行鼻咽部相关检查示:双侧上颌窦炎、筛窦炎症,鼻炎,行上颌窦穿刺及清洗术,此后至2013年3月患者反复咯血,至当地某三甲医院就诊,完善胸部CT平扫:左下肺背段病灶,考虑炎症。右中肺、左下肺支扩并感染,行纤维镜检查示:支气管炎症改变,深部痰涂片未找到抗酸杆菌及真菌,诊断为"支气管扩张",经治疗后好转出院。之后咯血症状反复发作,再次至上述三甲医院复查胸部CT示:

1. 右中肺及左下肺支气管扩张并感染（右中肺病灶较前吸收，左下肺感染病灶较前增多）。

2. 左下肺背段病灶（2.2cm×1.5cm，肺曲霉菌感染？结核球？）（图1-27-1）。于2015年7月29日至2015年8月6日因咯血至我院呼吸科住院，痰真菌培养：检出烟曲霉，予止血、抗真菌后症状好转，现为求进一步手术治疗，门诊以"肺曲霉病"收入胸外科。

【既往史】 2013年曾诊断反流性食管炎（Ⅰ级），经住院治疗好转后出院。否认冠心病、糖尿病、高血压等内科病史；否认肝炎、肺结核等传染病。曾做建筑工人接触工地粉尘，平素工作及生活条件可，否认烟酒等不良嗜好。

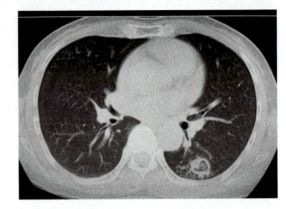

图1-27-1　胸部CT图像

【治疗经过】 入院后予伊曲康唑抗真菌（0.2g，q12h），予护肝治疗，完善各项检查，血常规、凝血三项、生化、输血四项未见明显异常，心电图示窦性心动过缓。行胸腔镜下左下肺切除术，分别送肺组织进行病理及微生物学检查。术后予头孢美唑抗感染，予伏立康唑静滴及两性霉素B雾化治疗，并予输血、化痰、补充蛋白等治疗。由于肝功能异常（γ-谷氨酰基转移酶577U/L，碱性磷酸酶354U/L，谷草转氨酶546U/L，谷丙转氨酶505U/L，将伏立康唑减量并护肝治疗，肝功能好转后重新足量口服治疗。患者病情好转稳定，术口愈合良好，肝功能基本正常，病情稳定，出院。

【一般检查】 血细胞分析：WBC $5.55\times10^9$/L，中性粒细胞百分比63.9%；RBC $4.52\times10^{12}$/L，HGB 140g/L；PLT $232\times10^9$/L；ESR 33mm/h。生化：血糖6.8mmol/L，ALP 153U/L，GGT 107 U/L，其余肝肾功能指标正常。免疫：M3曲霉菌0.77KU/L，免疫球蛋白IgA 5.67g/L，CA199 52.6U/ml。

【病理学检查】 （左下肺叶）送检肺组织呈慢性炎症改变，肺间质可见大量淋巴细胞浸润，PAS染色显示大量有隔真菌菌丝（图1-27-2），PASM（+），气管旁淋巴结呈反应性增生。

【微生物学检查】 痰及组织标本在SDA上培养可见真菌生长。

【病原学鉴定要点】

**1. 菌落特征**　痰及肺组织标本在35℃培养3天可见绒毛状白色菌落（图1-27-3），直径约2cm，培养3天可见绒毛状白色菌落，直径约2cm。培养7天后，菌落直径约5cm，中央呈烟绿色，周围白色（图1-27-4）。

**2. 镜检特征**　采用透明胶带法利用乳酸酚棉兰染色经过3天培养的菌落，未见孢子，染色经过7天的培养物，可见顶囊呈烧瓶状，小梗单层，分布在顶囊的上半部分，分生孢子球形，但量少。染色观察经过小培养法培养7天的菌落，镜下可见典型烟曲霉的

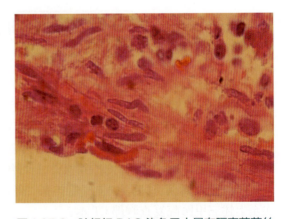

图1-27-2　肺组织PAS染色示大量有隔真菌菌丝

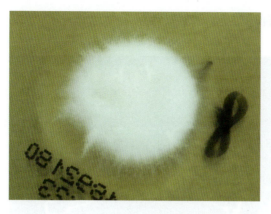

图 1-27-3　SDA 上 35℃培养 3 天的菌落

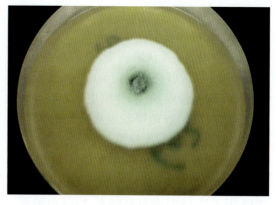

图 1-27-4　SDA 上 35℃培养 7 天的菌落

形态结构。

**3. 分子鉴定**　MALDI-TOF 质谱仪鉴定为烟曲霉、ITS 序列分析结果提示所分离的菌株与 GenBank 烟曲霉（KY859370.1）序列 100% 匹配。

【点评】

1. 该患者经胸部 CT 检查提示肺部多个病灶，痰、肺组织培养均有曲霉菌生长，可明确诊断为肺曲霉病。

2. 该曲霉菌早期培养呈现白色菌落，培养 7 天的菌落仍以白色为主，与常见烟曲霉的烟绿色菌落不同。有研究表明烟曲霉菌落的颜色与其生长环境中的氧含量及致病力相关，白色菌落的形成在于其对低氧环境的适应，且白色菌落具有较强的毒力。

3. MALDI-TOF 质谱仪和 ITS 序列分析可较为快速和准确的进行烟曲霉的鉴定。

（张伟铮供稿；王瑶、沈定霞审）

## 参考文献

1. 王瑞礼. 医学真菌学 - 实验室检验指南. 北京：人民卫生出版社，2005.
2. Larone DH. 医学重要真菌鉴定指南. 沈定霞译.5 版. 北京：中华医学电子音像出版社，2016.
3. Tam EWT，Chen JHK，Lau ECL，et al. Misidentification of Aspergillus nomius and Aspergillus tamarii as Aspergillus flavus；characterization by internal transcribed spacer，β-tubulin，and calmodulin gene sequencing，metabolic fingerprinting，and matrix-assisted laser desorption ionization-time of flight mass spectrometry［J］. Journal of clinical microbiology，2014，52（4）：1153-1160.
4. Kowalski CH，Beattie SR，Fuller KK，et al，Heterogeneity among Isolates Reveals that Fitness in Low Oxygen Correlates with Aspergillus fumigatus Virulence. mbio. 2016 7（5）e01515-16.

# 病例 28　黄曲霉致蝶窦炎

【主诉】　反复头痛 1 年。

【现病史】　患者，女，44 岁。1 年前无明显诱因出现反复头痛，以枕部明显，伴左鼻部至左耳部及口咽部放射痛,持续数分钟,无鼻塞、涕中带血,无喷嚏,嗅觉正常,无哮喘,患者未曾治疗。诊断为真菌性蝶窦炎。

【既往史】 否认眼病史,否认高血压、心脏病史,否认肝炎、结核、疟疾病史,否认糖尿病、脑血管疾病、精神病史。7年前因甲状腺囊肿行"双侧甲状腺次全切除术",目前恢复良好,甲状腺功能正常。

【治疗经过】 2015年3月外院鼻窦CT检查示:蝶窦炎(图1-28-1),真菌不除外。2015年4月15日全身麻醉下,行鼻内镜下左蝶窦后筛开放左中鼻甲成形术。鼻内镜下探查左蝶筛隐窝可见黏膜水肿息肉样变,切割钻动力系统清除水肿黏膜,切除上鼻甲暴露上鼻道,进而开放左蝶窦,可见大量真菌团块,取出团块分别送病理及微生物学检查,开放后筛,盐水冲洗蝶窦,清理干净蝶窦。检查双侧鼻腔无残留病变及出血,术腔填塞纳吸棉。术后予抗感染。促排治疗,患者术后恢复可。

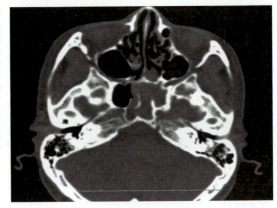

图1-28-1 鼻窦CT图像

【一般检查】 鼻部检查:外鼻正常,鼻前庭:左侧正常;鼻内镜检查:鼻中隔略偏曲;鼻咽部正常。左、右侧鼻腔下鼻甲肥大。

【病理学检查】 真菌团块经PAS(图1-28-2)和六胺银染色(图1-28-3)后镜下均可见大量真菌菌丝。

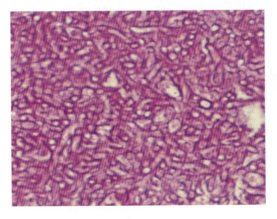

图1-28-2 鼻窦真菌团块PAS染色

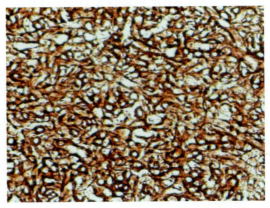

图1-28-3 鼻窦真菌团块六胺银染色

【微生物学检查】 术中团块组织压片乳酚棉兰染色可见孢子及菌丝。接种血平板、SDA平板,培养黄曲霉。

【病原学鉴定要点】

1. **菌落特征** 真菌菌落正面呈黄绿色或黄色,棉絮状,边缘有白边(图1-28-4)。背面黄色至棕色。

2. **镜检特征** 分生孢子卵圆形,较大,菌丝有隔,分生孢子梗长,顶囊球形,瓶梗单层和双层,放射状排列围绕整个顶囊(图1-28-5)。

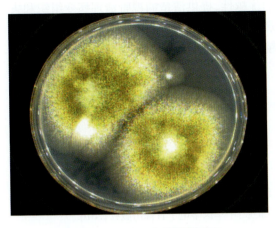

图1-28-4　SDA上的菌落形态

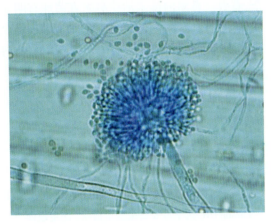

图1-28-5　显微镜下形态，乳酸酚棉兰染色

【点评】

1. 在我国真菌性鼻窦炎的主要病原菌是曲霉，其中最常见的是黄曲霉。该患者涕中带血，鼻内镜检查发现鼻中隔略偏曲；左、右侧鼻腔下鼻甲肥大，具有真菌性鼻窦炎形成的解剖条件。

2. 由于蝶窦位置深在，其临床表现复杂多样，病变早期缺乏特异性症状和体征，极易造成误诊、漏诊，使患者失去早期治疗的机会。临床表现、常规鼻镜检查及鼻窦X线平片容易造成蝶窦病变的误诊、漏诊，而CT在蝶窦病变的诊断中起非常重要的作用，CT扫描可作为蝶窦病变的影像学检查标准。近年来，随着CT扫描的广泛应用，该病的正确诊断率不断提高。中鼻道正常并不能排除真菌球，对于成年人单侧鼻腔有脓性、特别是脓血性分泌物者，应考虑鼻窦真菌球的可能，应常规行CT检查，以免漏诊。

3. 鼻内镜手术是治疗非侵袭性真菌性鼻窦炎的有效方法，手术中充分扩大鼻窦的自然开口，彻底清除窦内病变，手术后定期复查及冲洗窦腔可防止疾病的复发。

【扩大阅读】

黄曲霉复合种包括黄曲霉、米曲霉、洋葱曲霉、溜曲霉和燕麦曲霉等。因黄曲霉与寄生曲霉亲缘关系密切，仅仅依靠形态学难以鉴定，而DNA测序的方法可用于形态学特征不典型曲霉菌的鉴定。形态学难以鉴定的寄生曲霉，ITS和β-微管蛋白基因序列分析均可以鉴定。

鼻窦真菌球被认为是少见病，但在真菌性鼻—鼻窦炎中较多见，多发生在全身免疫状态正常者。真菌孢子常混于尘土和空气中被吸入鼻腔，进入鼻腔及鼻窦的真菌大部分被鼻黏膜上皮纤毛运输机制所清除。鼻窦真菌球的病因并不清楚，有研究认为，窦口鼻道复合体阻塞导致的低氧环境有利于曲霉菌生长。如果鼻窦解剖异常以及慢性鼻—鼻窦炎造成鼻窦通气引流不畅时，将造成窦腔真菌残留，温暖潮湿的鼻窦环境为真菌萌芽和繁殖创造了良好的条件。菌丝的进一步生长使黏膜的清除功能减弱，更利于真菌的繁殖；如此循环，真菌菌丝互相缠绕，逐渐聚集成实性肿物——真菌球。

CT和MRI在蝶窦病变的诊断中起非常重要的作用，CT扫描可作为蝶窦病变的影像学检查标准。CT可以提供局部解剖的细节和病变范围，为鼻内镜手术提供精确的信息，MRI对病变性质和范围的确定也很有价值。鼻内镜技术改进了蝶窦疾病的治疗，使手术更为安全、有效。鼻窦内镜术治疗鼻窦真菌球有明显的优越性,提供清楚的视野清理病变组织和去留黏膜,有利于微创开放上颌窦、蝶窦口,保全鼻窦功能,减轻患者痛苦。对于不明原因的头痛伴鼻部症状者,应尽早行 CT 或 MRI 及鼻内镜检查,对早期诊断和治疗都有非常重要的指导意义。

(朱敏、王玫供稿;鲁辛辛、王凯飞审)

### 参考文献

1. 王端礼.医学真菌学-实验室检验指南.北京:人民卫生出版社,2005.
2. Larone DH.医学重要真菌鉴定指南.沈定霞译.5版.北京:中华医学电子音像出版社,2016.

## 病例 29　黄曲霉致腹部皮下组织感染

【主诉】 视物模糊、气短半月,加重并出现腹痛。

【现病史】 患者,男,45岁。半月前无明显诱因感右眼视物模糊,伴胸闷、气短。入住眼科诊治,临床诊断"右眼视网膜疾病"。入院3天后,患者突感左下腹痛,呈阵发性绞痛,CT示:肠梗阻。12小时前患者上厕所时突然出现呼吸困难,行CT等检查后,临床诊断:肺部感染、肾衰竭、低蛋白血症,转入ICU。查体:T 36.8℃,P 100次/分,BP 150/100mmHg,深昏迷,睑结膜苍白,球结膜水肿,左侧瞳孔直径3mm,对光反应灵敏,右侧瞳孔直径5mm,对光反应消失;双肺呼吸音粗,右下肺呼吸音消失,左下肺可闻及少量湿啰音;腹部膨隆,腹壁韧,轻压痛;胸腹壁见多发红斑结节,直径约1~2cm,质硬,无活动,触及大量结节;双侧腹股沟、锁骨上区、腋下均可触及数个黄豆样淋巴结,质硬,无活动。

【既往史】 胸腹壁多发红斑结节半年余,未治疗,长期服用抗生素,有多次输血史。

【治疗经过】 当地医院对患者治疗期间,给予输液、眼部滴眼药水等治疗,视物模糊症状逐渐加重;CT示肠梗阻后,予灌肠、胃肠减压等对症治疗后,症状无缓解。10月23日入ICU后,临床立即给予呼吸机辅助呼吸,并行持续床旁血液净化治疗;给予头孢曲松2g q12h抗感染治疗,同时输血、维持内环境等对症治疗。患者降钙素原、白细胞及中性粒细胞比例仍有增高趋势,10月25日临床诊断患者为脓毒症、MODS,行持续床旁血液净化;联合左氧氟沙星600mg qd加强患者抗感染治疗;眼部检查:双侧眼球结膜水肿,右眼瞳孔后粘连,对光反射消失,虹膜面可见少量鲜红色出血。10月26日,给患者床旁局麻下行腹部皮下组织活检,术中见烂鱼肉样坏死组织,与正常组织结构界限不清,活检组织送病理及微生物检测;更换抗生素为阿米卡星静滴0.4g qd并联合利福平+左氧氟沙星抗感染治疗。10月27日患者呈浅昏迷,肝功能和肾功能实验室检查异常,临床行持续床旁血液净化治疗。10月28日,再联合亚胺培南西司他丁2g q8h加强抗感染治疗,同日,皮下活检组织微生物培养为黄曲霉。患者由于经济原因10月28日自动出院。

【一般检查】 2016年10月23日 WBC $13.1×10^9$/L,N 99.1%,PCT 27.63ng/ml,尿素氮32.9mmol/L,肌酐396μmol/L,输血感染性指标八项检测阴性。2016年10月25日 CRP 264.84

mg/L,PCT 43.13ng/ml,尿素氮 17.6mmol/L,肌酐 250μmol/L,自免疾病抗体检测阴性。2016 年 10 月 27 日 WBC $2.9×10^9$/L,N 96.9%,PCT 48.93ng/ml,血清总胆红素 203.30μmol/L,直接胆红素 136μmol/L,血清谷草转氨酶 75U/L。

【胸部 CT】 肺部感染、叶间隙增宽,心影增大。

【腹部 CT】 双肾积水、周围渗出、腹膜及腹背部皮下多发结节,肠梗阻、腹腔淋巴结肿大、炎症可能。

【病理学检查】 腹部皮下穿刺组织病理检查可见有隔真菌菌丝,锐角分枝(图 1-29-1)。

【微生物学检查】 2016 年 10 月 24 日和 10 月 27 日临床送检血培养 2 次 4 套(包括四瓶真菌血瓶)均为阴性;10 月 25 日、26 日、27 日送检 3 次痰标本查分枝杆菌为阴性;10 月 25 日送检粪标本涂片检查,见真菌孢子。2016 年 10 月 26 日送检腹部穿刺的皮下组织,微生物室将送检的组织标本,部分用组织研磨器研磨成匀浆,部分剪碎,将两者混合物分别接种血琼脂平板、厌氧琼脂平板置 35℃需氧及厌氧环境、沙保弱琼脂斜面、土豆葡萄糖琼脂平板(PDA),置 25℃需氧环境,以及罗琴氏培养基置 35℃、5% $CO_2$ 环境孵育 48 小时后,

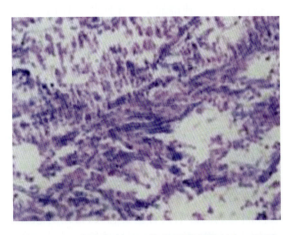

图 1-29-1 组织切片 HE 染色见真菌菌丝(×400)

血琼脂平板、SDA 斜面、PDA 上均生长出丝状真菌菌落。

【病原学鉴定要点】

**1. 菌落特征** 沙保弱琼脂斜面、土豆葡萄糖琼脂平板(PDA)25℃需氧环境培养 48 小时后,菌落质地柔软、羊毛状,正面呈黄色见白边(图 1-29-2),背面淡黄色(图 1-29-3)。

**2. 镜检特征** 分生孢子梗长、壁厚、粗糙,顶囊呈球形或近球形。小梗可单层,也可双层,或单双层同时存在,小梗布满顶囊表面,排列成放射状(图 1-29-4)。

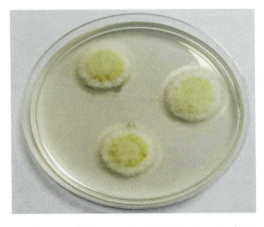

图 1-29-2 SDA 上 48 小时菌落,羊毛状,正面呈黄色,有白边

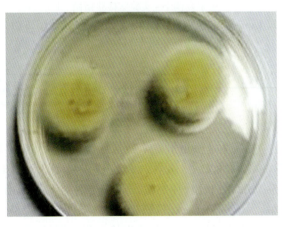

图 1-29-3 SDA 上 48 小时菌落,背面呈淡黄色

**3. 分子鉴定** 该病例中的病原菌通过分子生物学技术鉴定,进一步确定了形态学鉴定结果,为黄曲霉。

【点评】

1. 该病例患者既往免疫力低下,长期使用抗生素,有多次输血史,无症状胸腹壁皮下结节半年余。本次住院前约半月患者开始出现"右眼视物模糊"、"肺部感染"等症状。住院后患者查体腹部膨隆;胸腹壁见多发红斑结节;双侧腹股沟、锁骨上区、腋下均可触及数个质硬、无活动淋巴结。腹部穿刺皮下组织行细胞学和病原学检查,发现有真菌。尽管患者出现肺部和眼

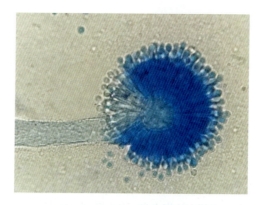

图 1-29-4 球形顶囊,分生孢子梗壁厚,粗糙,小梗布满顶囊表面,放射状排列(×1000)

部感染症状,但是未行相关病原学检查,难以确定或排除黄曲霉播散至肺部和眼部。尽管原发病灶不明,但患者后期进展为肝、肾功能受损、脓毒血症休克期,可能有播散性黄曲霉感染。

2. 据报道,播散性曲霉病的死亡病例中有 40%~50% 的胃肠道感染,30% 肾损害。该病例以视物模糊、急性肾衰竭为首发症状,继而表现出腹痛等腹部症状。组织病理学检查对侵袭性曲霉病的诊断具有重要意义,帮助对患者的早期治疗,降低死亡率。该患者在治疗初期,未检测出真菌,贻误了治疗最佳治疗时机,出院后 1 周去世。

3. 血液中通常难以检出丝状真菌,本病例对送检的 12 个血培养瓶进行培养均为阴性。对于组织有病变的患者,同时送检组织培养和血培养可以为疾病的诊疗提供重要的帮助。

(辜依海、侯轩供稿;王瑶、王凯飞审)

## 参考文献

1. 王端礼. 医学真菌学 - 实验室检验指南. 北京:人民卫生出版社,2004.
2. Larone DH. 医学重要真菌鉴定指南. 沈定霞译. 5 版. 北京:中华医学电子音像出版社,2016.

# 病例 30 黄曲霉致变应性支气管肺曲霉病

【主诉】 间断咳嗽、咳痰伴憋气 4 天,加重 1 天。

【现病史】 患者,女,59 岁。4 天前无明显诱因出现咳嗽、咳痰;淡黄色,痰量少,约 5~10ml,易咳出,伴憋喘。症状与活动无明显相关性;伴打喷嚏,会厌部疼痛,症状持续不缓解。1 天前于门诊就诊,考虑为"慢性支气管炎并感染"。予利复星、地塞米松及多索茶碱输液治疗 2 天后,自觉上述症状无明显缓解,憋喘较前加重,昨日夜间憋醒,于 2016 年 9 月 21 日以"非重症社区获得性肺炎"收入院。

【既往史】 有支气管哮喘史29年余,肺间质纤维化病史4年,对花粉、尘螨、霉菌过敏。长期服用泼尼松治疗。

【治疗过程】 入院时予利复星0.4g qd抗感染3天,无明显好转,改为拉氧头孢治疗。患者发病前曾吃过海鲜,既往有过敏史,结合免疫球蛋白IgE升高,不排除过敏可能,故予甲强龙抗感染治疗。G试验阳性,加用氟康唑(400mg);10月6日痰涂片找到鹿角样真菌菌丝,痰培养示黄曲霉菌感染,停用氟康唑换用伏立康唑治疗,伏立康唑首剂400mg q12h,后患者出现黄视,停药一天后黄视消失,继续服用伏立康唑200mg q12h抗真菌治疗,同时调整静脉激素为泼尼松25mg口服,患者咳嗽、憋喘症状好转,于2016年10月22日出院,出院后继续服用伏立康唑200mg q12h,门诊复查。

【一般检查】 血清免疫球蛋白IgE升高(404.01IU/ml);G试验阳性(118.3pg/ml)。

【影像学检查】 胸部CT示左肺下叶前基底段可见新发片状致密影,左肺上叶舌段及下叶基底段模糊影范围增大(图1-30-1)。

【微生物学检查】 痰标本涂片革兰染色,油镜下可见鹿角样真菌菌丝,直径3~6μm,粗细均匀,有明显、规律的分隔(图1-30-2)。痰标本接种血平板,35℃培养48小时可见丝状真菌菌落;痰接种于SDA平板,28℃培养48小时,可见绒毛样菌落。

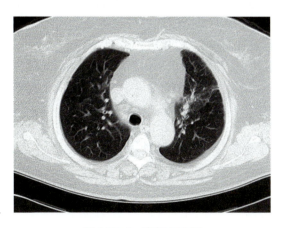

图1-30-1 胸部CT图

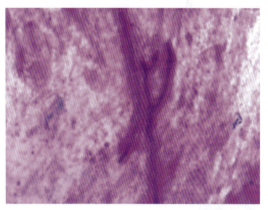

图1-30-2 痰涂片革兰染色(×1000)

【病原学鉴定特点】

**1. 菌落特征** 该菌生长迅速,在血平板上35℃培养48小时,生长出絮状菌落,最初为白色,随着孢子的产生,菌落的颜色变为淡黄色。在SDA平板上,28℃培养48小时,生长出白色绒毛样菌落,有黄色斑点,可见白边,质地柔软至棉花状(图1-30-3)。随着菌龄增长,菌落逐渐变为淡黄色随后颜色变暗呈现为土黄色。菌落背面可见放射状沟纹,呈淡黄色至棕色(图1-30-4)。

**2. 镜检特征** 乳酸酚棉兰染色镜下可见透明的菌丝有分隔,分生孢子梗长(约400~1000μm),完全成熟时梗壁呈典型的粗糙/刺状;顶囊大部分形成单层和双层瓶梗,呈疏松放射状排列,随时间推移瓶梗成柱状,分生孢子直径3~6μm,有光滑或稍粗糙壁。

【点评】

1. 该患者中年女性,有支气管哮喘史29年余,肺间质纤维化病史4年,对花粉、尘螨、霉菌过敏,血清总IgE升高,G试验阳性,痰涂片及培养为黄曲霉,支持变应性支气管肺曲霉

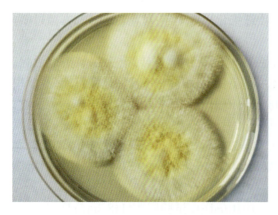

图 1-30-3　SDA 上 28℃培养 3 天

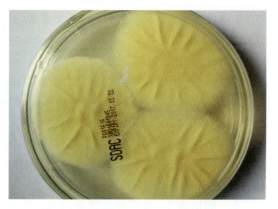

图 1-30-4　SDA 上 28℃培养 3 天菌落背面

菌病（allergic bronchopulmonary aspergillosis，ABPA）的诊断。本次急性起病缘于海鲜过敏。长期大量使用激素，导致机体免疫力降低，为 ABPA 易感人群。

2. 黄曲霉在自然界广泛存在，是报道中常见的食源性真菌，为条件致病菌，此菌可寄生于肺内、外耳道内，也可产生黄曲霉毒素，是引起侵袭性曲霉菌病的第二位常见病原体。鉴定时可根据有隔菌丝、菌落特点及显微镜下形态与常见曲霉菌菌种进行鉴别，此外分子生物学方法，如 PCR 扩增 ITS 并进行测序分析亦可鉴定黄曲霉。

3. 治疗 ABPA 的基础药物为糖皮质激素，临床可根据 IgE 水平调整用量，急性发作期抗真菌药物能清除气道内真菌，降低抗原负荷，减轻变态反应。ABPA 是一种需要长期治疗和监测的疾病，症状改善缓慢，且治疗过程中可能出现其他细菌或真菌感染，严重者可危及患者生命，因此确切的诊断很重要。

（曹敬荣、王育英供稿；王瑶、王凯飞审）

## 参考文献

1. 胡红，张丽，佘丹阳，等. 变应性支气管肺曲霉病七例临床特点分析. 中华结核和呼吸杂志，2012，35（1）：37-41.
2. 中华医学会呼吸病学会感染学组，中华结核和呼吸杂志编辑委员会. 肺真菌病诊断和治疗专家共识. 中华结核和呼吸杂志，2007，30：821-834.
3. Walsh TJ, Anaissie EJ, Denning DW, et al. Treatment of aspergillosis: clinical practice guidelines of the Infectious Diseases Society of America. Clin Infect Dis, 2008, 46: 327-360.
4. Larone DH. 医学重要真菌鉴定指南. 沈定霞译.5 版. 北京：中华医学电子音像出版社，2016.

## 病例 31　土曲霉致中耳炎

【主诉】　左耳听力减退 4 年。

【现病史】　患者于 4 年前无明显诱因出现左耳听力减退，无明显眩晕、面瘫、耳鸣等症状。入外院诊治,发现左外耳道耵聍,予取出后出院。之后左耳开始渗液,无明显脓性物,再次入外院诊治,具体治疗不详,左耳渗液改善,但左耳听力无改善。4年来,左耳听力减退逐渐加重,不伴流脓,经专科检查和颞骨CT检查诊断为"慢性中耳乳突炎(左,胆脂瘤型)"。

【既往史】 既往体健。

【治疗经过】 辅助检查颞骨CT示:左侧外耳道扩大,左中耳乳突炎,累及听小骨,考虑胆脂瘤。2013年1月9日在全麻下行左上鼓室胆脂瘤切除及外侧壁重建鼓室成形,术中植入人工听骨,取自体筋膜修补鼓膜。术后予以抗感染支持治疗。

【一般检查】 耳廓无畸形,外耳道干洁,无分泌物,左耳鼓膜松弛部穿孔,未见明显异常分泌物。

【病理学检查】 (左耳上鼓室)胆脂瘤。

【微生物学检查】 耳拭子接种血平板和SDA,分别于35℃和25℃培养,有丝状真菌生长。

【病原学鉴定要点】

1. **菌落特征** 菌落正面棕色至肉桂色,粉末状(图1-31-1),背面黄色至褐色。

2. **镜检特征** 菌丝有隔;瓶梗双层,较细,紧密排列于顶囊上半部,呈扫把形。分生孢子较小,圆形(图1-31-2)。

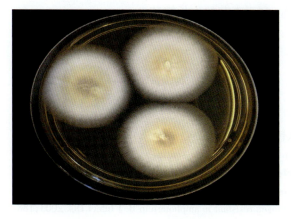

图1-31-1 SDA上的菌落形态

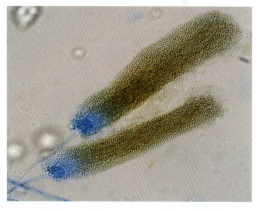

图1-31-2 显微镜下形态,乳酸酚棉兰染色

【点评】

真菌性外耳道炎的症状与一般细菌性外耳道炎差异不大,患者表现为耳道瘙痒、胀痛、出现不同程度的耳鸣、耳聋等。检查见外耳道比较潮湿,依稀可见稀薄、淡黄色的液体渗出,偶尔还会伴随碎屑及灰褐色绒毛状真菌菌落。出现中耳炎的患者(如鼓膜不清晰、厚度增加、出现充血的情况,光锥已不存在,表面类似点状真菌),鼓膜出现穿孔的可能性非常高。因此,对主诉耳道痒感和(或)耳溢液的患者,最好进行真菌学检查。

耳鼻咽喉真菌感染患者采取真菌培养、病变组织病理活检及影像学检查等诊断方法进行确诊,并给予局部清洁、清除肉芽及分泌物、保障引流通畅等药物及手术治疗。

据报道,与烟曲霉和黄曲霉比较,土曲霉对两性霉素B的耐药性更高,预后较差。

【扩大阅读】

中耳胆脂瘤(middle ear cholesteatoma)是指在中耳、乳突腔内的角化鳞状上皮来源的囊样病变,经过长期堆积、压迫作用、炎性反应等多种机制导致骨质破坏,可引起颅内外并发症。其发病机制、病理及预后与慢性化脓性中耳炎不同。而在其发展的过程中可伴有细菌生长，从而与慢性化脓性中耳炎相伴随。慢性中耳炎的分类较多，很早以前曾分为危险型和非危险型，所谓的"危险"是指其具有发生危及生命的颅内及颅外的并发症的危险。近几十年，国内一直沿用"单纯型、骨疡型、胆脂瘤型"这三种类型的分型方法。但是，随着大量的颞骨病理学研究的新发现，高分辨CT及MRI的广泛应用、耳显微外科的发展，以及对胆脂瘤理解和认识的加深，目前倾向于认为，中耳胆脂瘤应该列为单独的疾病。2012年国内耳科学者借鉴国内外的先进经验，推出了中耳炎的临床分类及手术分型指南，将中耳炎分为分泌性中耳炎（otitis media with effusion, OME）、化脓性中耳炎（suppurative otitis media）、中耳胆脂瘤（cholesteatoma）和特殊类型中耳炎（special type of otitis media）4种类型。中耳胆脂瘤患者检出真菌的报道不少，其中曲霉菌的检出率明显较高，也有真菌生物膜生成的报道。

耳真菌病通常指的是由真菌感染所致外耳道皮肤的亚急性或慢性炎症，严重的可以出现中耳鼓室、乳突、内耳、甚至颅内的感染灶，有些常合并细菌感染。通常认为细菌感染后由于耳内潮湿或长期使用抗生素后继发了真菌感染。真菌致病必须具备的条件是：①局部上皮有炎症，外伤性损伤或有病理性分泌物，不少继发于中耳乳突炎；②全身消耗性疾病，应用皮质激素，免疫抑制剂使机体免疫功能低下或有慢性活动性肝炎、糖尿病、血液病及癌肿放化疗，局部或全身抵抗力下降；③滥用抗生素致菌群失调，破坏细菌与真菌的生态平衡；④环境气候因素，亚热带及热带地区气候温热潮湿，利于真菌的生长繁殖。

（朱敏、王玫供稿；王瑶、鲁辛辛审）

## 参考文献

1. 王端礼. 医学真菌学-实验室检验指南. 北京：人民卫生出版社，2005.
2. Dannaoui E, Borel E, Persat F, et al. Amphotericin B resistance of Aspergillus terreus in a murine model of disseminated aspergillosis. J Med Microbiol. 2000;49:601-606.
3. Walsh TJ, Petraitis V, Petraitiene R, et al. Experimental pulmonary aspergillosis due to Aspergillus terreus; pathogenesis and treatment of an emerging fungal pathogen resistant to amphotericin B. J Infect Dis. 2003;188:305-319.
4. Hachem RY, Kontoyiannis DP, Boktour MR, et al. Aspergillus terreus; an emerging amphotericin Bresistant opportunistic mold in patients withhematologic malignancies. Cancer. 2004 Oct 1;101(7):1594-600.

## 病例32 黑曲霉致化脓性中耳炎

【主诉】 左耳反复流脓伴听力减退10年，加重1个月。

【现病史】 患者，男性，47岁，10年前无明显诱因出现左耳反复流脓伴听力减退，耳痛、耳鸣；口服或静滴抗生素后症状可缓解，此后症状间断发作，无明显头痛、发热、无眩晕、面瘫，无血性分泌物流出。1月前左耳流脓再次发作，伴听力减退、耳痛。外院进行CT检查提示左侧中耳乳突炎，静滴抗生素后症状无明显改善，于2016年9月20日以"慢性化脓性中耳炎"收入院。

【既往史】 自幼右耳反复流脓伴听力减退,8岁手术治疗,后间断流脓。

【治疗经过】 检查发现左耳外耳道可见较多黄白色脓性分泌物附着,鼓膜紧张部中央型穿孔,鼓室内黏膜充血,外耳道深处及鼓膜松弛部表面可见斑片状黑色霉菌团块附着,外耳道皮肤充血。入院后予内镜下清理双侧外耳道及鼓膜处分泌物,清除左耳霉菌斑块样病变,同时送细菌及真菌培养,有霉菌生长。给予5%碳酸氢钠滴耳液、3%过氧化氢溶液、妥布霉素、地塞米松滴眼液滴耳等治疗,一周后患者耳溢较前有所好转,左耳未见明显霉菌,右耳外耳道分泌物明显减少,准予患者出院,嘱其继续用药,待干耳后可考虑择期手术修补左侧鼓膜。

【微生物学检查】 外耳分泌物接种血平板及中国蓝平板,35℃培养24小时有少量铜绿假单胞菌生长;外耳分泌物接种SDA,28℃培养48小时,有曲霉菌生长。

【病原学鉴定特点】

1. **菌落特征** SDA平板上,菌落生长较快,蔓延迅速,第一天生成直径约5mm的菌落,扁平,菌丝呈白色绒毛状。第二天菌落继续长大,菌丝基部白色,顶部浅黄色,后变成黄色直至黑色厚绒状(图1-32-1),菌落表面可形成放射状黑色沟壑样纹路(图1-32-2)。背面也同样呈放射性沟纹状,无色或中央略带黄色(图1-32-3)。

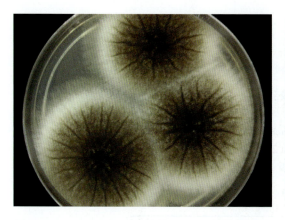

图1-32-1 SDA上28℃培养4天,呈黑色绒毛状的菌落

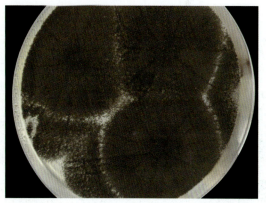

图1-32-2 SDA上28℃培养1周的菌落

2. **镜检特征** 镜下可见菌丝体、分生孢子梗和分生孢子。菌丝有隔膜和分枝、透明,内含颗粒外壁粗糙。有足细胞,分生孢子梗自基质中伸出,直径15~20pm,长1~3mm,壁厚而光滑。顶部形成球形顶囊,其上全面覆盖一层梗基和一层小梗,梗基呈放射状,小梗上长有成串褐黑色的球状小分生孢子,直径2.5~4.0μm。由于褐色色素沉积在内壁和外壁呈棍状或块状,故分生孢子表面较粗糙,有小刺(图1-32-4)。

3. **分子鉴定** PCR扩增ITS区基因并进行测序分析鉴定为黑曲霉。

【点评】

1. 黑曲霉在自然界分布广泛,是导致机会性感染的一种条件致病性真菌,也是实验室常见的污染真菌之一,其致病意义需要结合临床综合判定。

2. 外耳道与外界相通,长期分泌物的存在使外耳道环境湿润,易引发霉菌感染。黑曲霉是引起外耳道炎及化脓性中耳炎最常见的霉菌。该患者左耳多年来反复流脓伴听力减退,

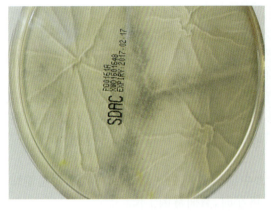
图1-32-3 SDA上28℃培养1周的菌落背面

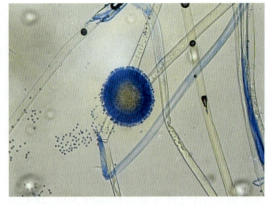
图1-32-4 培养物镜下形态,乳酸酚棉兰染色(×400)

耳痛、耳鸣。所检测到的黑曲霉是其重要致病菌。

3. 黑曲霉生长迅速,3天内成熟。在SDA上3天即可长出黑色绒毛样菌落,根据菌落形态及镜下染色后形态可鉴定到种。PCR扩增ITS测序可明确鉴定黑曲霉。

(王育英、曹敬荣供稿;王瑶、王凯飞审)

### 参考文献

1. 中华医学会呼吸病学会感染学组,中华结核和呼吸杂志编辑委员会.肺真菌病诊断和治疗专家共识.中华结核和呼吸杂志,2007,30:821-834.
2. Walsh TJ, Anaissie EJ, Denning DW, et al. Treatment of aspergillosis:clinical practice guidelines of the Infectious Diseases Society of America. Clin Infect Dis,2008,46:327-360.
3. Larone DH. 医学重要真菌鉴定指南.沈定霞译.5版.北京:中华医学电子音像出版社,2016.

## 病例33 黑曲霉致化脓性中耳炎

【主诉】 双耳反复流脓伴听力下降。

【现病史】 患者,男,48岁。自幼双耳反复流脓,脓液为黄色,偶有豆渣样物,伴臭味,不伴耳痛、头痛、发热或面瘫。于当地医院诊断为"中耳炎",予抗生素口服及滴耳液治疗后好转,但每于感冒劳累后或耳道进水后复发,并伴双耳听力逐渐下降,右侧为重。近3年左耳鸣。抗生素口服或抗生素滴耳液滴耳后均可干耳,但听力无明显恢复。

【既往史】 体健。

【治疗经过】 入院后完善术前检查,排除手术禁忌证,颞骨螺旋CT示右侧中耳乳突炎累及听小骨可能性大(图1-33-1),右侧外耳道炎。2014年5月22日全麻下行右耳开放式乳突根治及鼓室成形术。术中见右鼓室肉芽组织。术后予以抗感染(头孢西丁,左氧氟沙星滴耳液)扩管治疗。诊断为慢性化脓性中耳炎。

【一般检查】 无特殊异常。白细胞:$5.10 \times 10^9/L$,淋巴细胞33.40%,中性粒细胞

58.40%。

【病理学检查】 右鼓室黏膜组织显慢性炎症,肉芽组织形成。

【微生物学检查】 耳拭子接种血平板和SDA,分别于35℃和25℃培养,有凝固酶阴性葡萄球菌和黑曲霉生长。

【病原学鉴定要点】

1. **菌落特征** 正面黑色,有白边(图1-33-2),背面白色至褐色。

2. **镜检特征** 菌丝有隔,顶囊球形,瓶梗双层,放射状排列于整个顶囊周围。分生孢子较大,圆形(图1-33-3)。

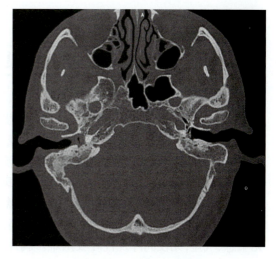

图1-33-1　颞骨CT图像

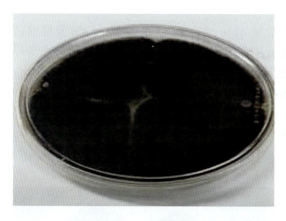

图1-33-2　黑曲霉菌落形态

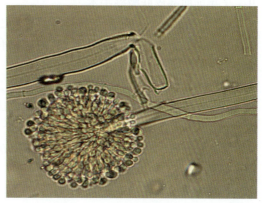

图1-33-3　黑曲霉显微镜下形态(KOH)

【点评】

1. 黑曲霉在自然界分布广泛,是导致机会性感染的一种条件致病性真菌,也是实验室常见的污染真菌之一,其致病意义需要结合临床综合判定。

2. 黑曲霉是引起耳道炎症最常见的霉菌。该患者双耳多年来反复流脓伴听力减退,耳痛、耳鸣,所检测到的黑曲霉是其重要致病菌。

3. 黑曲霉生长迅速,3天内成熟。在SDA上3天即可长出黑色绒毛样菌落,根据菌落形态及镜下染色后形态可鉴定到种。PCR扩增ITS测序可明确鉴定黑曲霉。

(王玫、朱敏供稿;王凯飞、沈定霞审)

## 参考文献

1. 王端礼. 医学真菌学 - 实验室检验指南. 北京:人民卫生出版社,2005.
2. Larone DH. 医学重要真菌鉴定指南. 沈定霞译. 5版. 北京:中华医学电子音像出版社,2016.

## 病例34　构巢曲霉致肺曲霉病

【主诉】　发热、咳嗽、咳痰1月,加重伴畏寒5天。

【现病史】　患者,男,88岁。1月前出现发热,体温高达38.4℃,并出现咳嗽,呈阵发性,夜间加重,伴咳痰,自诉黑色黏液痰,并伴有流鼻涕打喷嚏症状,无盗汗、乏力、胸闷、胸痛、咯血,活动后气促症状。胸片示右肺下野可见斑片状模糊影。住院治疗,给予派拉西林舒巴坦5g q8h抗感染等治疗后,体温恢复正常,咳嗽、咳痰症状缓解。5天前无明显诱因出现发热,体温达38.0℃,伴畏寒,无寒战。咳嗽、咳痰加重,自诉咳黑色黏痰,易咳出,无胸闷、胸痛、无喘息、气短、无夜间阵发性呼吸困难。胸片示两肺间质纤维化改变,慢支表现。2016年12月1日以"慢性支气管炎并感染"急诊收入院进一步治疗。

【既往史】　慢性支气管炎20余年,冠心病史20余年,症状性癫痫5年,前列腺增生多年。7年前面部皮肤鳞癌手术。

【治疗经过】　入院后给予派拉西林舒巴坦5g q12h抗感染,氨溴索30mg bid及易维适0.2g tid化痰等治疗后,患者咳嗽、咳痰症状有所好转,但仍发热,最高37.8℃,后改为米诺环素、舒普深抗感染治疗8天,未见明显好转。1月9日痰涂片未见真菌,痰培养结果回报"曲霉菌属",GM试验阳性,临床应用伏立康唑200mg q12h抗曲霉菌治疗2周,患者症状好转,咳嗽、咳痰减轻,无胸闷、喘息、气短,将伏立康唑减量为100mg q12h,于2017年1月20日出院,继续口服伏立康唑100mg q12h至少3个月,门诊复查。

【一般检查】　血常规:WBC $11.05 \times 10^9$/L,淋巴细胞 $0.87 \times 10^9$/L,中性粒细胞 $9.83 \times 10^9$/L;G试验阴性,GM试验阳性。

【影像学检查】　12月12日胸部CT示双肺斑片状密度增高模糊影,两肺上叶小片状透亮区,两肺上叶尖段多发条索影,右肺中下叶及左肺下叶斑片状高密度影。1月18日胸部CT示右肺上叶片状模糊影较前范围扩大,右肺前裂增厚,密度增高同前,形态较前略不规则,余两肺上叶小囊状透亮区及双肺多发条索影大致同前(图1-34-1)。

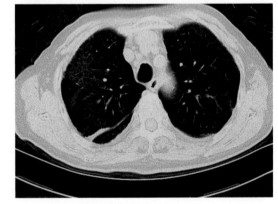

图1-34-1　胸部CT图像

【微生物学检查】　痰涂片未找见真菌。痰标本接种血平板35℃培养48小时可见丝状真菌菌落生长;痰标本接种SDA 28℃培养48小时可见绒片状曲霉菌落生长。

【病原学鉴定要点】

**1. 菌落特征**　在SDA培养基上3~4天可见绒片样菌落,先为边缘白色中央淡绿色((图1-34-2),一周后菌落为墨绿色,有白边,并有不规则沟纹(图1-34-3)。背面浅黄色(图1-34-4)。

**2. 镜检特征**　乳酸棉酚兰染色镜下可见分生孢子梗光滑、短、褐色,随时间变深。顶囊直径8~12μm。双层瓶梗,梗基和瓶梗等长,只在顶囊上半部分形成(图1-34-5)。分生孢子为圆形、光滑或稍粗糙、直径 3~4μm,可见圆形闭囊壳(图 1-34-6)及壳细胞(图 1-34-7)。

**3. 分子鉴定** PCR 扩增 ITS 区基因并测序分析,鉴定为构巢曲霉。

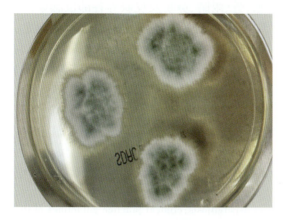

图 1-34-2　SDA 上 28℃培养 3 天的菌落

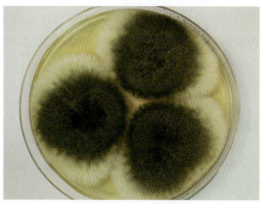

图 1-34-3　SDA 上 28℃培养 1 周的菌落

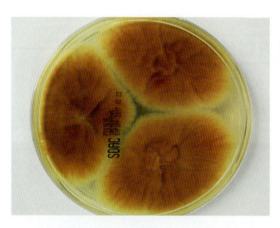

图 1-34-4　SDA 上培养 1 周菌落背面

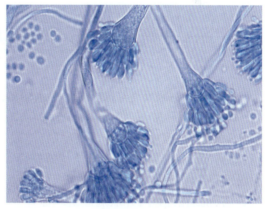

图 1-34-5　顶囊及双层小梗,乳酸棉酚兰染色(×1000)

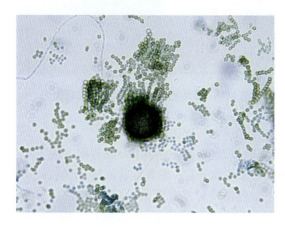

图 1-34-6　闭囊壳,乳酸棉酚兰染色(×400)

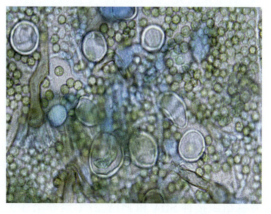

图 1-34-7　壳细胞,乳酸棉酚兰染色(×1000)

【点评】

1. 本例患者高龄（88岁），有多种基础疾病及长期使用抗生素，是引起侵袭性肺曲霉菌病的高危因素。

2. 构巢曲霉在土壤中广泛存在，可导致肺、脑、骨、眼睛、鼻窦及皮肤等各部位感染，也可引起全身播散性感染，是存在于环境中的条件致病菌。通过镜下形态（有隔菌丝、闭囊壳、壳细胞等特点）及分子生物学方法可鉴定到种。

（王育英、曹敬荣供稿；王瑶、王凯飞审）

## 参考文献

1. 中华医学会呼吸病学会感染学组，中华结核和呼吸杂志编辑委员会．肺真菌病诊断和治疗专家共识．中华结核和呼吸杂志，2007，30：821-834.
2. Walsh TJ，Anaissie EJ，Denning DW，et al. Treatment of aspergillosis：clinical practice guidelines of the Infectious Diseases Society of America. Clin Infect Dis，2008，46：327-360.
3. Larone DH. 医学重要真菌鉴定指南．沈定霞译．5版．北京：中华医学电子音像出版社，2016.

## 病例 35　淡紫拟青霉致角膜溃疡

【主诉】　右眼反复红肿、疼痛、泪水增多，伴视力下降4年。

【现病史】　患者，女，66岁。于4年前劳作时用衣物擦拭右眼后即出现眼红、眼痛、畏光、流泪，伴视力下降，未予特殊处理。两周后门诊诊断为"感染性角膜炎"，予局部抗真菌、抗细菌治疗，并取病灶组织涂片及培养，未发现细菌和真菌。患者自觉症状无好转，为求进一步诊治于2016年3月8日以"右眼角膜炎"收入眼科。专科检查：右眼视力为0.2，眼压18.3，左眼视力为0.7，眼压12.8，右眼睑红肿，结膜充血，角膜混浊，表面呈溃疡面，有脓性分泌物。角膜病灶部位有白色苔垢样物覆盖（图1-35-1）。初步诊断：右眼角膜溃疡。

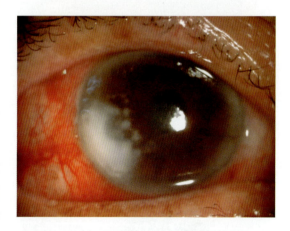

图1-35-1　角膜病灶有白色苔垢样物覆盖

【既往史】　高血压病史10年，否认糖尿病史、肝炎病史，否认外伤史。

【治疗经过】　克霉唑眼膏0.1ml滴右眼1次/晚；那他霉素眼液0.1ml滴右眼6次/天；两性霉素B眼液0.1ml滴右眼6次/天；氟康唑滴右眼6次/天。患者症状好转，出院。

【微生物学检查】　角膜溃疡组织刮片，革兰染色镜检可见有隔菌丝（图1-35-2）。角膜溃疡组织接种SDA和PDA，27℃培养第3天可见真菌菌落。采用Etest法抗真菌敏感性试验，伊曲康唑、伏立康唑、两性霉素B、5-氟胞嘧啶、氟康唑MIC分别为32μg/ml、0.75μg/ml、

0.19μg/ml、32μg/ml 和 256μg/ml。

【病原学鉴定要点】

**1. 菌落特征**　在 SDA 上生长迅速，菌落初为白色羊毛状，逐渐转为淡灰紫色（图 1-35-3），日久转为暗灰紫红色，背面为暗紫红色，菌落颜色呈同心圆分布。

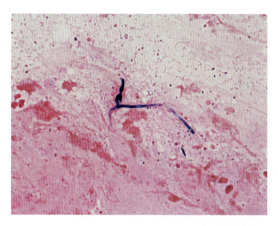

图 1-35-2　角膜组织刮片革兰染色镜检（×1000）

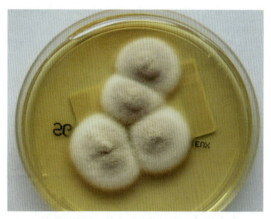

图 1-35-3　SDA 上培养 4 天的菌落

**2. 镜检特征**　无色透明菌丝，分生孢子梗直立，长约 40~600μm，宽 3.0~4.0μm，壁粗糙，黄色或紫色，梗基紧密成簇，上有 2~4 轮瓶梗，其顶端帚状枝单轮生，瓶梗基部膨大，顶部突然变尖形成窄颈，约 1μm。分生孢子椭圆形或近球形，壁光滑或粗糙，长约 2.5~3μm，宽 2.0~2.2μm，分生孢子链呈柱状或分散柱状（图 1-35-4）。

**3. 分子鉴定**　经测序分析，证实该菌是淡紫拟青霉。

【点评】

拟青霉属作为土壤腐生菌、昆虫寄生菌及生物腐败菌而广泛存在。引起人类致病

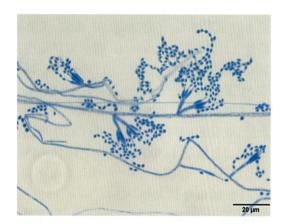

图 1-35-4　小培养镜检见分生孢子梗顶部变窄，分生孢子椭圆形或近球形、链状（×1000）

的常见病原菌为宛氏拟青霉和淡紫拟青霉。淡紫拟青霉原称淡紫青霉，由于它淡紫色的菌落和在察氏培养基上产生的深紫红色色素，以及该菌瓶梗顶部锥形变细等形态特学特征，在 1974 年将其划归为拟青霉属。该菌在 25~27℃生长良好，37℃生长缓慢，40℃时生长完全抑制。淡紫拟青霉是眼部感染的病原，可以引起角膜炎、内眼炎、角膜溃疡和眶肉芽肿等，诱发因素包括使用过期的隐形眼镜和在临床表现出角膜炎之前使用皮质类固醇。也可引起心内膜炎、鼻窦、皮肤及皮下软组织感染。淡紫拟青霉引起的感染常为医源性或外伤所致，尤其好发于免疫缺陷宿主。

（王露霞、李建勋、彭亮红供稿；沈定霞审）

## 参考文献

1. Starr M B.1987.Paecilomyces lilacinus keratits:two case reports in extended wear contact lens wearers.CLAO J.13:95-101.
2. Gradon J D,Timpone J G,Schnittman S M.1992.Emergence of unusual opportunistic pathogens in AIDS:a review.Clin.Infect.Dis.15:134-157.
3. 吕雪莲,陈晶,沈永年,等.淡紫拟青霉所致皮肤及皮下感染:临床和实验研究.中国真菌学杂志,2006,1(3):129-132.
4. 胡志敏,陈柳青,王玮臻,等.淡紫拟青霉致原发性皮肤透明丝孢霉病一例.国际皮肤性病学杂志,2010,36(3):131-133.

## 病例36 草酸青霉致急性腹膜炎

【主诉】 规律腹透5年,腹透液混浊伴超滤量下降2天。

【现病史】 患者,女,51岁。规律腹透5年,腹透液混浊伴超滤量下降2天入院治疗。2015年11月19日入院后应用万古霉素及头孢他啶联合治疗,腹透液变清。11月25日体温上升至37.7℃,伴寒战、腹胀、腹痛,无咳嗽。腹透液外观稍混浊,可见絮状物。腹透液管口处无红肿,超滤量560ml。腹水常规检查:WBC 283/mm$^3$,多核细胞百分比82.1%。腹透液培养初步报告为真菌阳性,立即拔除腹透管,同时给予伏立康唑200mg bid,静滴。检查:腹软,无压痛及反跳痛,肾区无压痛及叩击痛。

【既往史】 2型糖尿病史14年,糖尿病视网膜病变Ⅲ期、糖尿病大血管病变。肾病综合征(继发性),糖尿病肾病Ⅳ期CKD3期,并于2009年9月行腹膜置管术,给与规律腹膜透析,超滤量波动于800~1000ml之间。2013年4月曾考虑腹膜炎,但未明确病原,给予抗生素治疗好转。高脂血症病史4年,高血压病史3年。否认肝炎、结核、疟疾病史。

【一般检查】 WBC $8.54\times10^9$/L,淋巴细胞百分比78.9%。腹水常规WBC 283/mm$^3$,多核细胞百分比86.2%;肌酐821μmol/L,尿素氮23.42mmol/L;CRP 11.69mg/L,PCT 0.86ng/ml。

【影像学检查】 腹部平片显示腹腔透析管置入术后改变。中腹部肠管轻度扩张积气。

【微生物学检查】 自11月25日起,先后5次送检腹透液培养,4次仪器报阳,阳性报警时间为1.21~2.19天。1次假阴性,后经转种证实为阳性,生长曲线平缓,对数生长期不明显(图1-36-1)。

【病原学鉴定要点】

**1. 菌落特征** 在血培养瓶中见乳白色球形生长物(图1-36-2),取培养液转种至SDA平板,48小时后可见丝状真菌生长,呈中间灰绿色、边缘灰白色的绒状菌落。

**2. 镜检特征** 取培养液直接压片,显微镜下可见有隔的真菌菌丝,分生孢子梗扫帚状分枝不明显,未见分生孢子。

**3. 分子鉴定** 测序分析结果为草酸青霉。

【点评】

1. 患者长期腹膜透析。2年前出现过细菌性腹膜炎,经抗细菌感染治疗后痊愈。本次

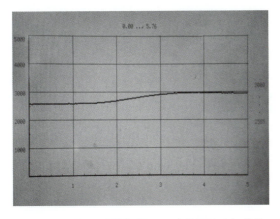

图 1-36-1 标本在血培养瓶中培养后的生长曲线

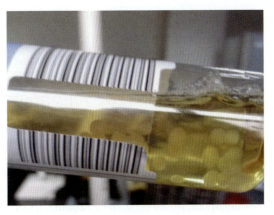

图 1-36-2 培养瓶中的乳白色球状生长物

因急性腹膜炎再次住院,经验治疗给予万古霉素及头孢他啶,感染症状和炎性指标无好转。腹透液多次培养有相同的丝状真菌生长,后经测序确定为草酸青霉。转而进行抗真菌治疗,逐步好转。

2. 草酸青霉可导致角膜溃疡、过敏性哮喘等疾病。本病例从腹透液中分离到草酸青霉,是导致该患者急性腹膜炎的病原菌。临床针对青霉菌属治疗方案调整用药,采用伏立康唑 200mg,bid 治疗,好转。出院后继续抗真菌治疗。

3. 第 1 次从腹透液中培养出丝状真菌,为单瓶报阳,报阳时间为 1.51 天,曾怀疑污染,涂片结果报告临床后,反馈意见为常规抗细菌治疗无好转,不排除真菌、奴卡菌或其他非典型性病原体。连续送检 5 次,4 次报阳,均培养出同一种丝状真菌。未报阳性的培养瓶取出后,也发现有一个团状物生长,转种后有同样的丝状真菌生长。

(艾效曼,赖惠英供稿;王瑶,王凯飞,沈定霞审)

## 病例 37　茄病镰刀菌致糖尿病足

【主诉】　右足脚趾外伤感染 3 月余。

【现病史】　患者,女,75 岁。3 个月前因修剪脚趾甲,不慎夹伤右足踇趾,出血 10ml 左右,简单消毒加压止血,3 天后伤口皮肤破溃、肿痛,家属自行购买消毒药和抗生素治疗(具体用药不详),疗效不佳。一周后伤口出现渗出液,奇臭。后多次社区卫生服务中心就诊,清创、抗生素治疗(头孢曲松、头孢地尼),病情进一步进展,就诊我院糖尿病科。患者言语迟缓,神情呆滞,T37.8℃,P85 次 / 分,R26 次 / 分,BP160/95mmHg。查体右足皮肤发黑,踇趾、第二趾、第三趾皮肤破溃,踇趾趾甲两侧出现瘘管,全足表面有一层白色绒毛状丝状物生长,高 1cm 左右,尤其踇趾表面为甚,形似毛豆腐(图 1-37-1),腐败臭味。急查血糖 18.3mmol/L,尿酮体阳性。以"糖尿病酮症酸中毒、糖尿病足感染"收入院。

【既往史】　患者近 30 年糖尿病史,血糖一直控制不佳,多次因糖尿病酮症酸中毒住院治疗。行动不便,长期卧床,老年痴呆。否认肝炎,否认结核病。否认有"伤寒、痢疾"等传染病病史。无手术史,无输血史,无过敏史。预防接种史不详。

【治疗经过】 入院后使用胰岛素泵调节血糖,血糖逐步控制在 6~10mmol/L 之间,使用头孢他啶(2g,q8h,iv)、莫西沙星(400mg,qd,iv)和甲硝唑(1g,q12h,iv)抗感染治疗,伤口标本送微生物学检查。2 月 6 日、2 月 10 日两次送检的标本均培养出溶血葡萄球菌和镰刀菌属。2 月 16 日,床旁采样,伤口标本培养出溶血葡萄球菌和镰刀菌。2 月 10 日和 20 日治疗方案分别修改为利奈唑胺(600mg,q12h,iv)和伏立康唑(200mg,q12h,iv),但疗效不佳。2 月 30 日转血管外科行血管搭桥术以改善肢体远端供血,3 月 15 日 B 超显示手术血管内血栓形成。3 月 20 日会诊后转骨科行蹞趾、第二趾、第三趾截肢术。术后先后使用万古霉素(1g,q12h,iv)、美罗培南(1g,q8h,iv)和伏立康唑(200mg,q12h,iv),伤口愈合好转,未再培养出致病菌,患者要求于 5 月 10 日出院。

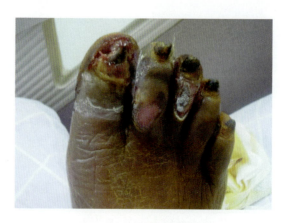

图 1-37-1　感染的右足趾

【一般检查】 入院后实验室检查空腹血糖 22mmol/L,血酮体阳性,WBC $17.5 \times 10^9$/L、NE 81.2%、CRP 95.4mg/L、K 3.1mmol/L、Na 110mmol/L、Ca 2.17mmol/L、$CO_2$ 14.5mmol/L、Urea 12.1mmol/L、Cre 189mmol/L,动脉血气分析:pH7.25,$PaCO_2$ 39mmHg,$PaO_2$ 71mmHg,$SO_2$ 91%,

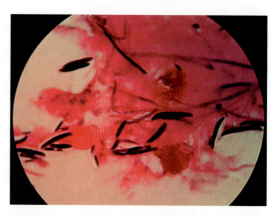

图 1-37-2　标本直接涂片镜检见有隔菌丝和豆荚状的孢子

总蛋白 52g/L、白蛋白 31g/L、HbA1c 10.3%。尿常规 WBC3+、RBC 可疑阳性,尿酮体阳性,尿培养出粪肠球菌(≥$10^5$CFU/ml),对氨苄西林、左氧氟沙星、莫西沙星、万古霉素、利奈唑胺均敏感。多次血培养阴性。痰涂片、痰培养未检出致病菌。抗酸染色、弱抗酸染色均为阴性。

【影像学检查】 胸部 CT 影像显示双肺纹理变粗,支气管和细支气管变粗,轻度肺部感染,左侧少量胸腔积液。

【微生物学检查】 2 月 6 日、2 月 10 日两次送检足部分泌物,均培养出溶血葡萄球菌和镰刀菌属。2 月 16 日,外科清创术后,取新鲜肉芽组织处的标本,床旁接种,需氧、厌氧、真菌培养。标本直接涂片可见有隔菌丝和豆荚状的孢子(图 1-37-2),血平板、巧克力平板、中国兰和 SDA 平板上均生长有丝状真菌,转种 SDA 和 PDA 平板。

【病原学鉴定要点】

1. 菌落特征　在 PDA 和 SDA 上生长快速,初为白色絮状菌落,气生菌丝发达,边缘须状,有一淡红色边缘(图 1-37-3),菌落背面橙红色(图 1-37-4)。

2. 镜检特征　菌丝分枝、分隔;产孢细胞为单瓶梗,瓶梗较长;小分生孢子,细长,柱状,假头状着生(图 1-37-5);大分生孢子直或轻微弯曲,大多数 3~5 个隔(通常为 3 个隔),顶细胞缢缩成喙状(图 1-37-6)。

3. 分子鉴定　经测序分析证实为茄病镰刀菌。

第二章 透明丝孢霉感染病例

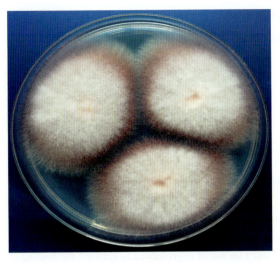

图 1-37-3　PDA 上 28℃培养 5 天的菌落

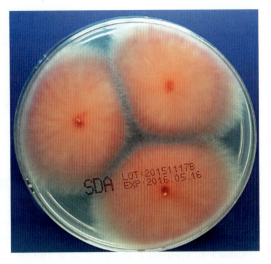

图 1-37-4　PDA 上 28℃培养 5 天菌落背面

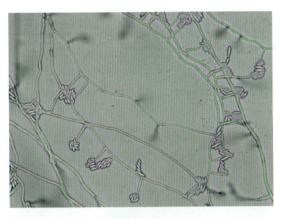

图 1-37-5　培养物镜下形态（×400）

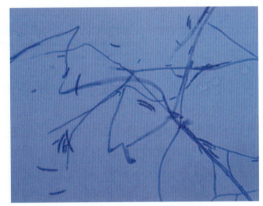

图 1-37-6　培养物镜下形态，乳酸酚棉兰染色（×400）

【点评】

1. 镰刀菌属可在土壤、植物、尘土和空气中存在，是常见的临床和实验室污染菌，在培养出镰刀菌属时应首先排除污染。但作为条件致病菌，该菌可以引起眼内炎、角膜炎、皮肤感染、足菌肿、关节炎、创伤感染、心内膜炎以及真菌血症。本病例为多年血糖未得到有效控制的糖尿病患者，机体免疫功能严重低下，长期卧床，老年痴呆，个人生活护理质量低下，具备发生镰刀菌感染的基础条件。分泌物和组织标本中多次分离出镰刀菌，患肢表面亦可见丝状菌生长，因此，镰刀菌应该是糖尿病足溃烂的致病菌。

2. 茄病镰刀菌对大部分抗真菌药物耐药，对卡泊芬净、阿尼芬净和米卡芬净等存在天然耐药，文献资料表明两性霉素 B 和伏立康唑对镰刀菌有较低 MIC 值，但患者的基础条件差，肾功能损害，综合评估两性霉素 B 不适宜用于该患者的抗真菌治疗。使用伏立康唑疗效有限，一方面有可能该菌株对伏立康唑耐药，另一方面可能是患肢血供差，药物无法达到患处或血药浓度达不到有效的抑菌浓度。

3. 下肢动脉血流重建是治疗糖尿病足患者下肢缺血的最重要的措施，一旦血流重建成功,可以加快溃疡面的愈合,甚至降低截肢平面。本病例的患者虽然实施了经皮穿刺动脉内成形术,但仍未成功改善血供,血管内血栓形成,血管坏死。加上抗菌药物无法控制感染,最终只能截肢。

(徐和平供稿;杨继勇、王凯飞审)

## 参考文献

1. 国际血管联盟中国分会糖尿病足专业委员会. 糖尿病足诊治指南. 介入放射学杂志,2013,22(9):705-708.
2. Lipsky BA,Berendt AR,Cornia PB,et al. 2012 infectious diseases society of America clinical practice guideline for the diagnosis and treatment of diabetic foot infections.Clin Infect Dis,2012,54:132-173.
3. Game F L,Apelqvist J,Attinger C,et al. IWGDF Guidance on use of interventions to enhance the healing of chronic ulcers of the foot in diabetes. Diabetes Metab Res Rev. 2016 Jan;32 Suppl 1:75-83.

## 病例 38  茄病镰刀菌致外伤感染

【主诉】 车祸外伤致左下肢开放性创伤伴活动受限 4 小时。

【现病史】 患者,男,20 岁。4 小时前因交通事故,出现全身多发性创伤,尤以左下肢明显,呈开放性创口(图 1-38-1)。患者诉左下肢麻木,左下肢背伸、屈肌无力,并出现头晕、头痛等不适,被家属急送至当地医院,急拍 X 光片示:左胫腓骨粉碎性骨折,左胫骨平台骨折,左膝关节脱位,左股骨下端骨折可疑。当地医院行简单固定及伤口处理后,来本院就诊。患者一般情况差,右面颊处皮肤青紫、肿胀、淤血明显;腰骶部压痛明显,骨盆挤压试验、分离试验阳性;左下肢膝关节处及右小腿皮肤裂伤明显,左膝压痛、叩痛,局部畸形,异常活动;左小腿中段

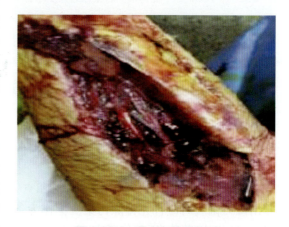

图 1-38-1  患者入院时伤口

局部畸形、肿胀,异常活动,可触及骨擦感;左脚踇趾肌力Ⅲ级。左下肢肌力较右下肢明显减退。于 2016 年 5 月 25 日入院。

【既往史】 平素体健,否认高血压,否认冠心病,否认肝炎,否认结核病。否认有"伤寒、痢疾"等传染病病史。无手术史,无输血史,无过敏史。预防接种史不详。

【治疗经过】 2016 年 5 月 25 日 1:30 第一次急诊手术,行左下肢皮肤及皮下组织清创术+左下肢肌肉清创术+左下肢肌肉缝合术+左胫骨外固定术+VSD 引流术,探查创面见左下肢创面污染严重,大量泥土、杂质覆盖于创面表面,左小腿中下 1/2 见开放性胫骨骨折,髓腔外露,左大腿下段见不规则横行皮肤软组织裂伤,伤口内见股四头肌部分断裂,所有创

口皮肤及皮下组织均污染严重,用肥皂水反复刷洗患肢,过氧化氢溶液、稀碘伏液、大量生理盐水反复冲洗创面,胫骨骨折行支架外固定,小腿创面覆盖 VSD 材料,贴膜密封,连接负压吸引,检查管道无渗漏。抗感染给予美洛西林钠舒巴坦钠 5.0g,治疗 5 天。5 月 30 日开始伤口渗出轻微,持续 VSD 引流出暗红色液体 30ml,取引流液培养无细菌生长,改用注射用头孢哌酮 3.0g、q12h、2 周。患者伤口渗出持续,部分皮肤呈黑色,6 月 7 日和 6 月 15 日再次进行了两次清创手术,术中取了伤口组织送病原学检查及病理检查。6 月 19 日微生物室工作人员到床旁采样,涂片镜下见分生孢子及分枝、分隔菌丝。先予以制霉菌素粉末切口换药,后改用亚胺培南 1.0g q6h+ 氟康唑 200mg qd 一周,无不良反应。后持续使用两周并用制霉菌素粉末切口换药,伤口愈合良好,患者转烧伤整形科进行皮瓣修复术。

【一般检查】 入院血常规检查:WBC $11.5 \times 10^9$/L,N 79%,HGB 107g/L。真菌 1,3-β-D-葡聚糖 31.3pg/ml。

【病理学检查】 6 月 7 日和 6 月 15 日两次清创手术中所取的伤口组织进行病理检查,均看到分隔真菌菌丝。

【微生物学检查】 6 月 19 日床旁采样直接镜检可见透明、分隔的真菌菌丝和镰刀状孢子(图 1-38-2)。多次引流液需氧、厌氧菌培养均无细菌生长,多次血培养均未培养出需氧、厌氧菌。6 月 7 日、6 月 15 日和 6 月 19 日送检的组织标本均有丝状真菌生长。

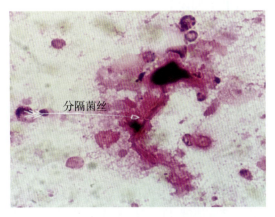

图 1-38-2 标本直接镜检可见透明分隔真菌菌丝

【病原学鉴定要点】

**1. 菌落特征** 血平板 37℃培养 3 天左右长出白色棉絮样丝状菌落,在 SDA 平板上开始为白色棉花状,气生菌丝丰富,羽毛状,第三天开始变为粉紫色,边缘颜色较浅(图 1-38-3),菌落背面为奶油色。

**2. 镜检特征** 产孢细胞为简单瓶梗,瓶梗较长,小分生孢子的产孢细胞生于气生菌丝上,细长、柱状,大量小分生孢子,卵形、椭圆形或肾形,0~1 个隔,假头状着生。大分生孢子直或轻微弯曲,舟状或腊肠状,多在上半部较宽,顶细胞缢缩成喙状,基细胞呈明显或不明显的足状,大多数有 3~5 个隔(通常为 3 个隔)。可见大量顶生的单个或成对的厚壁孢子,细胞壁光滑(图 1-38-4)。

**3. 分子鉴定** ITS 测序分析结果为茄病镰刀菌。

【点评】

1. 该患者为开放性车祸伤,且是在城乡结合部的土路上,在培养出镰刀菌属时应首先高度怀疑污染,做到及时与临床进行沟通,必要时进行床旁采样和接种,依靠直接涂片镜检、病理检查以及培养结果,作出正确的病原学诊断并确定其临床意义。本例患者手术清创发挥主要作用,结合局部抗真菌治疗,使感染得到了控制。

2. 镰刀菌属在深部组织标本中,主要以无色素的透明有隔菌丝存在,在皮肤软组织、指甲等接触空气的浅部组织标本中,除了可见大量的透明有隔菌丝外,有时还可以见到镰刀状分生孢子。

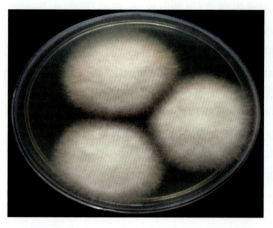 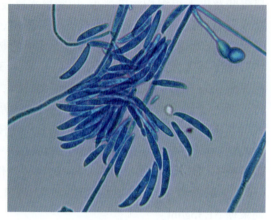

图 1-38-3　SDA 上 28℃培养 5 天的菌落　　图 1-38-4　舟状大分生孢子及顶生的单个或成对的厚壁孢子,细胞壁光滑

【扩大阅读】

镰刀菌属在自然界广泛分布,种类繁多,是土壤、植物、工业材料上常见的腐生菌,可以引起水稻、小麦、蔬菜、甘蔗等植物病害,也可以引起人和动物的感染。镰刀菌属隶属于真菌界、子囊菌门、子囊菌纲、粪壳菌亚纲、肉座菌目、镰刀菌属。属内有 100 多个种,临床上最常见的种有茄病镰刀复合群(*Fusarium solani species complex*,FSSC)、藤仓镰刀复合群(*Fusarium fujikuroi species complex*,FFSC)、尖孢镰刀复合群(*Fusarium oxysporum species complex*,FOSC)、双孢镰刀复合群(*Fusarium dimerum species complex*,FDSC)、厚孢镰刀复合群(*Fusarium chlamydosporum species complex*,FCSC)、肉色镰刀菌-水贼镰刀菌复合群(*Fusarium incarnatum equiseti species complex*,FIESC)等。

镰刀菌是最耐药真菌之一,茄病镰刀菌趋向对大部分抗真菌药物耐药。有研究表明氟胞嘧啶、酮康唑、咪康唑、氟康唑、伊曲康唑和泊沙康唑对镰刀菌可产生相对高的 MIC 值。镰刀菌对新的葡聚糖合成抑制剂类药物卡泊芬净、阿尼芬净和米卡芬净等存在天然耐药。两性霉素 B 和伏立康唑对镰刀菌有较低 MIC 值,卡泊芬净和两性霉素 B 两者联合应用对某些镰刀菌可出现协同效应。

(郑燕青、徐和平供稿;王凯飞、杨继勇审)

## 病例 39　茄病镰刀菌致角膜感染

【主诉】　左眼划伤 15 天,视力下降 1 周。

【现病史】　患者,男,63 岁。玉米叶划伤左眼后,当日自行冲洗,但流泪、眼磨症状未能缓解。翌日于当地眼科医院就诊,使用小牛血去蛋白提取物眼用凝胶 4 次/日、重组牛碱性成纤维细胞生长因子滴眼液 4 次/日,症状略有缓解。一周后眼磨及眼痛加重,左眼视力开始下降,遂于划伤后 15 天(2016 年 10 月 19 日)来院就诊,视力 OD 1.0/OS 0.8,眼压 OD 17mmHg/ OS 22mmHg,左眼球结膜充血,左眼角膜溃疡 2mm×2mm,溃疡周边呈毛刺状,菌苔较干、较厚(图 1-39-1)。

【既往史】 植物性外伤史(玉米叶划伤)。

【治疗经过】 患者行角膜刮片联合病灶清创,利于药物渗透并减少溃疡灶菌量。5%那他霉素滴眼液起始为每小时 1 次,1 周后待溃疡范围明显减小,逐步降低用药频率至停药,疗程为 1~3 个月。加替沙星滴眼液每日三次,预防继发细菌感染。

【活体激光共聚焦显微镜】 IVCM 检查见病灶区高反光的、长丝状、纵横交错的菌丝影像(图 1-39-2)。

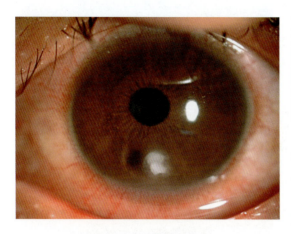

图 1-39-1　角膜病变部位

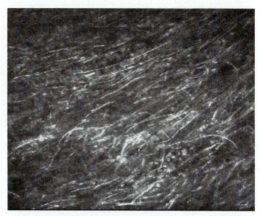

图 1-39-2　IVCM 观察到病灶区高反光的菌丝影像(×800)

【角膜刮片细胞学检查】 角膜溃疡涂片后,采用吉姆萨染色,可见丝状真菌菌丝(图 1-39-3)。

【病原学鉴定要点】

**1. 菌落特征**　用棉拭子在患者溃疡表面蘸取菌苔表面组织后,涂布于 PDA 斜面,25℃培养 3 天后,可在 PDA 斜面上观察到丝状真菌菌落,转种至 SDA 平板培养 7 天后,菌落呈淡黄色(图 1-39-4)。

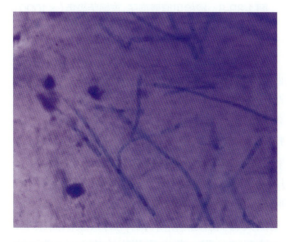

图 1-39-3　角膜刮片吉姆萨染色镜检见菌丝(×1000)

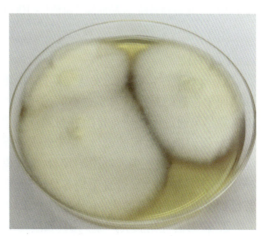

图 1-39-4　在 SDA 上生长 7 天的菌落

**2. 镜检特征** 培养物镜检,可见大量长椭圆形小分生孢子,及镰刀形状的、分隔的大分生孢子(图 1-39-5,图 1-39-6,图 1-39-7),延长培养时间可见厚壁孢子(图 1-39-8)。

**3. 分子鉴定** MALDI-TOF 鉴定结果为茄病镰刀菌。

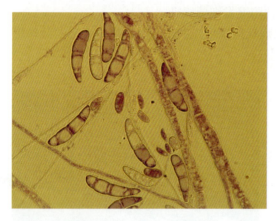

图 1-39-5 镜检见大分生孢子,吉姆萨染色(×1000)

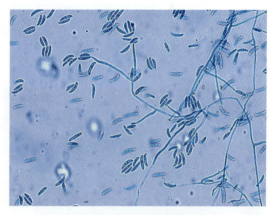

图 1-39-6 长椭圆形小分生孢子及镰刀状、分隔的大分生孢子(×400)

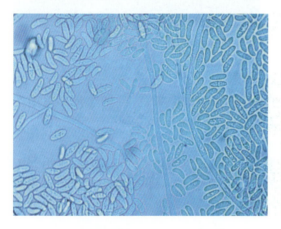

图 1-39-7 培养物镜检,乳酸酚棉兰染色(×1000)

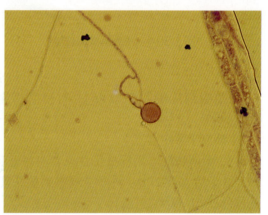

图 1-39-8 镜检见厚壁孢子,吉姆萨染色(×1000)

【点评】

1. 镰刀菌性角膜炎的发病初期,症状体征可不典型,早期诊断需要结合影像学、细胞学和病原学检查的结果。对于存在明确植物性外伤史的角膜炎患者,即便症状及体征不典型,也需要尽早通过上述检查排除外角膜真菌感染的可能。

2. 镰刀菌属真菌的菌丝,在未经药物治疗前,染色佳,细胞壁对染液的通透性尚可,分隔易见,菌丝断裂较少。冲击治疗后,菌丝常染色不佳,空染多见。治疗后期,菌丝断裂可呈碎片状,不易辨别。尽管真菌培养是诊断镰刀菌性角膜炎的金标准,但在角膜细胞学涂片中若见到镰刀菌属特有的大、小分生孢子,即可明确诊断为镰刀菌性角膜炎。

3. 镰刀菌性角膜炎严重病例(如溃疡深、范围大、药物反应差等),可同时口服伊曲康唑,每日 200mg,常规疗程为三周,但应依据具体病情调整疗程。若出现药物治疗无效、进行性加重、角膜穿孔等情况时,应适时行角膜移植手术,术后随诊防止复发或继发感染。

【扩大阅读】

茄病镰刀菌和串珠镰刀菌是镰刀菌属中导致角膜疾病的常见种类,除此之外,尖孢镰刀菌也是导致角膜感染的镰刀菌种类,他们在菌落特点、镜检形态学方面的鉴别见表1-39-1。茄病镰刀菌的镜检形态特点主要有:较长的简单瓶梗,大分生孢子多,且粗大,可见2~5个隔;小分生孢子发达,长椭圆形,假头状着生;延长培养时间可见厚壁孢子。串珠镰刀菌的小分生孢子除了假头状着生外,可呈串状着生,且其大分生孢子较少,呈披针状,无厚壁孢子。

表1-39-1 眼部感染常见镰刀菌的鉴别

| 特征 | 茄病镰刀菌 F. solani | 串珠镰刀菌 F. moniliforme | 尖孢镰刀菌 F. oxysporum |
| --- | --- | --- | --- |
| PDA上的菌落颜色 | 白色、浅黄色 | 浅紫色、淡粉色、白色 | 白色、淡紫色 |
| 大分生孢子 | 多,粗大 | 少,细长,披针形 | 细长,顶细胞呈喙状 |
| 小分生孢子 | 假头状着生 | 假头状着生,串珠状 | 假头状着生 |
| 瓶梗类型 | 简单瓶梗,较长 | 简单瓶梗 | 简单瓶梗,较短 |
| 厚壁孢子 | 有 | 无 | 有 |

(黄艳飞、张阳供稿;沈定霞审)

## 参考文献

1. 张阳,王智群,孙旭光. 2009年至2010年眼部真菌感染的病原学及药物敏感性分析. 中华眼科杂志,2013,49:345-349.
2. 王端礼. 医学真菌学-实验室检验指南. 北京;人民卫生出版社,2005.

## 病例40 串珠镰刀菌致足部溃疡

【主诉】 右足内踝皮肤破溃1年。

【现病史】 患者,女,57岁。1年前右足内踝因蚊虫叮咬后出现溃疡(图1-40-1)。创口瘙痒,久行、久站后觉右下肢沉重乏力,酸胀不适,朝轻暮重,休息或抬高后症状可缓解。无抽筋、发热、恶寒等不适症状。于2016年9月22日以"下肢溃疡"收入院。

【既往史】 2008年10月无明显诱因双下肢出现皮肤局部红斑、结节。确诊脂膜炎7年,予以激素及免疫抑制剂治疗后症状缓解,未规律诊疗。2014年底诊断"腮腺区肿

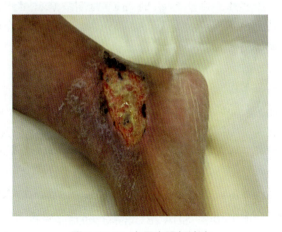

图1-40-1 右足内踝部溃疡

物(左腮腺瘤术后复发)、乳腺纤维囊性增生、结节性甲状腺肿、胆囊结石、单纯性肾囊肿(左肾盂旁囊性病变)、子宫肌瘤、下肢动脉粥样硬化并斑块形成、慢性喉炎"。10 余年前曾在珠海行"腮腺瘤"切除手术。无青霉素过敏史;否认毒物及疫水接触史。

【治疗经过】 入院后予以左氧氟沙星、克林霉素静脉滴注抗感染;阿米卡星、制霉菌素泡腾片、莫匹罗星、酮康唑等局部外用抗感染;伏立康唑口服抗真菌;呋喃西林溶液、外用生理盐水交替冲洗清创,同时给予中医及其他辅助治疗。

【一般检查】 白细胞计数 $7.1 \times 10^9$/L,中性粒细胞百分比 67.8%,血红蛋白 110.0g/L,血小板计数 $304.0 \times 10^9$/L。前白蛋白 169.0mg/L,谷草转氨酶 12.0U/L,总蛋白 63.5g/L,白蛋白 36.3g/L。抗核抗体阳性,抗核抗体核型为颗粒型,抗核抗体效价为 1∶100,抗 SSA 抗体阳性。

【病理学检查】 送检皮肤表面可见溃疡形成,皮下可见较多的小血管增生,伴淋巴细胞浸润;真皮深层纤维组织增生伴玻璃样变,纤维组织及脂肪组织中可见灶性小血管增生和淋巴细胞浸润,小灶可见色素沉着。特殊染色:PAS(图 1-40-2)和 PASM 阴性。

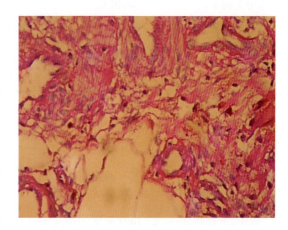

图 1-40-2 组织病理 PAS 染色

【微生物学检查】 将溃疡分泌物接种于 SDA 平板。28℃培养。隔天观察。多次右足溃疡面真菌培养阳性。

【病原学鉴定要点】

1. **菌落特征** 在 SDA 平板上 28℃培养生长较快,气生菌丝棉絮状,10 天后平铺平板或局部稍低陷,菌落正面浅紫色、淡粉色或白色(图 1-40-3)。培养基背面淡黄或蓝紫色。菌落中央可见绳状或束梗状。

2. **镜检特征** 镜下可见大分生孢子较少,披针形;小分生孢子较多,短棒状或椭圆形,呈串状、假头状着生,无厚壁孢子(图 1-40-4)。

3. **分子鉴定** ITS 序列鉴定结果为串珠镰刀菌。

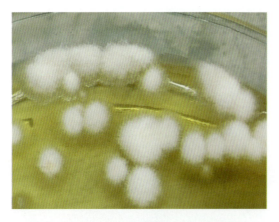

图 1-40-3 SDA 28℃培养 3 天的菌落形态

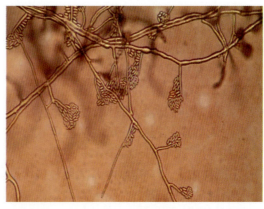

图 1-40-4 培养物镜检示椭圆形分生孢子,假头状着生

【点评】
1. 镰刀菌为条件致病菌，皮肤损伤和人体免疫力下降时易致病，患者有免疫抑制用药史，符合镰刀菌的致病条件。
2. 患者患有脂膜炎，为免疫缺陷疾病之一。此外，下肢皮肤色素沉着，血流不畅，皮肤干冷，不利于抗感染治疗和伤口愈合。
3. 该患者组织病理切片中未发现真菌孢子或菌丝，但根据溃疡分泌物多次检出串珠镰刀菌，结合临床症状及患者基础疾病等情况，可诊断为串珠镰刀菌感染导致的右足内踝部溃疡。

【扩大阅读】
1. 镰刀菌是一类世界性分布的真菌，广泛分布于土壤和植物中。
2. 本菌可产生镰刀菌毒素，食用该菌引起霉变的粮食可导致人患病和死亡。常见产毒镰刀菌有九个种，包括禾谷镰刀菌（*F. graminearum*）、串珠镰刀菌（*F. moniliforme*）、三线镰刀菌（*F. tricinctum*）、雪腐镰刀菌（*F. nivale*）、梨孢镰刀菌（*F. poae*）、拟枝孢镰刀菌（*F. sporotricoides*）、木贼镰刀菌（*F. equiseti*）、茄病镰刀菌（*F. solani*）和尖孢镰刀菌（*F. axysporum*）。
3. 镰刀菌属是真菌性眼部感染的常见病原菌，多波及眼角膜。另外，也涉及其他部位的各类感染，包括足菌肿、鼻窦炎、化脓性关节炎、甲真菌病等。对于严重中性粒细胞减少患者，镰刀菌所致的弥漫性全身感染病例近年来有所增多，可从此类感染患者的皮肤损伤处和血培养中分离得到该病原菌。

（张伟铮供稿；王凯飞、杨继勇审）

## 参考文献

1. 王瑞礼. 医学真菌学-实验室检验指南. 北京：人民卫生出版社，2005.
2. Larone DH. 医学重要真菌鉴定指南. 沈定霞译. 5版. 北京：中华医学电子音像出版社，2016.

# 病例 41　串珠镰刀菌致角膜感染

【主诉】　左眼红、磨、流泪 8 天。

【现病史】　患者，女，47岁，农民。来就诊的 8 天前，在消毒鸡舍过程中，有石灰粉眯眼史，且当时患有感冒。翌日眼红就诊于当地眼科医院，按病毒性角膜炎治疗一周。使用更昔洛韦眼用凝胶 4 次/日、左氧氟沙星滴眼液 3 次/日，症状无缓解。一周后加重，出现眼磨及流泪症状，视物开始模糊，遂就诊于我院。就诊时，视力 OD 0.7/OS 1.0，眼压 OD 18mmHg/OS 19mmHg，右眼混合充血，角膜树枝状浸润灶 4mm×3mm，病灶局部较致密，且表面干净，未见菌苔形成（图 1-41-1）。

【治疗经过】　早期按病毒性角膜炎治疗。后对患者行角膜刮片，涂片吉姆萨染色，油镜下发现真菌结构（如：孢子或菌丝），活体激光共聚焦显微镜也提示有真菌存在，遂对病灶表层进行了清创处理。并使用 5% 那他霉素滴眼液冲击治疗，抗生素、阿托品散瞳以避免细菌继发感染、减轻前房炎症反应。一周后复诊时发现，溃疡范围明显扩大，浸润加深，前方积脓

3~4mm。复查刮片细胞学检查提示大量新鲜真菌菌丝,且活体激光共聚焦显微镜提示菌丝深至深基质层。复诊 3 日后行深板层角膜移植手术,及时清除病灶,避免感染进一步向内皮层甚至眼内发展。术后继续使用抗真菌滴眼液维持治疗,防止感染复发。术后随访期内角膜尚清,未复发或出现排斥。

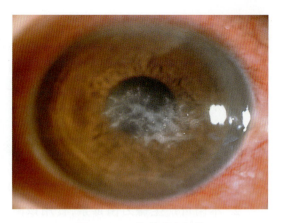

图 1-41-1　角膜病变部位

【活体激光共聚焦显微镜检查】 利用活体激光共聚焦显微镜(in vivo confocal microscopy,IVCM),在初诊时发现少量真菌菌丝影像,深度小于 100 微米,均为高反光的长丝状影像(图 1-41-2),多集中于角膜假树枝结构内部,菌丝周边炎性细胞浸润尚少,表现为高反光的组织反应。复诊时 IVCM 提示表层角膜内真菌菌丝并未出现断裂,菌量增多,菌丝的深度为深基质层的 525 微米(图 1-41-3)。提示先期治疗效果差,真菌感染未能控制。

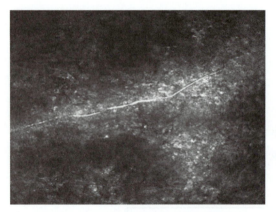

图 1-41-2　IVCM 发现少量真菌菌丝

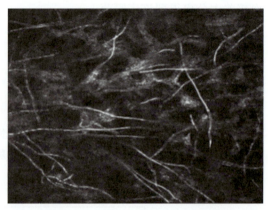

图 1-41-3　IVCM 发现大量真菌菌丝

【角膜刮片细胞学检查】 角膜溃疡涂片后,采用吉姆萨染色,可见有隔的丝状真菌菌丝(图 1-41-4)。治疗后,表层菌丝少有断裂状的衰老菌丝节段,多为着色良好的新鲜状态。

【病原学鉴定要点】

**1. 菌落特征**　用棉拭子蘸取溃疡表面菌苔均匀涂布于 PDA 及 SDA 培养基,于 25℃培养 3 天后,可观察到丝状真菌菌落,开始为白色,后淡粉色或浅黄色(图 1-41-5 和图 1-41-6)。

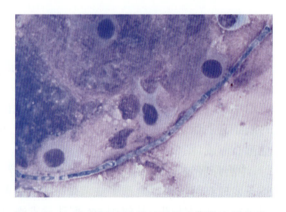

图 1-41-4　角膜溃疡涂片镜检示分隔的真菌菌丝,吉姆萨染色

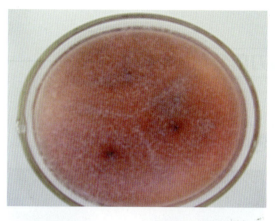 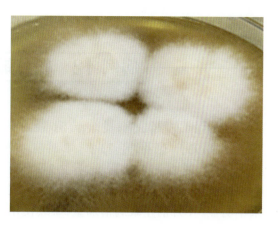

图 1-41-5　PDA 上培养 72 小时的菌落　　　图 1-41-6　SDA 上培养 7 天的菌落

**2. 镜检特征**　较长的简单瓶梗,大分生孢子粗大,呈披针状,可见 2~5 个隔;小分生孢子发达,长椭圆形(图 1-41-7),呈串状或链状排列(图 1-41-8),采用小培养法延长培养时间可观察到假头状着生。

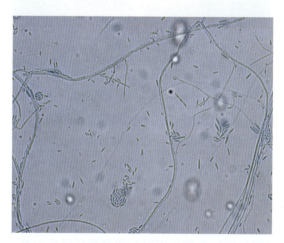 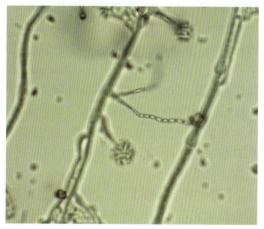

图 1-41-7　培养物镜检见椭圆形小分生孢子,乳酸酚棉兰染色　　　图 1-41-8　串珠状排列的小分生孢子(×400)

【点评】

1. 串珠镰刀菌为镰刀菌属一常见的角膜致病种。
2. 丝状真菌所致角膜溃疡常见眼部体征包括球结膜充血、表面较干的角膜溃疡灶、溃疡周边的毛刺或羽毛状外观、卫星灶、内皮斑等。裂隙灯下检查,不同种的镰刀菌属真菌所致的角膜溃疡,临床表现差别不明显。本例患者,病史仅为 8 天,尚处于感染早期,菌苔、卫星灶、内皮斑等典型体征还未出现,不利于临床诊断。同时,其假树枝状病灶外观及明确的感冒史,易被误诊为早期病毒感染的上皮型表现。早期细胞学涂片对病灶尚不典型的真菌性角膜炎的辅助诊断尤为重要。

(黄艳飞,张阳供稿;沈定霞审)

## 病例42　轮状镰刀菌致角膜感染

【主诉】　左眼红、痛,畏光、流泪、视力下降2月余,加重1月。

【现病史】　患者,男,73岁。2月前,左眼不慎被红薯藤叶划伤,4天后出现左眼红、痛、畏光、流泪、视力下降,伴眼胀、异物感,于当地医院就诊,予以抗感染药物对症治疗,效果不明显。1月前左眼病情加重,继续使用抗生素点眼治疗无效,为求进一步治疗,于2017年2月9日入住眼科。查体:T36.4℃,P76次/分,BP150/90mmHg。VOD0.8,VOS光感,左眼结膜混合充血、水肿,左眼中央角膜全层浸润混浊,卫星灶(图1-42-1),颞上、鼻上角膜轻度水肿,角膜内皮斑,前房黏稠积脓,内窥不清。心、肺、腹部未见明显异常。

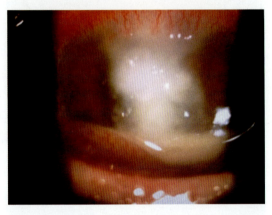

图1-42-1　左眼结膜充血、水肿,中央角膜全层浸润混浊,卫星灶

【治疗经过】　2月9日入院后根据查体特征,留取患眼部分泌物拭子行细菌、真菌培养。给予左氧氟沙星滴眼液0.3mg q6h、普拉洛芬滴眼液0.1mg q6h、2mg/ml氟康唑眼液1次/2小时局部点滴患眼,同时给予氟康唑0.2g qd静滴等抗感染对症治疗。2月16日行左眼球内容物剜除+义眼植入术,再次留取术中角膜组织行细菌、真菌培养。2月23日,患者左眼无明显疼痛,未诉特殊不适。左眼伤口敷料包扎好,无渗血、渗液,无脑部梗死及出血。因患者并发冠心病,转入心内科继续治疗。

【微生物学检查】　入院当日将患眼部分泌物拭子接种血琼脂平板、中国兰琼脂平板、不含抗生素巧克力琼脂平板置35℃行细菌培养,接种SDA、土豆琼脂平板置25℃行真菌培养,7天后未见病原菌生长。2月16日送检的角膜组织标本部分用组织研磨器研磨成匀浆,部分用组织剪剪碎,将两者混合物分别接种血琼脂平板、巧克力琼脂平板、厌氧琼脂平板、SDA、PDA以及罗琴氏培养基,72小时后,血琼脂平板、巧克力琼脂平板、SDA以及土豆琼脂平板均生长出真菌菌落。

【病原学鉴别要点】

**1. 菌落特征**　血琼脂平板、巧克力琼脂平板培养5天后可见羊毛状、表面淡黄色菌落(图1-42-2)、SDA琼脂平板培养5天菌落表面淡黄色,边缘白色,中央黄褐色(图1-42-3),背面黄色。

**2. 镜检特征**　可见产孢细胞为简单瓶梗;大分生孢子较少,小分生孢子较多,大分生孢子呈短棒状或椭圆形,假头状着生;无厚壁孢子(图1-42-4)。

**3. 分子鉴定**　经扩增ITS区序列,进行测序分析,结果为轮状镰刀菌。

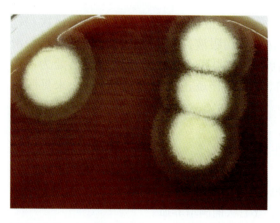

图1-42-2 血平板上培养5天,表面淡黄色的羊毛状菌落

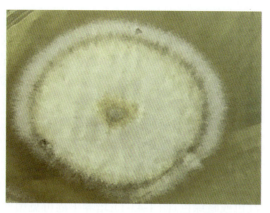

图1-42-3 SDA平板上生长5天的菌落

【点评】

1. 我国为农业大国,农业性眼外伤多见。该病例患者劳作中左眼被植物藤叶划伤,经验给予抗生素治疗无效,眼部检查左眼中央角膜全层浸润混浊,卫星灶,符合眼部真菌感染的流行病学及体格特征。病变组织微生物培养形态学鉴定为镰刀菌属,ITS测序鉴定为轮状镰刀菌,明确了患者为真菌性角膜炎。

2. 该病例分别送检患者眼部分泌物拭子及病变角膜组织进行微生物培养,患者眼部分泌物拭子培养未见病原菌生长,而病变角膜组织培养出镰刀菌,说明感染性疾病病原学诊断中送检组织标本对于提高病原菌的检出率非常重要。

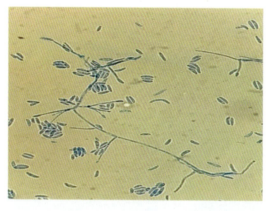

图1-42-4 分生孢子呈椭圆形,假头状着生,乳酸酚棉兰染色(×400)

(辜依海、候轩供稿;杨继勇、沈定霞审)

## 病例43 黏帚霉致眼部感染

【主诉】 左眼持续疼痛、流泪和发红2个月。

【现病史】 患者,男,60岁。2年前因左眼裂孔性视网膜脱落接受巩膜扣带手术。2个月前左眼出现持续疼痛、流泪和发红来我院就诊。眼科检查:右眼最佳矫正视力6/6,N6,眼前节和眼底检查正常,右眼核性白内障。左眼最佳矫正视力6/6,N6,左眼睑水肿、结膜充血;拨开左下眼睑可见坏死结膜;左眼球为人工晶状体;左眼底显示浅层复发性视网膜下脱落,但黄斑视网膜未脱落。诊断为巩膜扣带暴露和感染。手术取出巩膜扣带及其巩膜修补移植物。术前给予头孢噻肟1g(2次/日)和庆大霉素60mg(3次/日)。术后经验用药治疗:环丙沙星片剂750mg,2次/日;局部莫西沙星滴眼液,10次/日;局部润滑剂,4次/日。明确病原学诊断后,将局部抗生素更换为伏立康唑滴眼液,10次/日,继续使用局部润滑剂,4次/日。术后1个月查体:左眼未见结膜充血;眼底评估显示视网膜脱落处为劣质黄斑,行玻璃体切割术。患者最后一次随访,左眼最佳矫正视力保持6/6,N6,未见脱落视网膜。

【既往史】 有胰岛素依赖性糖尿病病史。

【微生物学检查】 巩膜扣带培养见真菌生长。

【病原学鉴定要点】

**1. 菌落特征** 生长迅速,菌落开始为白色,随着培养时间延长和孢子产生,菌落变为微红色或暗绿色(图1-43-1);培养1周可见菌丝呈绒毛状铺满培养皿。

**2. 镜检特征** 镜下可见有隔菌丝、分生孢子梗和梗基。分生孢子梗直立、密集(图1-43-2),呈"毛刷状"外观。

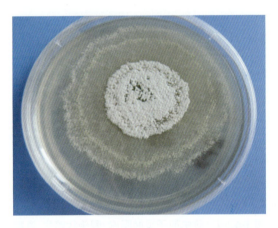

图1-43-1 黏帚霉在SDA上25℃培养5天的菌落

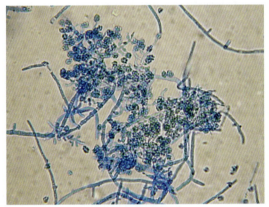

图1-43-2 黏帚霉镜检形态,乳酸酚棉兰染色(×400)

【点评】

1. 凝固酶阳性和阴性的葡萄球菌是引起临床巩膜扣带感染的主要病原体(占70%~90%),真菌引起的巩膜扣带感染病例较少(以曲霉最为常见)。本病例由黏帚霉引起巩膜扣带感染,明确病原学诊断,采取针对性抗感染治疗,可有效提高治疗成功率。

2. 黏帚霉为腐生真菌,本病例中坏死的结膜和巩膜组织为黏帚霉提供了适宜的生长环境。

【扩大阅读】

1. 黏帚霉属常见菌种包括:青霉状黏帚霉(*Gliocladium penicilloides*)、绿黏帚霉(*Gliocladium virens*)、粉红黏帚霉(*Gliocladium roseum*)。

2. 黏帚霉的菌丝、分生孢子梗和瓶梗与青霉属相似;但黏帚霉属的分生孢子不呈链状排列,而是同邻近瓶梗的分生孢子聚集成团,形成巨大明显的簇状或球状。

(王丽凤编译;沈定霞审)

## 参考文献

1. Venkatesh R, Gurav P, Agarwal M, et al. Ocular infection with Gliocladium species-report of a case. Journal of Ophthalmic Inflammation and Infection. 2017, 7:9.
2. Chhablani J, Nayak S, Jindal A, et al. SB infections; microbiological spectrum and antimicrobial susceptibility. J Ophthalmic Inflamm Infect. 2013, 13(3):67.
3. Smiddy WE, Miller D, Flynn HW Jr. SB removal following retinal reattachment surgery; clinical and microbiological aspects. OphthalmicSurg. 1993, 24:440-445.

## 病例 44　短寻霉致心内膜炎

【主诉】 突发左腘窝疼痛不能缓解。

【现病史】 患者,男,65岁,马拉松运动员。大约6个月前进行机器人辅助微创二尖瓣修复和假体环放置手术。术后恢复良好,并于术后6周停止抗凝治疗。术后约2个月经胸超声心动图检查提示瓣膜功能正常,仅有微量反流。2天前突发左腘窝疼痛,给予复方镇痛药,疼痛未改善,到骨科就诊。X光片检查提示贝克囊肿,给予可的松注射治疗。但症状持续存在,静脉超声结果提示左侧腘窝血栓和动脉瘤。患者转院进一步检查。转院后,行左膝MRI、双侧肢体CT血管造影检查,结果提示左侧腘窝动脉瘤伴有闭塞性血栓和右肾动脉分枝不完全凝块。超声心动图结果提示前二尖瓣瓣叶附着约1.5cm的可移动团块。患者求进一步检查和治疗转入我院。入院时,患者一般情况良好,体温36.8℃,血压123/48mmHg,心率58次/分钟,呼吸16次/分钟,外周血氧饱和度98%。二尖瓣区听诊有收缩期杂音,其余体格检查正常。经食管超声心动图(TEE)检查显示两个附着于二尖瓣的高度移动团块,最大团块约1cm×3cm。第二天患者接受手术治疗。术中可见二尖瓣固定,白色植被破坏了二尖瓣前叶和后叶。对患者进行积极清创和二尖瓣置换,并采集样本立即送病理学(图1-44-1和图1-44-2)和病原学检查。术中开始静脉注射脂质体两性霉素B 5mg/kg/d,术后第二天加入卡泊芬净50mg/d进行治疗。得到组织培养结果后,加入口服伏立康唑 300mg,2次/天抗

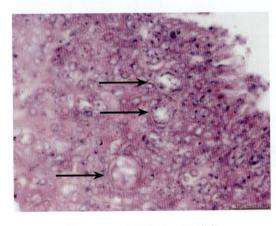

图 1-44-1　组织标本 HE 染色

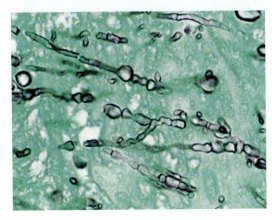

图 1-44-2　真菌成分,GMS 染色

真菌治疗。复查下肢 CT 血管造影提示左腘窝动脉动脉瘤和血栓,以及双侧肾梗死。二尖瓣手术后十天,患者进行了腘窝动脉和腓动脉旁路切除术。由于患者出现急性肾损伤,18 天后停用脂质体两性霉素,继续使用卡泊芬净和口服伏立康唑治疗。8 周联合治疗后,继续口服伏立康唑治疗。由于患者发生周围神经病变,怀疑伏立康唑用药所致,将其更换为口服缓释泊沙康唑 100mg/d。伏立康唑停药后,患者神经病变症状改善,但未完全缓解。术后 3 个月和 7 个月随访,经食管超声心动图未提示心内膜炎。

【既往史】 患者有高血压和高血脂病史,有继发于二尖瓣脱垂的无症状严重二尖瓣反流。自述无外伤史。

【一般检查】 患者轻度贫血(11.4g/dl;参考范围 13.5~17.5g/dl),红细胞沉降率升高(60mm/h;参考范围 0~22mm/h),C-反应蛋白升高(75.9mg/L;参考范围 <8.0mg/L)。外周血白细胞计数和分类、血小板计数、INR 和凝血酶原时间均正常。

【病理学检查】 二尖瓣清创和置换术中样本初步冰冻病理发现真菌成分,最终病理结果为活动性天然瓣膜心内膜炎,伴有黏液性二尖瓣真菌感染。腘窝动脉和腓动脉旁路切除术样本病理检查发现 GMS 染色阳性菌丝。

【微生物学检查】 二尖瓣组织接种至抑制性霉菌琼脂培养基,有真菌生长;血液真菌培养未发现真菌。腘窝动脉和腓动脉旁路切除术样本在抑制性琼脂培养基上见纯种真菌生长。采用肉汤稀释法进行真菌药敏试验,两性霉素 B、卡泊芬净、米卡芬净、阿尼芬净、泊沙康唑、伏立康唑、伊曲康唑和特比萘芬 MIC 分别为 2μg/ml、1μg/ml、0.125μg/ml、4μg/ml、2μg/ml、8μg/ml、2μg/ml 和 0.5μg/ml。

【病原学鉴定要点】

1. **菌落特征** 在抑制性霉菌琼脂培养基上呈浅褐色粉末状菌落,在 SDA 上菌落呈浅黄色粉状(图 1-44-3)。

2. **镜检特征** 分生孢子梗分枝,环痕梗圆柱状。分生孢子呈圆形、链状排列、底部平坦(图 1-44-4)。

3. **分子鉴定** 对 18S rDNA $D_2$ 序列进行扩增测序,与真菌文库中的短帚霉匹配。

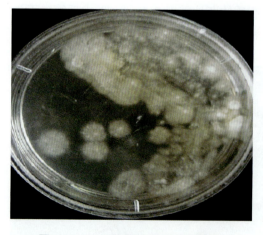

图 1-44-3 短帚霉在 SDA 上的菌落

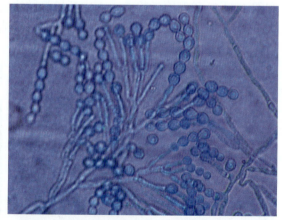

图 1-44-4 短帚霉的环痕梗圆柱状,分生孢子圆形、链状排列

【点评】

1. 引起真菌性心内膜炎的病原体主要为念珠菌和曲霉菌，短帚霉引起的心内膜炎很少见，临床容易漏诊或误诊。帚霉属的透明分隔菌丝有时与念珠菌或曲霉菌的菌丝不易区分，很难通过病理学或标本直接镜下观察鉴别，培养和分子检测手段对明确病原，正确的临床诊断和抗感染治疗具有重要的指导意义。

2. 真菌性心内膜炎的危险因素包括原发性瓣膜疾病、心脏手术、血管内装置、免疫抑制或免疫受损状态、广谱抗生素使用和静脉内药物滥用。本病例患者具有二尖瓣修复和假体环放置手术病史，具有真菌性心内膜炎发生的危险因素，临床医师对具有上述高危因素的心内膜炎患者要考虑真菌性心内膜炎的可能。

【扩大阅读】

1. 帚霉属为腐生丝状真菌，在环境中可以分离到，如土壤、各种植物和有机物质。帚霉属真菌感染主要发生于免疫功能低下患者，可引起甲（通常为趾甲）感染，极少引起皮下及其他部位的侵袭性感染。

2. 至今报道的与人类疾病相关的帚霉属中短帚霉和布朗帚霉为临床实验室最常见的两个菌种。两者的区别在于后者的环痕梗底部肿胀，顶部较窄，似保龄球。

（王丽凤编译；沈定霞审）

## 参考文献

1. Cawcutt K, Baddou LM, Burgess M. A Case of Scopulariopsis brevicaulis Endocarditis with Mycotic Aneurysm in an Immunocompetent Host. 2015, Article ID 872871.
2. Keynan Y, Rubinstein E. Fungal endocarditisCurrent Fungal Infection Reports. 2007, 1(1):25-32.
3. Sattler L, Sabou M, Ganeval-Stoll A, et al. Sinusitis caused by Scopulariopsis brevicaulis: Case report and review of the literature. Medical Mycology Case Reports. 2014, 5:24-27.
4. Sandoval-Denis M, Sutton DA, Fothergill AW, et al. Scop-ulariopsis, a poorly known opportunistic fungus: spectrum of species in clinical samples and in vitro responses to antifungal drugs. Journal of Clinical Microbiology. 2013, 51(12):3937-3943.

## 病例 45 长梗木霉致腹膜炎

【主诉】 慢性肾炎 12 年，下肢水肿，腹痛 1 周。

【现病史】 患者，女，64 岁。12 年前被诊断为慢性肾炎，因出现下肢水肿，腹痛 1 周而入院。入院诊断为：

1. 腹膜透析后腹膜炎；
2. 慢性肾脏病 5 期，维持性血液透析；
3. 肾性高血压；
4. 结节性甲状腺肿；
5. 双侧甲状旁腺占位，甲状旁腺腺瘤可能性大；

6. 右髋人工关节置换术后。

患者12年前因尿蛋白++~+++，血肌酐升高，伴血压升高，诊断慢性肾炎。2009年2月，查血肌酐为719μmol/L，在我院行腹透置管术，后开始行维持性腹膜透析，每日超滤900ml。自2015年5月，患者因全身水肿、胸闷、呼吸急促，再进行腹膜透析和血液透析联合治疗，每周6天的腹膜透析，每周一次血液透析，4小时/次。2015年9月，患者出现腹痛，腹透液混浊，伴腹泻，每日10余次，不成形，无黏液血便，无发热，考虑腹透相关性腹膜炎，给予腹透液加抗生素及静脉用药，5天后无明显好转，拔除腹透管。

【既往史】 慢性肾炎。

【治疗经过】 2015年9月26日，给予万古霉素1000mg 5天1次，联合头孢他啶0.5g qd治疗。2015年9月28日改为舒普深1.5g bid静滴，联合拜复乐0.4g qd静滴。患者临床症状为尿量减少，反复肿胀。2015年9月29日，给予加用口服氟康唑片50mg qd联合治疗。2015年10月13日，腹水穿刺液培养提示丝状真菌生长，细菌培养阴性，给予伏立康唑0.2g qd静滴，联合氟康唑200mg，每周三次抗真菌治疗。患者腹腔引流液持续呈乳白色液体，每天约500ml。2015年10月30日，患者开始出现下肢双侧腓肠肌明显疼痛，部分皮肤呈褐色，无红肿热、皮疹，无发热，反复腹水穿刺液培养均提示丝状真菌，抗真菌药物改用伏立康唑200mg bid口服进行抗真菌治疗2周，腹部感染症状没有明显改善。2015年11月10日，结合实验室对丝状真菌鉴定为长梗木霉和药敏试验结果，开始应用两性霉素B 0.5mg治疗（翻倍剂量为0.5-1-2-4-8-16-25mg，后长期25mg qd），停用伏立康唑。停用伏立康唑3天后患者双侧腓肠肌疼痛及双侧腮部肌肉疼痛缓解。连续使用两性霉素B治疗后腹水逐渐减少，约每日引流100ml。12月28日，腹水穿刺液培养真菌、细菌均为阴性。2016年1月17日，因肠梗阻、反复顽固性低血糖等并发症，呼吸心搏停止，瞳孔散大固定，宣布临床死亡。

【一般检查】 血常规：白细胞$31.41 \times 10^9$/L，血红蛋白Hb 79g/L，血小板$84 \times 10^9$/L。降钙素原9.95ng/ml，肌酐719μmol/L，G试验和GM试验均阴性。

【影像检查】 CT、超声等提示腹膜感染。

【微生物学检查】 腹水穿刺液经直接涂片乳酸酚棉兰染色镜检发现真菌菌丝和孢子（图1-45-1）。腹水穿刺液接种至SDA培养基，分别放置于25℃和35℃进行培养。经过72小时，在25℃和35℃培养的SDA平板上均有明显菌落生长（图1-45-2）。腹透导管在SDA上于

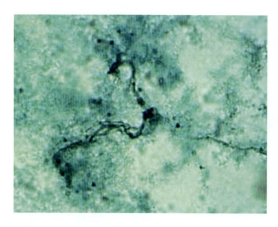

图1-45-1 腹水穿刺液直接涂片乳酸酚棉兰染色（×400）

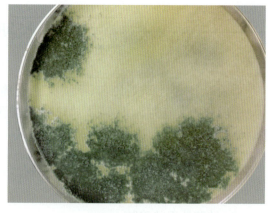

图1-45-2 腹水穿刺液在SDA上35℃培养3天

35℃培养2天和5天的菌落(图1-45-3),与腹水穿刺液生长的菌落形态相同。参考丝状真菌药敏试验标准指南CLSI M38-A2,对该菌株进行了抗真菌药物敏感性试验。MIC值分别为:氟康唑128μg/ml、伊曲康唑16μg/ml、泊沙康唑2μg/ml、两性霉素B 2μg/ml、伏立康唑1μg/ml、米卡芬净8μg/ml、阿尼芬净8μg/ml和卡泊芬净8μg/ml。

【病原学鉴定要点】

**1. 菌落形态** 培养后的菌落开始为白色,后变为绿色,可观察到白色至淡绿色的絮状绿色菌丝。

**2. 镜检特征** 分生孢子直径(3.5~7.0)×(2~3)μm,一般光滑,典型形状为椭圆形,少为球形,大多数为绿色或者透明,很少为黄色。厚壁孢子的典型形状为球形至亚球形。菌丝透明,宽达10μm,菌丝体光滑、分隔,分生孢子梗的分枝长,分枝较少,呈直角"十字架"结构。可见瓶形的瓶梗,透明瓶梗产生于分枝的菌丝或分生孢子梗上,瓶梗有类似柱状的基底(图1-45-4)。

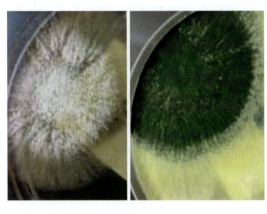

图1-45-3 腹透导管在SDA上35℃培养2天(左)和5天(右)的菌落

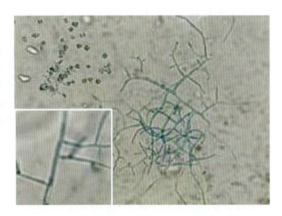

图1-45-4 培养物乳酸酚棉兰染色镜检显示孢子及"十字架"结构的菌丝

根据形态学特征可初步鉴定为木霉属。

**3. 分子鉴定** 使用真菌核糖体DNA内转录间隔区(ITS 1-4)的测序分析,该菌株鉴定结果为长梗木霉(Trichoderma longibrachiatum),鉴定率为99%(GenBank:KP326575.1)。经过国际合作,将菌株送至荷兰CBS菌种保存中心复核鉴定,鉴定结果与本实验室鉴定结果一致。目前,该菌株已收入荷兰CBS菌种保存中心菌株库,菌株编号(CBS accession nr.)为CBS 141467。

【点评】

1. 该患者在全身水肿、胸闷、呼吸急促,进行腹膜透析和血液透析联合治疗后出现腹部疼痛症状。通过腹水直接镜检和培养,明确了长梗木霉是导致患者腹膜炎的病原菌。

2. 在病原学鉴定基础上,运用目前可行的微量肉汤稀释法进行抗真菌药物敏感性试验,采用联合多种抗真菌治疗,病情得以控制,腹水复查结果显示,腹水中的菌丝及孢子逐渐减少。但是,由于患者基础状况较差,最终因肠梗阻等并发症,治疗5个月后宣布临床死亡。

3. 该真菌在SDA平板上培养3~5天即可观察到白色至淡绿色的絮状绿色菌丝,显微镜观察可发现菌丝体光滑、分隔、分枝长的分生孢子梗,分枝呈现宽角度,可见瓶形的瓶梗,可初步鉴定到属。

【扩大阅读】

木霉引起的侵袭性真菌感染,对于免疫抑制患者具有较高的发病率和死亡率。已报道的木霉机会性感染病例有33例,总生存率为47%。大多数报道包括的危险人群为持续性不卧床腹膜透析(CAPD)患者、实体器官移植后的免疫抑制治疗的患者和血液或其他恶性肿瘤。木霉的播散性感染比较多见,但是局部感染病例也有报道,如肺、肝、腹腔、大脑、皮肤等。无论疾病类型和抗真菌感染的治疗方案如何,其总体预后较差。木霉已被确认为免疫抑制宿主的机会性致病菌。

(郭建供稿;吴文娟、沈定霞审)

## 参考文献

1. Akagi T, Kawamura C, Terasawa N, et al. Suspected Pulmonary Infection with Trichoderma longibrachiatum after Allogeneic Stem Cell Transplantation. Intern Med. 2017;56(2):215-219.
2. Paredes K, Capilla J, Mayayo E, et al. Virulence and Experimental Treatment of Trichoderma longibrachiatum, a Fungus Refractory to Treatment. Antimicrob Agents Chemother. 2016 Jul 22;60(8):5029-5032.
3. Tascini C, Cardinali G, Barletta V, et al. First Case of Trichoderma longibrachiatum CIED (Cardiac Implantable Electronic Device)-Associated Endocarditis in a Non-immunocompromised Host; Biofilm Removal and Diagnostic Problems in the Light of the Current Literature. Mycopathologia. 2016 Apr;181(3-4):297-303.
4. LEE HJ, WOOK D, CHO HS. Peritonitis and intra-abdominal abscess by Trichoderma longibrachiatum in a patient undergoing continuous ambulatory peritoneal dialysis (CAPD). The Korean Journal of Nephrology 2006;26:254-257.
5. AROCA TS, PIONTELLI LE, CRUZ CHR. Case report; Trichoderma longibrachiatum infection in a paediatric patient peritoneal dialysis. Bletin Micologico 2004;19:13-17.

# 病例 46  白僵菌致角膜炎

【主诉】 右眼刺痛、视力下降2周。

【现病史】 患者,男,59岁,日本籍。2009年10月患者出现右眼角膜混浊,但未进行相关治疗。2009年12月11日患者感觉右眼刺痛、视力下降于私人眼科诊所就诊,诊断为感染性角膜炎,给予诺氟沙星和红霉素眼膏局部药物治疗2周,但症状无缓解,为求进一步治疗,于2009年12月28日就诊。眼科检查:患者右眼和左眼最佳矫正视力分别为20/500和左眼20/16。裂隙灯检查提示右眼灰色基质渗出,伴有纹理干燥和边缘模糊。体内共聚焦显微镜检查可见角膜渗出区域有大量分枝和联锁白线,提示为丝状真菌性角膜炎。给予药物治疗加3次外科手术清创,感染病变逐渐好转,最终治愈。

【既往史】 无。

【治疗经过】 开始给予口服伏立康唑(400mg/d)、局部伏立康唑(每小时用药一次)以及那他霉素眼膏(每天用药5次)联合治疗。之后根据药敏结果进行调整,那他霉素眼膏(每天用药5次)调整为局部0.1%米卡芬净和0.1%伏立康唑联合用药。随后3个月进行3次外科手术清创,感染病变逐渐好转。最终感染治愈,但有轻微的瘢痕形成。

【微生物学检查】 角膜组织刮片镜检可见丝状真菌菌丝片段。角膜组织接种SDA平板25℃培养7天可见真菌菌落。体外抗真菌药物敏感性试验,测得两性霉素B、氟胞嘧啶、氟康唑、伊曲康唑、咪康唑、米卡芬净、伏立康唑、那他霉素的MIC分别为4μg/ml、>64μg/ml、64μg/ml、0.03μg/ml、0.25μg/ml、0.06μg/ml、0.5μg/ml、1μg/ml。

【病原学鉴定要点】

**1. 菌落特征** 在PDA平板上25℃培养7天为白色菌落。

**2. 镜检特征** 菌丝分隔、窄而细。成簇的产孢细胞组成孢子球。产孢细胞小,卵圆形,着生在狭窄的顶端或弯曲部位。着生分生孢子的弯曲部位以"之"字形延长。

【点评】

1. 本病例中分离的白僵菌菌株为温度敏感性,在25℃时生长良好,当温度高于35℃时生长不良,这可能也是该菌很少引起人类感染、且感染仅限于体表部位(如眼角膜)的原因。

2. 根据病原学鉴定和药敏结果报告,采用敏感药物0.1%米卡芬净和0.1%伏立康唑联合局部用药,外加手术清创,治疗效果良好,最终感染治愈。

【补充阅读】

1. 白僵菌(Beauveria bassiana)可分离自土壤、昆虫和螨类,是常见的昆虫病原体。一般不会引起人类感染,但白僵菌引起的角膜炎已有报道。

2. 镜检时最好挑取白僵菌早期培养物,防止紧密聚集的产孢细胞影响观察分生孢子的排列特征。

(王丽凤编译;沈定霞审)

## 参考文献

1. Mitani A, Shiraishi A, Miyamoto H, et al. Fungal keratitis caused by Beauveria bassiana:drug and temperature sensitivity profiles:a case report. BMC Research Notes. 2014,7:677.
2. Figueira L, Pinheiro D, Moreira R, et al. Beauveria bassiana keratitis in bullous keratopathy:antifungal sensitivity testing and management. Eur J Ophthalmol. 2012,22(5):814-818.
3. Pariseau B, Nehls S, Ogawa GS, et al. Beauveria keratitis and biopesticides:case histories and a random amplification of polymorphic DNA comparison. Cornea. 2010,29(2):152-158.
4. St Leger RJ, Wang C. Genetic engineering of fungal biocontrol agents to achieve greater efficacy against insect pests. Appl Microbiol Biotechnol. 2010,85(4):901-907.
5. Wraight SP, Ramos ME, Avery PB, et al. Comparative virulence of Beauveria bassiana isolates against lepidopteran pests of vegetable crops. J Invertebr Pathol. 2010,103(3):186-199.

# 病例47 球孢子菌致肺部感染

【主诉】 干咳、盗汗1月。

【现病史】 患者,男性,14岁。大约2个月前在海南潜水时呛水,但当时无任何症状。

1个月后开始发热、干咳并于外院治疗。曾使用青霉素、头孢菌素抗菌治疗,干咳和夜间盗汗症状无缓解,遂来院就诊。

【治疗经过】 胸部CT显示右上肺阴影,给予3天青霉素静脉滴注,后予30天头孢曲松静脉滴注,但干咳和夜间盗汗的症状未能缓解。入院后胸部CT显示右上肺空洞以及双下肺阴影加重,遂对空洞的病变进行了支气管镜活检,病理结果诊断为肺球孢子菌病。使用两性霉素B初始治疗,治疗期间出现过低钾血症并及时进行了补钾,后使用氟康唑维持治疗了230天。无其他不良反应,在治疗约6个月时复查胸部CT显示右上肺空洞基本消失。

【一般检查】 血沉21mm/h,肝功能、肾功能、血糖、CYFRA21-1、CEA、NSE均为正常,乙肝病毒、梅毒螺旋体抗体、HIV病毒抗体、寄生虫学检查、PPD试验、痰抗酸染色均为阴性,肺功能正常。

【影像学检查】 胸部CT显示右上肺阴影(图1-47-1),经青霉素、头孢曲松治疗后症状无缓解。复查胸部CT结果显示感染较前加重,右上肺出现空洞以及双下肺阴影(图1-47-2)。确诊为球孢子菌病,经抗真菌治疗6个月复查胸部CT显示右上肺空洞基本消失。

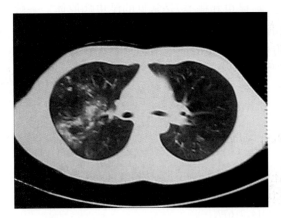 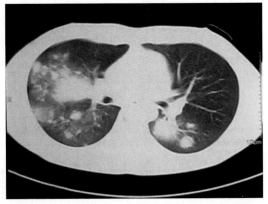

图1-47-1 胸部CT显示右上肺阴影　　　　图1-47-2 CT显示右上肺空洞以及双下肺阴影

【病理学检查】 对空洞病变组织进行支气管镜活检的病理检查,HE染色可见肺组织(肺泡和肺泡壁)中由上皮样细胞、朗汉斯细胞和淋巴细胞组成的肉芽肿;PAS染色和六胺银染色显示,在结节(30μm)内以及多核巨细胞(5μm)内见大而圆的、厚壁的球形体,以及包含其中的内生孢子(图1-47-3及图1-47-4)。

【微生物学检查】 由于当时各种条件所限,未能进行真菌培养。

【病原学鉴定要点】 在组织病理切片或标本直接涂片中,未成熟的球形体直径仅有5μm,成熟后(产生内孢子)直径可达30~100μm或更大,PAS染色对未成熟的球形体染色较好,但对于成熟的球形体染色不良。内孢子圆形,直径2~5μm,单核,有壁、有胞质。

【点评】

1. 球孢子菌病具有很强的传染性,可以通过污染物人传人,也有通过器官移植由供者传播给受者。多数球孢子菌感染是无症状的,有症状的原发性球孢子菌感染以咳嗽、发热、寒战、疲乏等最为常见,可持续数周到数月成为慢性感染,有时可导致致命性感染,累及骨、

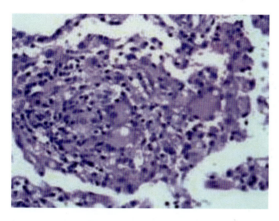
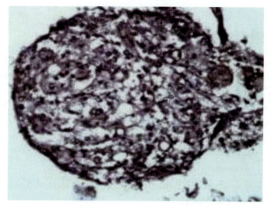

图1-47-3 厚壁的球形体和内生孢子,PAS染色（×400）

图1-47-4 厚壁的球形体和内生孢子,六胺银染色（×400）

关节、甚至中枢神经系统。球孢子菌感染后治愈的患者通常可获得免疫力。

2. 粗球孢子菌是球孢子菌病的主要病原菌,可存在于土壤,也可在海水中存活。一般来说,吸入关节孢子是导致人类感染球孢子菌最常见的方式,潜伏期约1~3周。该例患者有潜水被呛史,1月后出现发热、干咳症状。诊断的主要依据是肺组织标本经PAS染色和六胺银染色均可见典型的、大且圆的、厚壁球形体和内生孢子,抗真菌治疗效果明显,胸部CT显示肺部空洞消失。

3. 肺球孢子菌病不一定都需要治疗,如果发热、体重减轻和(或)乏力在数周至2个月内不缓解,则需要治疗。对于轻度至中度感染可使用伊曲康唑口服200mg po或IV bid,或氟康唑400mg po qd ×3~12个月,局部严重感染或播散性感染可使用两性霉素B 0.6~1mg/(kg.d)×7天,然后0.8mg/kg qod,或两性霉素B脂质体3~5mg/(kg.d)IV,直至临床改善,后用伊曲康唑或氟康唑至少1年。本例患者属轻、中度局部感染,先用两性霉素B治疗起效后,改为氟康唑治疗半年以上,取得了较好的效果。

【扩大阅读】

1. 球孢子菌属包含粗球孢子菌(Coccidioides immitis)和波萨达斯球孢子菌(Coccidioides posadasii)两个种,粗球孢子菌目前只局限于加利福尼亚州和墨西哥。波萨达斯球孢子菌曾在美国的加利福尼亚州、亚利桑那州和得克萨斯州以及墨西哥和南美洲分离到。这两个种在形态学上很难区分,需用基因分析的方法和在高盐培养基上观察生长速度进行区分(波萨达斯球孢子菌生长更缓慢)。由于二者在临床表现和治疗反应上区别不大,通常没有必要进行区分。

2. 由于该菌的关节孢子传染性很强,实验室必须谨慎处理培养物。采用试管进行培养,不得使用培养皿,不得进行玻片法小培养。常规培养基培养时,不管在何种温度下,该病原体均为丝状。菌丝有隔,关节孢子与壁薄、中空的孢间连接细胞交替相连成链,成熟后孢间连接细胞降解后释放出关节孢子,关节孢子两端留下孢间连接细胞的残余部分。只有采用专用培养基,提高$CO_2$浓度和培养温度时,才能在体外形成球形体。

（兰芬、熊盛道、陈中举供稿；沈定霞审）

## 参考文献

1. Lan F, Tong YZ, Huang H, et al. Primary pulmonary coccidioidomycosis in China. Respirology. 2010, 15(4):722-725.
2. Stagliano D, Epstein J, Hickey P. Fomite-transmitted coccidioidomycosis in an immunocompromised child. Pediatric Infect Dis J. 2007, 26(5):454-456.
3. Vucicevic D, Carey EJ, Blair JE. Coccidioidomycosis in liver transplant recipients in an endemic area. Am J Transplant. 2011, 11(1):111-119.
4. Reidarson TH, Griner LA, Pappagianis D, et al. Coccidioidomycosis in a bot-tlenose dolphin. J. Wildl. Dis. 1998, 34(3):629-631.
5. Sanford JP. The Sanford guide to antimicrobial therapy. 范洪伟等译. 北京:中国协和医科大学出版社, 2014.

## 病例48 粗球孢子菌致心内膜炎及播散性感染

【主诉】 特发性非缺血性心肌病心脏移植术后10周,进行性左踝疼痛、肿胀伴头痛2周。

【现病史】 患者,女,52岁。因患特发性非缺血性心肌病行原位心脏移植术,术后无围手术期并发症,恢复良好。移植后第6周超声心动图提示左心房有新发的非固定超声团,此时患者无发热和寒战,血培养结果为阴性,考虑左心房血栓给予抗凝治疗。移植后第8周,患者出现进行性左脚踝疼痛和肿胀,以及数日枕叶区域至颈部的严重头痛,头痛随运动加重,但无畏光、视觉变化及局灶性神经系统症状。于移植后第10周入院。入院时患者无发热、寒战、皮疹。血流动力学稳定,心律规整、无杂音。左脚踝有积液但是无红斑或发热,触痛阳性,以外踝触痛最严重,脚踝关节运动良好。脑部MRI提示很少的非特异性白质病变,可能继发于慢性缺血性小血管疾病;心脏MRI提示左心房有2个非固定带蒂的团块,直径分别为1cm和8cm;升主动脉吻合口有分叶的假性动脉瘤。入院第3天患者出现急性昏迷,头颈部血管造影提示后颅窝大出血。尽管给予积极治疗,但是患者状态无改善,于入院第7天死亡。尸检发现:吻合口存在真菌性主动脉瘤,并且感染扩展至心包、右心室、肺动脉主干,左心室吻合口有一个2cm带蒂的真菌性血栓。尸检还发现播散性真菌感染累及肺部和脑。胸骨部位有少量脓液,脓液培养结果提示粗球孢子菌生长。

供者,女,58岁。死于不明原因的蛛网膜下腔出血。胸部CT提示右肺上叶2.3cm×3.8cm×2.8cm空洞性病变,并于器官获取时行病理检查,病理结果提示炎症和纤维化,无恶性肿瘤和肉芽肿。肺泡灌洗液标本细菌、真菌或分枝杆菌培养阴性。尸检时,供者粗球孢子菌分泌抗原免疫扩散试验为阳性。肺病理提示深部肺组织可见关节孢子,疑似球孢子菌病。

【治疗经过】 移植术后给予患者抗胸腺细胞球蛋白诱导免疫耐受。患者免疫治疗方案:他克莫司3mg、每日两次;霉酚酸720mg、每日两次;泼尼松每日20mg。术后感染预防用药:复方新诺明每日80mg/400mg;伊曲康唑早晚分别200mg和100mg;更昔洛韦每日900mg。入院第3天出现昏迷时给予逆转抗凝治疗和放置外部心室引流等。

【一般检查】 白细胞 9.7kg/μl,分类正常,血红蛋白 10.0g/dl,血小板 297kg/μl。低钠血症(Na 127mmol/L),肌酐 1.4mg/dl,肝功能正常。血沉 82mm/h,CRP 13.6mg/dl。左脚踝关节液常规检查:每微升含 256 个有核细胞和 46 000 个红细胞。

【病理学检查】 尸检取患者心脏组织进行病理学检查可见球形体和菌丝成分。

【微生物学检查】 左脚踝关节液革兰染色阴性,细菌及真菌培养未生长。患者移植前留存血清进行粗球孢子菌分泌抗原免疫扩散试验为阴性。患者胸骨脓液培养有粗球孢子菌生长。

【病原学鉴定要点】

**1. 菌落特征** 在 SDA 平板上 25℃或 37℃培养,菌落首先呈潮湿、灰色的膜状物,很快形成白色、棉絮状气生菌丝,之后变成灰色或棕褐色;也可能是粉红色或黄色。背面为白色到灰色,有时为黄色或褐色。

**2. 镜检特征** 菌丝粗糙、有隔、分枝,产生厚壁桶形关节分生孢子[(3~4)μm×(3~6)μm],与空细胞交替存在。

【点评】

1. 本病例为供体来源的粗球孢子菌导致心脏移植受体患者发生心内膜炎和感染播散。提示对于来自粗球孢子菌流行地区的移植患者和器官捐献者,临床医师应高度警惕球孢子菌病。一旦怀疑有粗球孢子菌感染,在器官移植前需进行粗球孢子菌血清学检查及相关病原学检测,并延长抗粗球孢子菌感染用药时间。

2. 患者采用伊曲康唑预防用药,早晚用量分别为 200mg 和 100mg,但是血清药物浓度小于 0.1mcg/ml,很可能达不到治疗浓度。因此,建议用药时监测伊曲康唑浓度,如果达不到治疗浓度,可更换为其他药物,如氟康唑。

【扩大阅读】

1. 球孢子菌属(*Coccidioides spp.*)包含两个独立的种,即粗球孢子菌和波氏球孢子菌。该菌可引起球孢子菌病,这是一种地方流行性疾病,流行于美国西南部、墨西哥、中美洲和南美洲的沙漠地区。

2. 粗糙、有隔、分枝的菌丝,以及厚壁、桶形关节分生孢子与空细胞交替存在是该菌的重要鉴定特征。在形成关节分生孢子前,幼稚菌落中形成的球拍状菌丝可作为球孢子菌属存在的一个标志。但要与产关节孢子的其他真菌进行鉴别。白地霉产生连续的关节分生孢子,无中间交替出现的空细胞;畸枝霉菌丝中也交替形成关节分生孢子和空细胞,但其菌丝外观更窄,且关节分生孢子不肿胀、壁不厚。

3. 为明确鉴定球孢子菌属,有条件的试验室可进行以下试验:①特异性 DNA 探针;②分泌性抗原的免疫扩散试验;③采用专门培养基进行球形体培养;④动物接种体内形成球形体。

4. 由于关节分生孢子具有很强的传染性,所以处理培养物时必须非常小心,只能用试管培养,不能用培养皿培养和玻片培养,所有操作必须在生物安全柜内进行。

(王丽凤编译;沈定霞审)

## 参考文献

1. Nelson JK, Giraldeau G, Montoya JG, et al. Donor-Derived Coccidioides immitis Endocarditis and Disseminated

Infection in the Setting of Solid Organ Transplantation. Open Forum Infect Dis. 2016;3(3):1-6.
2. Singh N, Huprikar S, Burdette SD, et al. Donor-de rived fungal infections in organ transplant recipients: guide lines of the American Society of Transplantation, infectious diseases community of practice. Am J Transplant. 2012;12:2414-2428.
3. Mendoza N, Blair JE. The utility of diagnostic testing for active coccidioidomycosis in solid organ transplant recipients. Am J Transplant. 2013;13:1034-1039.
4. Stevens DA. Coccidioidomyc osis. N Engl J Med. 1995;332:1077-1082.
5. Horng LM, Johnson R, Castro L, et al. Endocarditis due to Coccidioides spp. — the seventh case. Open Forum Infect Dis. 2015;2:ofv086.

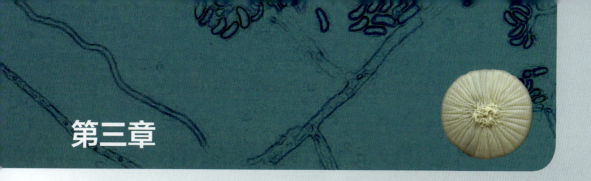

# 第三章

# 接合菌感染病例

## 病例 49　雅致放射毛霉致前臂坏死

【主诉】　持续发热,左前臂坏死3周。

【现病史】　患者,男性,58岁。三周前,出现发热和左前臂背侧坏死病灶。口服甲氧苄啶/磺胺甲噁唑、阿莫西林/克拉维酸两周,未见好转,病变仍继续进展,体温高达38.9℃,静脉注射万古霉素和哌拉西林/他唑巴坦。进一步到上级医院进行评估和治疗。

【既往史】　再生障碍性贫血9年,采用高剂量环磷酰胺治疗,仅获得部分缓解,依赖输血数年。过去2年,患者一直中性粒细胞减少。本次就诊前三个月,患者曾因肺炎住院,胸部CT显示多个直径小于1cm的结节(其中一些具有中心空洞)。当时支气管肺泡灌洗液检查细菌、真菌和抗酸菌均为阴性。使用过伏立康唑(使用时间和剂量未知)。

【治疗经过】　入院时,患者无发热(36.4℃),生命体征正常。体检发现,左前臂远端至肘部的背侧有一个10cm×8cm的红斑区,中央有不规则的黑色焦痂,直径约5cm。使用氟康唑(400mg口服,一次/日)治疗。7天后,右下肺叶后内侧出现一个肿块,大小4.0×3.0×4.2cm,胸部CT发现磨玻璃影,将氟康唑改为伏立康唑(400mg q12h)。多次血液培养提示无细菌、真菌和分枝杆菌生长。行左上肢病灶清创术,病灶组织送病理及微生物学检查。组织培养4天后有类似毛霉目的真菌生长。改用两性霉素B(7.5mg/kg体重,一次/日)和米卡芬净(150mg,1次/日)治疗。10天后,由于持续性坏死和炎症扩展到整个周边和深部组织,进行了第二次外科清创术。联合抗真菌治疗2周后,由于肾功能恶化,改为口服泊沙康唑(200mg口服,4次/日)。之后,由于出现严重的恶心和呕吐,泊沙康唑使用一周后停药。而且,病程中出现了大肠杆菌和肺炎克雷伯菌的中枢相关菌血症,使病情更加复杂化,不久去世。

【一般检查】　实验室检查发现重度中性粒细胞缺乏的再生障碍性贫血。

【影像学检查】　胸部CT发现肺部周围磨玻璃影。CT未显示鼻窦炎的任何证据。左上肢磁共振成像显示皮肤溃疡伴广泛水肿。

【病理学检查】　从坏死的左前臂黑色溃疡部位采集标本用于组织病理检查。结果显示无隔的真菌菌丝浸润血管和深层组织(图 1-49-1)。绸带状菌丝的厚度和分枝均不规则(图 1-49-2),具有毛霉目真菌的特征。

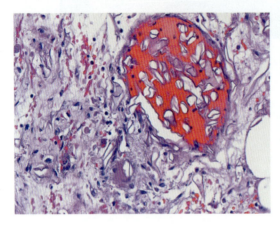

图 1-49-1 前臂坏死组织病理学检查显示浸润血管的真菌菌丝。HE 染色(×160)

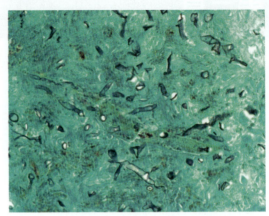

图 1-49-2 绸带状菌丝,GMS 染色

【微生物学检查】 皮肤活检组织在血琼脂平板和 SDA 上培养,4 天内均有丝状真菌菌落生长,该菌在 37℃生长但 42℃不生长。采用临床和实验室标准化研究所(CLSI)推荐的微量稀释法对分离菌株进行体外抗真菌药敏试验。MIC 结果为:两性霉素 B 0.25g/ml,伊曲康唑 0.25g/ml,伏立康唑 8g/ml,泊沙康唑 0.125g/ml,米卡芬净 8g/ml。

【病原学鉴定要点】

1. **菌落特征** SDA 和血琼脂平板培养 4 天,有丝状真菌菌落生长。在 PDA 琼脂上,菌落表面和背面都显示棕色或米色,绒毛状并具有纹理(图 1-49-3)。

2. **镜检特征** 培养物乳酸酚棉兰染色后镜检,显示无隔菌丝、孢子囊(图 1-49-4)和长度不等、垂直分枝的孢囊梗(图 1-49-5),未见有性结构。结合菌落和显微镜下的形态特征,初步鉴定为毛霉属。

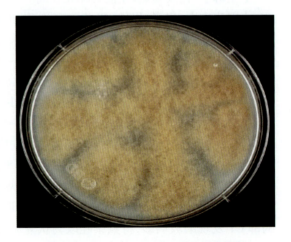

图 1-49-3 PDA 上棕色、绒毛状的菌落

3. **分子鉴定** 扩增 ITS 区域(ITS1-5.8S-ITS2)和 28S 核糖体 DNA 的 D1/D2 区域并进行测序,结果为雅致放射毛霉。

【点评】

1. 本病例为免疫低下患者的侵袭性真菌感染,从其左前臂的坏死皮肤病变中分离出病原体,组织病理学检查中显示有血管侵袭的特征。但不清楚皮肤病变是否源自肺部、血液或其他部位的播散性感染,推测与直接的皮肤接种相关。患者具有中性粒细胞减少,伴随皮肤损伤及肺部空洞性结节,说明感染可能累及患者的肺部。然而,此次住院治疗过程中没有进

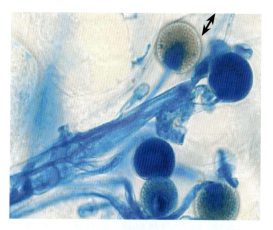

图 1-49-4 完整的孢子囊和其内的子囊孢子

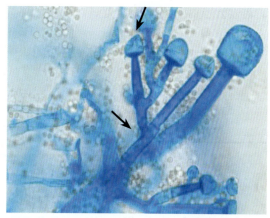

图 1-49-5 不同长度、垂直分枝的孢囊梗及孢子囊，乳酸酚棉兰染色

行支气管镜检，未再次留取呼吸道样本进行确认。

2. 从患者病灶分离到真菌，根据孢子囊和不同长度、垂直分枝的孢囊梗的特征，并且通过分子鉴定确认为雅致放射毛霉。已知 3 个关于雅致放射毛霉所致感染的报道。2001 年阿根廷 1 名 11 岁的女性，患上与雅致放射毛霉相关的上颌窦炎；2008 年从科威特 1 位男性糖尿病患者左脚坏死组织伤口拭子中培养出雅致放射毛霉；2009 年 1 名 30 岁的美国士兵在伊拉克战斗时右侧身体受伤，躯干、手臂和腿部出现广泛的坏死。尽管进行了清创术，但感染扩散并最终死亡。后来培养鉴定出雅致放射毛霉。这几个病例说明雅致放射毛霉是一种能够引起人类侵袭性毛霉病的真菌病原体。

3. 两性霉素 B 的应用以及迅速和积极的外科清创是目前治疗毛霉菌病的主要方法，然而，结果并不理想。造血干细胞接受者中毛霉菌病的比例高于 70%。虽然棘白菌素对毛霉一般没有活性，但有临床数据表明两性霉素 B 与卡泊芬净的联合治疗可以在真菌感染患者中具有有益的临床结果（大多数培养物是根霉属）。此病例中患者对伏立康唑的初步抗真菌治疗反应不佳，可能与伏立康唑的高 MIC 相关。后改用两性霉素 B 和米卡芬净联合治疗，肺部病变有所改善，但肾功能损害严重，又改用泊沙康唑，患者反应仍较大，效果不理想。此外，患者本身免疫力低下，多方面因素共同导致了治疗的不良结局。

（张翔供稿；曹敬荣译；鲁辛辛、沈定霞审）

## 参考文献

1. Mahmud A, Lee R, Munfus-McCray D, et al. Actinomucor elegans as an Emerging Cause of Mucormycosis. Journal of Clinical Microbiology, 2012, 50(3):1092-1095.
2. Davel G, Featherston P, Fernandez A, et al. 2001. Maxillary sinusitis caused by Actinomucor elegans. J. Clin. Microbiol. 39:740-742.
3. Gomes MZ, Lewis RE, Kontoyiannis DP. 2011. Mucormycosis caused by unusual mucormycetes, non-rhizopus, -mucor, and -lichtheimia species. Clin. Microbiol. Rev. 24:411-445.

4. Khan ZU, Ahmad S, Mokaddas E, et al. 2008. Actinomucor elegans var. kuwaitiensis isolated from the wound of a diabetic patient. Antonie Van Leeuwenhoek 94:343-352.
5. Tully CC, Romanelli AM, Sutton DA, et al. 2009. Fatal Actinomucor elegans var. kuwaitiensis infection following combat trauma. J. Clin. Microbiol. 47:3394-3399.

## 病例 50　根霉致肺部感染

【主诉】 咳嗽、咳痰 1 月余,加重伴咯血,发热 17 天。

【现病史】 患者,男,56 岁。1 月前受凉后出现咳嗽,咳灰白色黏痰,无发热、寒战等不适。于当地医院就诊,考虑"肺炎",予抗感染对症输液治疗 13 天(具体药物不详),未见好转。2014 年 12 月 5 日患者感咳嗽加重,伴有咯血,色鲜红,量不多。伴发热,最高体温 39℃,伴有活动后胸闷、憋气及左侧胸部疼痛感,遂就诊于北京某三甲医院。给予异烟肼、利福喷汀、吡嗪酰胺诊断性抗结核治疗 13 天,症状未见减轻,并从左侧胸腔穿刺引流出约 400ml 淡黄色液体。患者于 2014 年 12 月 18 日来我院急诊科,予美罗培南及莫西沙星抗感染治疗,输注白蛋白纠正低蛋白血症。雾化吸入、止咳、化痰等对症治疗 4 天,症状略缓解,但仍发热,最高体温 39℃。于 2014 年 12 月 22 日转入呼吸科。

【既往史】 吸烟史 20 年,每天约 10 支,糖尿病史 5 年,未规范治疗,间断服药治疗,空腹血糖 8~9mmol/L,患者自诉有丙肝病史 8 年,未治愈。

【治疗经过】 入院后完善各项相关检查,给予美罗培南+莫西沙星+伏立康唑+替考拉宁抗感染治疗,同时控制血糖、清除炎性介质、补充蛋白、营养支持治疗,疗效欠佳。全科病例讨论后调整治疗方案,采用哌拉西林/他唑巴坦纳+两性霉素 B+利奈唑胺抗感染,同时继续补充蛋白、营养支持、对症治疗。患者体温逐渐恢复正常,气管镜病理检查证实为真菌感染,毛霉菌感染可能性大,痰培养和支气管镜毛刷培养均有真菌生长。逐渐停用其他抗生素,单用两性霉素 B 抗感染治疗。2015 年 1 月 21 日再次发热,体温超过 38℃,考虑发热原因不除外导管相关感染,复查胸 CT 双肺病变,较前(2015 年 1 月 12 日)病灶变实,部分病灶缩小,部分病灶增大。加用头孢吡肟、替考拉宁抗感染,患者体温略好转,1 月 27 日拔出颈内静脉置管,体温再次上升至 38.4℃,肾功指标升高,予两性霉素 B 减量 10mg,停头孢吡肟、替考拉宁,改为美罗培南及利奈唑胺抗感染治疗。后给予两性霉素 B 脂质体及美罗培南抗感染治疗后肾功能指标较前明显好转。复查胸 CT 双肺病变,较前(2015 年 1 月 23 日)比较,部分病灶轻度缩小。患者发热、干咳症状较前明显好转。

【一般检查】 2014 年 12 月 22 日,血常规:白细胞计数 $10.15 \times 10^9$/L、中性粒细胞 0.759、红细胞计数 $3.22 \times 10^{12}$/L、血红蛋白测定 94g/L、C 反应蛋白测定 4.92mg/dl。HCV 抗体阳性。

【影像学检查】 2014 年 12 月 18 日,胸廓正常,右肺上叶可见小空洞影,未见液平,左肺可见多个厚壁空洞影,内无液平,双侧胸腔可见液体密度影,心包可见积液影。

【病理学检查】 气管镜病理检查提示毛霉菌感染。

【微生物学检查】 患者在电子支气管镜检查中,在左上叶用气管镜毛刷取分泌物做细菌和真菌培养,接种血平板和 SDA,生长速度快,培养 1 天即可见真菌菌落,同时其多次的痰和气管抽吸物培养也培养出相同的真菌。

【病原学鉴定要点】

**1. 菌落特征**　生长速度快,4 天成熟,"棉花糖"状菌落密集生长,快速覆盖琼脂表面;菌落为白色,菌落中央有肉眼可见黑色颗粒。背面白色(图 1-50-1)。

**2. 镜检特征**　菌丝宽大,菌丝之间有许多匍匐菌丝,在匍匐菌丝和孢囊梗连接处可见假根。孢囊梗长,末端连接黑色的球形孢子囊,孢子囊内有一个囊轴和多个卵圆形孢子(图 1-50-2)。

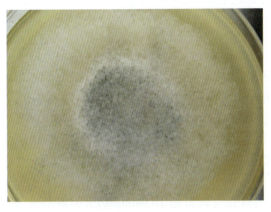

图 1-50-1　在 SDA 上生长 4 天见"棉花糖"状菌落,中央有肉眼可见黑色颗粒

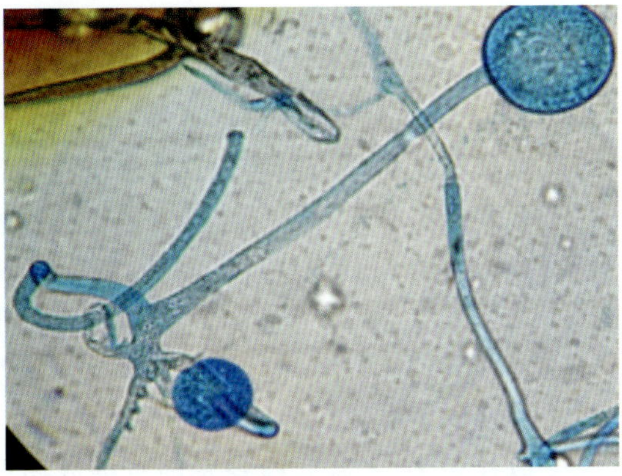

图 1-50-2　培养物镜检,乳酸酚棉兰染色(×100)

【点评】

1. 该患者受凉后出现咳嗽、咳痰,加重伴咯血,发热 17 天,糖尿病 5 年,丙肝患者,美罗培南 + 莫西沙星 + 伏立康唑 + 替考拉宁抗感染治疗,同时予控制血糖、清除炎性介质、补充蛋白、营养支持治疗,疗效欠佳,病理结果也提示毛霉菌感染,通过支气管镜取分泌物和气管抽吸物培养出根霉菌,明确了根霉菌是引起患者肺部感染的病原菌。

2. 在病原学基础上,采用联合抗细菌及抗真菌(两性霉素 B)治疗,有明显好转。

3. 该真菌在血平板和 SDA 培养基上生长 2 天,"棉花糖"状菌落即可铺满整个平板,初为白色,逐步转为灰黑色。根据显微镜下特征将其鉴定为根霉属:如匍匐菌丝,假根,孢囊梗通常不分枝等特点。

【扩大阅读】

根霉属于毛霉目,是接合菌病最常见的病原菌,也常被视为污染菌。毛霉目引起的感染称为毛霉病,较少感染免疫力正常的人群,其危险因素主要包括未控制的糖尿病、代谢性酸中毒、烧伤和血液病等。毛霉目通常呈白色或浅灰色、松软、"棉花糖"样外观,可快速长满试管或培养皿,根据这些特性易于识别。根霉属与毛霉属的主要区别在于,前者在与孢囊梗相对的位置有假根,孢囊梗通常不分枝。

(郭玲供稿;王凯飞、鲁辛辛、沈定霞审)

## 参考文献

1. 沈定霞主译. 医学重要真菌学鉴定指南. 5版. 北京：中华医学电子音像出版社, 2016.
2. 徐建国等主译. 临床微生物学手册. 7版. 北京：科学出版社, 2005.

# 病例 51　米根霉致鼻脑毛霉病

【主诉】　左侧面部麻木，视力下降4天。

【现病史】　患者，男性，27岁。左侧面部麻木，视力下降4天。无饮水呛咳、吞咽困难、口角歪斜，无四肢乏力，无感觉障碍，无四肢抽搐。体温37.7℃，脉搏80次/分，呼吸21次/分，血压118/78mmHg。病理征阴性，脑膜刺激征阴性。入院后鼻窦冠状CT提示左侧上颌窦、额窦、双侧蝶窦、筛窦炎症；超声检查提示右侧头静脉及贵要静脉内血流淤滞。头部MRI提示右侧额叶、基底节区、丘脑、左侧小脑半球及蚓部多发异常信号，考虑感染可能。2016年6月15日就诊入院。

【既往史】　入院后检查发现有糖尿病史（入院查空腹血糖16.94mmol/L），胆囊结石、脂肪肝、高脂血症。

【治疗经过】　入院时患者有低热，经验性使用美罗培南、盐酸莫西沙星和伏立康唑抗感染。6月16日耳鼻喉专家会诊后考虑鼻脑毛霉病，调整使用抗真菌药物为两性霉素B脂质体5mg/(kg·d)。6月30日在全麻下行左侧鼻腔鼻窦手术，术中见左侧鼻腔大量黑褐色黏膜，中鼻甲、下鼻甲呈黑色。清除病变鼻腔、鼻窦黏膜，依次开放左侧筛窦、蝶窦、额窦、上颌窦，见上颌窦内大量脓液。清除窦腔内病变组织后以过氧化氢溶液、生理盐水、稀释碘伏反复冲洗，术腔给予纳吸棉填塞，放冲洗管一根。术中组织送检病理可见宽大无隔菌丝（图1-51-1），提示毛霉感染，手术鼻腔组织同时送微生物培养检查。继续使用两性霉素B脂质体治疗，7月3日到10月8日还加

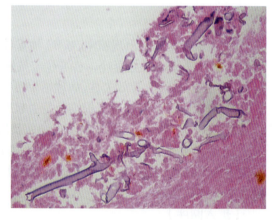

图1-51-1　鼻黏膜组织病理，HE染色（×400）

用泊沙康唑5ml q6h po。7月7日再次进行鼻腔鼻窦清创术，7月29日头部MRI提示脑部病灶较前基本相同，使用两性霉素B脂质体持续治疗至10月8日，MRI提示脑部病灶较前有部分缩小。10月8日患者家属要求出院，此时患者精神一般、偶感头昏、查体配合、神志清楚，但言语欠清、左侧鼻唇沟浅、伸舌偏左，左侧面部浅感觉障碍，病理征阴性，脑膜刺激征阳性。

【病理学检查】　鼻腔黏膜组织病理切片中可见宽大无分隔或极少分隔的菌丝，多为直角分枝。

【一般检查】　入院血常规：WBC 26.72×10$^9$/L，中性粒细胞85.4%。血生化检查空腹葡

萄糖 16.94mmol/L,糖化血红蛋白 13.4%,白蛋白 33.6g/L,球蛋白 42.4g/L,总胆固醇 5.37mmol/L,肌酐 39μmol/L,尿酸 115.3μmol/L;尿常规:葡萄糖 3+,尿酮体 2+;腰穿脑脊液检查:淡黄色、微混,有核细胞数 $230\times10^6$/L;葡萄糖 10.56mmol/L,脑脊液总蛋白 740mg/L,脑脊液白蛋白 457mg/L;感染标志物:PCT1.22ng/ml,超敏 CRP 52.1mg/L。

【微生物学检查】 鼻腔黏膜组织培养,有丝状真菌生长,48 小时气生菌丝发达。

【病原学鉴定要点】

**1. 菌落特征** 室温下,在 SDA、PDA 或其他真菌培养基上生长迅速,33~40℃生长良好,形成大量气生菌丝(图 1-51-2),菌落开始为白色,成熟后灰褐色至黑色,绒毛状。45℃不生长。

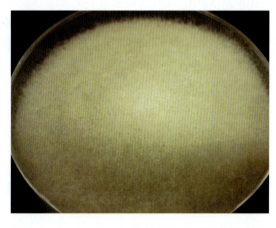

图 1-51-2 在 PDA 35℃培养 3 天,棉花糖样菌落

**2. 镜检特征** 大型孢子囊,假根明显,孢囊梗与假根相对(图 1-51-3),孢囊梗长、不分枝,孢子囊圆形、内含棕色孢囊孢子(图 1-51-4)。

**3. 分子鉴定** 通过扩增 ITS 区域测序,结果为米根霉。

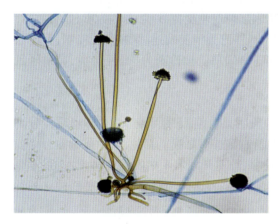

图 1-51-3 假根、孢囊梗及孢子囊(×200)

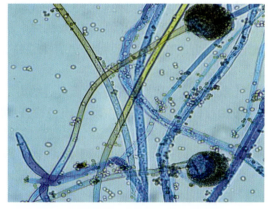

图 1-51-4 孢囊梗长、不分枝,孢子囊圆形、内含棕色孢囊孢子(×400)

【点评】

1. 鼻脑毛霉病是指始于鼻窦,可波及眼眶、面部和(或)大脑的感染,是一种急性、进展快速且凶险的疾病,常继发于重症糖尿病及酮症酸中毒。感染常波及腭,形成黑色坏死性损害,此为具有重要诊断价值的体征。此外,感染若波及眼眶,可引起眶周或鼻周持续性肿胀及变色,眼中排出黑色脓液具有诊断价值。此患者为重症糖尿病患者,空腹血糖 16.94mmol/L,是鼻脑毛霉病的高危因素。

2. 鼻脑毛霉病的病原菌以根霉为主。在组织标本中见到宽大、透明、不分隔或极少分隔、分枝呈直角的菌丝有诊断意义。在室温下 PDA 或其他真菌培养基上米根霉生长迅速,33~40℃生长良好,形成大量气生菌丝,初为白色,后逐渐变成灰色至黑色,绒毛状。培养物镜下可见大型孢子囊,假根明显,孢囊梗与假根相对,有发达的囊轴和囊托。

3. 除了外科手术清除病变组织外,还可使用药物治疗,方案为:两性霉素 B 脂质体 5~10mg/(kg·d),或两性霉素 B 1~1.5mg/(kg·d)或泊沙康唑 400mg po bid 餐中服用,总疗程取决于疗效,需持续治疗至感染的临床症状和体征消失、放射影像学异常消失或稳定、基础的免疫抑制状态好转。2017 年 2 月电话回访,此患者依然在使用两性霉素 B 脂质体治疗,恢复较好。

(陈中举供稿;鲁辛辛、王凯飞审)

## 参考文献

Sanford JP. The Sanford guide to antimicrobial therapy. 范洪伟等译．北京:中国协和医科大学出版社,2014.

## 病例 52 葡枝根霉致鼻窦炎

【主诉】 双侧交替鼻塞,伴间断全头胀痛及双侧耳鸣 3 年。

【现病史】 患者,男,25 岁。3 年前无明显诱因出现双侧交替鼻塞,右侧为重,偶有脓涕,伴间断全头胀痛及双侧耳鸣,呈持续蝉鸣。无听力下降,无清涕及连续喷嚏,无哮喘,无嗅觉减退,无视力改变,无面颊肿胀,患者未系统治疗。2 周前曾被诊断为"慢性鼻炎,鼻中隔偏曲",现为进一步诊治来我院。

【既往史】 痔疮手术史,青霉素过敏史。

【治疗经过】 患者入院后鼻内镜检查:鼻中隔明显右偏,下鼻甲肥大,中鼻道脓性分泌物堆积。诊断双侧慢性上颌窦炎,双侧慢性筛窦炎,右侧蝶窦黏膜下囊肿,鼻中隔偏曲,耳鸣。嗅觉功能检查正常。行鼻内镜下双侧上颌窦、筛窦、额窦开放术+中隔偏曲矫正术,手术顺利,予抗感染促排治疗,术后恢复可,予出院。出院用药:吉诺通 300mg tid po;鼻腔冲洗 bid;内舒拿 qd 喷鼻。

【一般检查】 血常规、生化常规、凝血检查正常。

【影像学检查】 鼻窦发育良好,双侧筛窦、右侧上颌窦壁见条状软组织影;左侧上颌窦内见软组织影并见液平面;右侧蝶窦内见半球形软组织影。鼻窦窦壁骨质连续,未见增生、硬化及破坏征象。双侧窦口鼻道复合体通畅。双侧总鼻道通畅,鼻腔内未见异常密度影。鼻中隔偏曲,各鼻甲未见增大及气化征象。

【病理学检查】 右中鼻道息肉,左中鼻道息肉,可见粗大的疑为毛霉菌的菌丝(图 1-52-1)。

【微生物学检查】 术中取病变组织送病原学检查,标本用无菌镊子碾碎后分别接种于 SDA 和液体沙保弱培养基,同时原始标本行革兰染色镜检和乳酸棉兰压片镜检。

【病原学鉴定要点】

1. 菌落特征　菌落密集生长,呈棉花糖样,快速覆盖琼脂表面。初期为白色,后逐渐变成灰色至褐色,背面呈白色或棕色(图 1-52-2)。

2. 镜检特征　菌丝宽大,无或偶见分隔。菌丝之间的葡匐菌丝将无分枝的长孢囊梗连

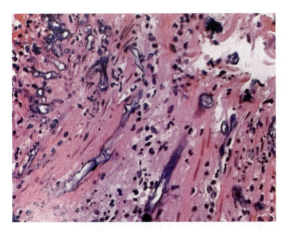
图 1-52-1　组织标本 HE 染色见粗大的菌丝（×400）

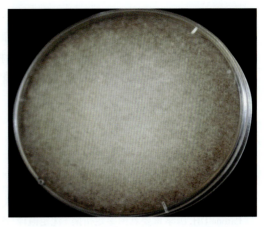
图 1-52-2　SDA 上生长 3 天的菌落形态

接。在匍匐菌丝和孢囊梗连接处产生异常发达的假根（图 1-52-3），孢囊梗长（约 3mm），末端连接黑色的圆形孢子囊（直径 136~335μm），孢子囊内有一个囊轴和多个卵圆形、无色或棕色的孢囊孢子（直径 4~9μm）（图 1-52-4），孢囊孢子有很明显的棱角和线状条纹，囊领随孢子囊壁分解消失。不形成厚壁孢子，36℃可生长。

**3. 分子鉴定**　经 ITS 测序鉴定，结果为葡枝根霉。

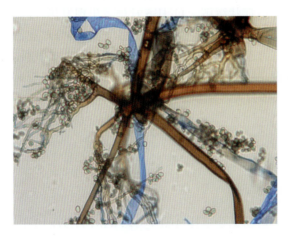
图 1-52-3　丰富的假根，乳酸酚棉兰染色

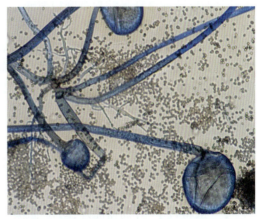
图 1-52-4　完整的假根、孢囊梗和孢子囊（×200）

【点评】

葡枝根霉是一种条件致病菌，可单独引起人类的感染性疾病，也常继发于糖尿病、免疫抑制、烧伤或外伤等其他疾病引起感染，一般呈急性快速发展，少数为慢性发展，可累及鼻、脑、肺、胃肠道、皮肤等器官。其致病特征是引起血管壁破坏，血栓形成，周围组织梗死，产生黑色坏死性损害。本病例中患者较年轻，基础体质好，无其他疾病，只是单纯的真菌球性鼻窦炎，只需手术切除即可。若是在基础疾病后引起的继发感染，容易上行入脑引起鼻脑毛霉病，这时就需要早期明确诊断，及时足量使用抗真菌药物同时配合手术治疗，否则死亡率可达到 80%~90%。

【扩大阅读】

毛霉目根霉属的致病菌主要有葡枝根霉、少根根霉、须状根霉、小根根霉等。根霉属与毛霉属的鉴别主要是后者不形成假根,孢囊梗常有分枝;根霉属与根毛霉属的鉴别在于后者可形成不发达的、短而不规则的假根,假根常位于孢囊梗之间,孢囊梗可有分枝。

(黄艳飞供稿;鲁辛辛、沈定霞审)

## 参考文献

1. 王端礼. 医学真菌学-实验室检验指南. 北京:人民卫生出版社,2005.
2. Larone DH. 医学重要真菌鉴定指南. 沈定霞译. 5 版. 北京:中华医学电子音像出版社,2016.

## 病例 53　小孢根霉致面部感染

【主诉】　诊断为白血病 1 月,发热、右侧面部肿痛 3 日。

【现病史】　患者,女,30 岁。2009 年 9 月中旬无明显诱因反复出现四肢皮肤瘀点、瘀斑伴牙龈出血,面色惨白和乏力,同年 10 月因咯血入住当地医院进行诊治,根据骨髓检查和免疫分型诊断为急性早幼粒细胞白血病。化疗后症状缓解。11 月 6 日患者出现发热,体温 39.8℃,伴咽痛、咳嗽、咳痰,肺部 CT 检查显示"双中、下肺炎",虽经抗感染、退热等对症治疗仍反复呈低、中度发热,咽痛症状逐渐加重。为进一步治疗于 11 月 9 日收入我院血液科。入院查体体温 38.8℃,心率 102 次/分,贫血貌,咽部充血,右侧扁桃体肿大伴脓点,口腔黏膜可见多处溃疡,右侧颜面部隆起伴压痛,皮肤张力大。初步诊断:

1. 急性早幼粒细胞白血病;
2. 急性化脓性扁桃体炎;
3. 双肺感染;
4. 面部急性蜂窝织炎。

【既往史】　无肝炎、结核病史。

【一般检查】　外周血涂片:幼粒细胞占 14%,易见柴束样 Auer 小体,WBC $17.97×10^9$/L、RBC $2.92×10^{12}$/L、HGB 76g/L、PLT $58×10^9$/L;G 试验和 GM 试验均阴性。

【肺部 CT】　双下叶支气管扩张伴感染,双肺散发性小叶中央型肺气肿。

【治疗经过】　患者持续发热,最高达 40.2℃,伴咽痛,呈痛苦面容,右侧颊黏膜表面可见 2cm×3cm 黏膜糜烂、增生、水肿、并附有白色假膜,颜面肿痛呈进行性加重,逐渐累及右侧颈部及右下颌,颌角处可见一疖,表面见破溃和焦痂,开口中度受限,约两横指(图 1-53-1)。11 月 13 日行右侧颌面部间隙感染切开引流术,留置引流管,可见暗红色脓血性液体,细菌、真菌培养均阴性。予头孢哌酮/舒巴坦、克林霉素和去甲万古霉素抗感染。患者仍反复高热,右侧术区伤口无典型脓液形成,中央呈现溃疡、干性坏死,以面颊部、颌下区为中心肿胀明显,周围区域组织炎性水胀,皮肤张力大,红肿且皮温较高,中心区域有波动感,颌面部左右不对称。11 月 19 日经引流口再次深入探查、分离、引流,伤口组织送细菌和真菌培养。考虑患者免疫力低下、粒细胞缺乏（11月17日WBC $2.75×10^9/L$)、有继发真菌感染的可能性，11月20日予氟康唑、哌拉西林/他唑巴坦、亚胺培南和利奈唑胺治疗，并每日多次给予制霉菌素和碘甘油涂抹患处，但患者症状仍无明显好转，病情继续加重，感染波及眶下、眶周，上下唇肿胀，口腔内磨牙后区及颊黏膜处可见明显水肿，体温38.5~40.2℃。11月23日再行坏死组织清除术，并采集组织进行涂片及真菌培养，19日和23日培养结果均提示真菌生长，且对伊曲康唑和两性霉素B敏感。11月24日予伊曲康唑静脉滴

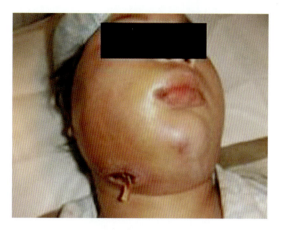

图1-53-1　患者病变部位

注(250mg/次，1次/日)，疗程2周，与外科手术清创联合治疗，并在伤口处给予两性霉素B局部外用，11月30日患者体温恢复正常，面部肿胀逐渐消退，12月1日患者再次出现发热，体温37.8℃，面部肿胀，以右眼睑处明显，12月2日给予两性霉素B静脉滴注，从5mg/次逐日加量至10mg/次、20mg/次、25mg/次，维持25mg/次疗程1月，伊曲康唑于12月8日改为口服治疗(200mg/次，2次/天，疗程1月)，抗生素降阶梯减停，颌面部伤口清创、换药，伤口组织连续3次真菌培养为阴性，患者体温逐渐恢复正常，2周后颌面部肿胀明显减退，浅表淋巴结未及肿大，4周后额部及右眼睑肿胀已完全消退，伤口结痂愈合。在对该例早幼粒细胞白血病两年的定期随访中仅见右侧颌下长约2cm手术瘢痕，未见皮肤及组织真菌病的复发。

【微生物学检查】　取伤口组织涂片革兰染色镜检可见宽而不规则、无隔的菌丝，呈直角(图1-53-2)。伤口组织接种马铃薯葡萄糖琼脂培养基(PDA)，28℃培养第3天可见真菌菌落。采用Etest法抗真菌药物敏感性试验，伊曲康唑、伏立康唑、两性霉素B、5-氟胞嘧啶、氟康唑MIC分别为1.0μg/ml、32μg/ml、0.125μg/ml、16μg/ml和>32μg/ml。

【病原学鉴定要点】

**1. 菌落特征**　在PDA上培养第3天菌落为白色稀疏绒毛状，5天菌落呈灰褐色绒毛状且扩散性生长充满平皿，顶端有黑色小点为孢子囊(图1-53-3)。

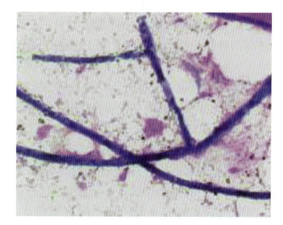

图1-53-2　组织标本镜检见宽而不规则、无隔的菌丝，呈直角分枝

**2. 镜检特征**　菌丝不发达，孢囊梗不分枝，直立或弯曲，浅褐色，成单或双束自匍匐菌丝长出，有假根。孢子囊直径40~1000μm，近球形，大量子囊孢子，直径约2.5~7.5μm，具有棱角及线状条纹(图1-53-4)。

**3. 分子鉴定**　PCR扩增ITS区基因，得到650bp左右的产物，经测序及与GenBank和CBS上的已知序列比对后，结果为小孢根霉变种中国株(同源性在99.0%以上)。

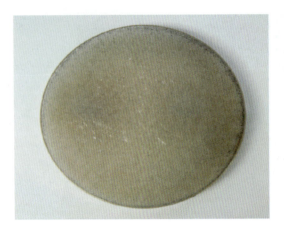

图 1-53-3　在 PDA 上生长 5 天的菌落

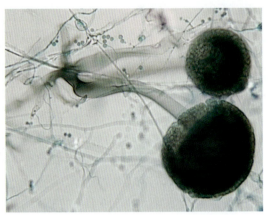

图 1-53-4　假根、弯曲的孢囊梗，近球形的孢子囊及孢囊孢子（×400）

【点评】

1. 小孢根霉变种感染报道的病例非常少见，只占毛霉菌感染的 2%。本例患者为急性早幼粒细胞白血病继发口腔颌面部的小孢根霉变种感染。粒细胞减少及化疗后免疫力下降是发病的主要原因。其临床症状表现为发热、皮肤蜂窝织炎、溃疡、组织肿胀坏死、焦痂，进展快。

2. 病原学检查对诊断和治疗非常重要。该患者入院后，经多次采集标本进行培养，从无菌生长到最后分离到小孢根霉变种的过程中有以下几点启示：①取材部位和取材频率对提高阳性检出率非常重要。在感染初期考虑急性化脓性扁桃体炎，疑为细菌感染，分别连续 3 次咽拭子细菌培养，结果阴性，脓血性液体细菌和真菌培养仍为阴性，直到在伤口坏死组织与正常部位的交界处取材进行真菌培养，才分离出小孢根霉菌。提示对于培养阴性的标本，应选择多个感染部位多次采集，以提高阳性检出率。②涂片镜检是病原学快速诊断的有效手段，其结果为临床初步报告和早期诊断提供参考价值。有报道，刮取病灶组织或取活检标本（不用拭子）进行组织学检查和直接镜检有助于及时准确诊断。临床医生考虑感染时，关注标本细菌培养，而不注重标本的涂片镜检，同时忽略了病理学检查，实验工作人员由于日常工作繁忙，临床医生不开涂片镜检，也不主动涂片镜检，往往造成对诊断的延误。第 1 次组织标本培养 4 天后见小孢根霉菌生长。假如首先做涂片镜检，就可以把有效的治疗方案提前。③组织培养阳性检出率明显高于伤口分泌物和血性液体。④对于长期使用免疫抑制剂和粒细胞缺乏患者，在预防真菌感染经验性用药时不仅要考虑念珠菌、曲霉感染，还要考虑毛霉菌感染。虽然临床医生在标本培养分离出小孢根霉变种前，已考虑到继发真菌感染的可能性，予氟康唑经验性治疗，但氟康唑对毛霉菌引起的感染是无效的，调整治疗方案后，给予两性霉素 B、伊曲康唑和手术清创，患者体温逐渐恢复正常，伤口结痂愈合。

3. 文献报道，毛霉病是除念珠菌病和曲霉菌病后的第三大侵袭性真菌感染性疾病。其高发率是由于干细胞移植、免疫抑制剂和化疗药物等的使用。两性霉素 B 或其脂质制剂与外科手术清创联合治疗是目前治疗毛霉病的有效手段。但近年来新型唑类药物泊沙康唑被证实对毛霉菌有效，同时考虑到两性霉素 B 的毒性，泊沙康唑有可能成为治疗毛霉菌病的首选药物。

【扩大阅读】

1. 小孢根霉根足变种:已被证明在人的真菌病中占到近 15%。它主要是分离于皮肤损伤,这些损伤多是因为伤口衣物污染和包扎手术伤口的绷带污染。小孢根霉根足变种已有报道由夹板的木舌污染引起医院感染,这种菌感染很少引起鼻脑疾病。

(1) 显微镜形态学:假根透明到半透明,孢囊梗短于少根根霉(最大长度 1000μm),单根或 4 个,孢子囊直径大约 100μm。囊轴呈梨形或长形,有时可见有棱角的、平截的囊托。孢子为亚球形至微梨形(4~6μm),表面光滑或有小棘。

(2) 生长温度:小孢根霉根足变种耐高温,能在 50℃生长良好。

2. 小孢根霉小孢变种(*Rhizopus microspores var.microsporus*):是一种暴露性病原菌,已从皮肤感染的患者中分离鉴定,感染部位需要手术切除。小孢根霉小孢变种能够在 46℃生长,但在 50℃不生长,因而可与其他种区别。显微镜下,小孢根霉小孢变种的孢囊梗具有宽椭圆形条纹。

(王露霞、赖晃文、李翠华供稿;鲁辛辛、王凯飞审)

**致谢** 广州中山大学孙逸仙医院皮肤科席丽艳、鲁长明老师对小孢根霉菌变种的鉴定给予帮助。

## 参考文献

1. 陈腊梅,李春阳. 毛霉菌病研究进展. 中国真菌学杂志,2007,2(4):243-246.
2. Sun QN, Fothergill AW, McCarthy DI, et al. In vitro activities of posaconazole, itraconazole, voriconazole, amphoterin B and fluconazole against 37 clinical isolates of zygomycetes. Antimicrob Agents Chemother, 2002, 46(5):1581-1582.
3. 余进,万喆,鲁巧云,等. 白血病患者伞枝梨头霉感染二例. 中华检验医学杂志,2010,33(2):173-174.

## 病例 54 少根根霉致鼻脑毛霉病

【主诉】 发热 15 天,头疼、左眼球突出、固定伴失明 5 天。

【现病史】 患者女,56 岁,15 天前无明显诱因出现发热,5 天前感觉头疼,并发现左眼球突出、固定,继而失明。收入神经内科。

【既往史】 糖尿病 7 年,血糖控制不佳。

【治疗经过】 住院后低热,给予青霉素等治疗无效。入院 5 天后出现左侧鼻塞,有少量出血。左鼻翼、左眼睑及周围皮肤红肿,体温升至 40℃,伴剧烈头疼、呕吐。住院 7 天后,患者死亡。

【微生物学检查】 取鼻部破溃的组织进行 KOH 压片镜检可见宽大无分隔或极少分隔的菌丝,多为直角分枝。

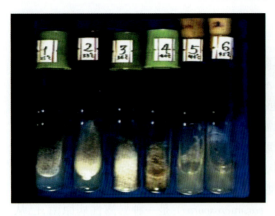

图1-54-1 菌体在25℃,33℃,36℃,40℃,43℃生长的菌落,在45℃不生长

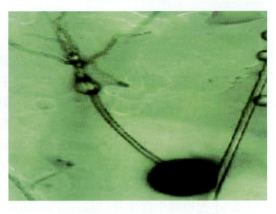

图1-54-2 镜检见假根、与之相对的孢囊梗及孢囊

**1. 菌落特征** 在室温下,SDA、PDA或其他真菌培养基上生长迅速,33~40℃生长良好,形成大量气生菌丝(图1-54-1),菌落开始为白色,成熟后灰褐色至黑色,绒毛状。45℃不生长。

**2. 镜检特征** 大型孢子囊,假根明显,孢囊梗与假根相对,孢囊梗长、不分枝,孢子囊圆形、内含棕色孢囊孢子(图1-54-2)。

**3. 分子鉴定** 经ITS区测序证实为少根根霉。

**【点评】**

鼻脑毛霉病是一种临床较少见而致命的条件性真菌感染,可侵犯鼻、脑、肺、胃肠道、皮肤等部位,甚至可通过血行播散到全身各个脏器,呈急性、亚急性或慢性过程。本例患者病情进展、恶化迅速。

**【扩大阅读】**

少根根霉为接合菌门,接合菌纲,毛霉目,毛霉科,根霉属真菌,菌丝不发达,假根也不发达,孢囊梗单生或2~4束,一般不分枝,但有时膨大,呈褐色。顶端形成球形或近球形的孢子囊,孢子囊孢子球形、近球形或不规则形状,多有棱角,有厚壁孢子。室温培养生长迅速,PDA培养基上,菌落开始为白色,老熟后灰褐色至黑色,绒毛状。为条件致病菌,当机体免疫功能严重下降时,可以引起鼻脑毛霉病。

(杨秀敏供稿;沈定霞、鲁辛辛审)

## 参考文献

1. 王毓新,杨秀敏. 少根根霉引起鼻脑毛霉菌病1例. 中国微生物学会,2007.
2. 张思平,刘蔚,胡白. 少根根霉所致皮肤毛霉病3例. 临床皮肤科杂志,2012,41(03):163-165.

# 病例55　多变根毛霉致上臂溃疡

【主诉】　右上臂局部皮肤溃烂2年。

【现病史】　患者,男,53岁。2年前无明显诱因右上臂出现"一个似绿豆大的小疙瘩",不痛,瘙痒明显,自行抓破后流出透明液体。于当地私人诊所使用药膏外敷治疗无效。2015年9月在西安某医院行病变处组织活检,病理诊断为深部真菌感染。后至我院皮肤科就诊,给予伊曲康唑和特比萘芬抗真菌治疗无效。2015年9月16日以"体癣"收入本院感染性疾病科。查体右上臂外侧见面积约9.5cm×11.7cm形状不规则的皮肤溃疡(图1-55-1)。当日采取患者病灶处组织和分泌物进行病理学和微生物学检查。9月19日微生物室报告:真菌培养为根毛霉;临床给予患者两性霉素B抗真菌治疗,两性霉素B治疗1周后,9月27号患者出院,出院时皮损范围较前缩小,中央干燥结痂。2015年10月6日再次入住该院感染性疾病科。

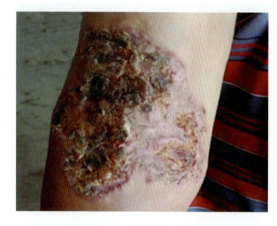

图1-55-1　右上臂皮肤破损处

【治疗经过】　2015年9月19日至9月26日采用两性霉素B治疗一周出院,2015年10月6日再次入院后,根据9月份微生物和病理学诊断报告,继续给予两性霉素B治疗,并定期对患者外科清创处理。两性霉素B剂量由5mg/d逐渐增加到15mg/d,治疗2周后,患者右上臂皮损区范围逐渐缩小,结痂全部脱落,2015年10月24日出院,治疗过程中患者无不良反应。出院后继续用兰美抒乳膏外敷和口服伊曲康唑抗真菌治疗,皮肤科门诊随诊。1年后随访患者,已痊愈。

【一般检查】　G试验阴性,T-spot阴性,降钙素原正常,结核菌培养阴性,血常规正常,肝功能正常。

【病理学检查】　病灶组织经HE染色,镜检见右上臂过度角化的鳞状上皮及大片坏死,片内结构符合真菌感染;PAS染色见宽大、无分隔、有直角分枝的真菌菌丝(图1-55-2)。

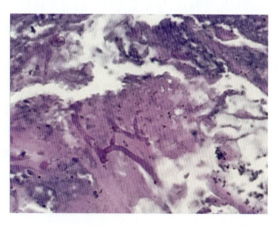

图1-55-2　病变组织PAS染色见宽大、无分隔、有直角分枝的真菌菌丝(×400)

【微生物学检查】　将采集的组织标本剪碎后行涂片,革兰染色、抗酸染色、六胺银染色,均未见病原菌;将磨碎的组织标本和分泌物标本接种血平板、巧克力平板、中国蓝平板、SDA、土豆葡萄糖平板(PDA)。48小时后在25℃孵箱中的SDA和PDA上以及35℃孵箱中的血琼脂平板、巧克力平板上均长出了白色、绒毛状真菌菌落。

【病原学鉴定要点】

**1. 菌落特征**　菌落成蓬松的"棉花糖状"生长，正面为灰黄色（图1-55-3），背面呈白色，随着时间的延长菌落成熟变成棕黄色。

**2. 镜检特征**　菌丝宽大无分隔，孢囊梗长且宽，孢子囊圆形，无囊托。假根发育不良、与孢囊梗不相对，孢囊梗有不规则分枝（图1-55-4）。

**3. 分子鉴定**　经ITS测序比对后，此菌最终鉴定为多变根毛霉。

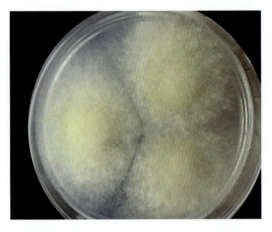

图1-55-3　SDA上生长48小时的菌落

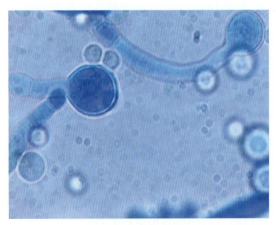

图1-55-4　培养物镜检见孢子囊及孢囊梗。乳酸酚棉兰染色（×1000）

【点评】

1. 近年来毛霉目真菌导致感染（毛霉病）的数量在显著升高。由于毛霉目真菌难以检测，用药局限等特点，导致毛霉病诊治通常延后。该患者自身免疫功能正常，右上臂局部皮肤溃烂2年，通过采取皮肤溃烂部位进行病理学和病原学检查，明确了病原菌为多变根毛霉（现称为不规则根毛霉）。

2. 该病例中同时留取了病灶部位的分泌物和组织标本。组织标本研磨后接种的培养基在48小时内生长出了典型的真菌菌落，但是接种相同培养基的分泌物，真菌培养为阴性。因此，建议对有组织受损的感染，应尽可能留取组织标本查找病原菌。

3. 在明确了病原菌的基础上，进行外科清创，两性霉素B抗真菌治疗，再用兰美抒外用和口服伊曲康唑，效果良好，无并发症。随访证实患者已痊愈。

（辜依海、张微供稿；王凯飞、鲁辛辛、沈定霞审）

## 参考文献

1. 王端礼. 医学真菌学-实验室检验指南. 北京：人民卫生出版社，2004.
2. Larone DH. 医学重要真菌鉴定指南. 沈定霞译. 5版. 北京：中华医学电子音像出版社，2016.

## 病例 56　多变根毛霉致面部皮肤毛霉病

【主诉】　面部结节斑块伴瘙痒半年。

【现病史】　患者男,65 岁,农民。因面部结节斑块伴瘙痒半年于 2009 年 12 月 25 日就诊。患者 2009 年 5 月额部出现一米粒大丘疹,伴瘙痒,自行购药(不详)外涂,无效后就诊于当地医院,按湿疹治疗仍无效后皮损渐扩大,延至双侧面部,皮损中央出现坏死结痂。期间患者曾自行间断外用草药及蟾蜍皮外敷患处。近 2 个月感鼻腔干燥,抠抓后少许流血。就诊时取额部皮损行病理检查及真菌培养,病理检查及真菌培养提示皮肤接合菌病,以皮肤接合菌病收入院。查体见患者额部、眉间、上下睑、颧部及周围一弥漫性浸润性褐红色斑块,边界较清,边缘隆起,部分中央轻度坏死结痂,双上睑轻度肿胀,耳后、颌下未触及肿大淋巴结(图 1-56-1)。入院体温 37.2℃,呼吸、血压正常,系统检查无异常。

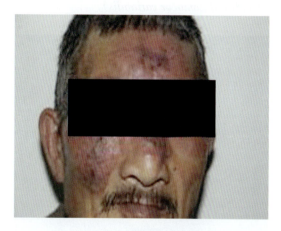

图 1-56-1　头面部皮肤感染病灶

【既往史】　否认"病毒性肝炎、结核"等传染性疾病史;否认食物、药物过敏史;否认其他外伤、手术史,无输血史,否认家族类似病史、遗传病,预防接种史不详。

【治疗经过】　给予两性霉素 B 静脉滴注,5mg/d 开始,逐渐加大用量,至 50mg/d,共用量 1050mg,治疗过程中定期复查血钾和心电图,及时补钾,患者无明显不良反应。后患者要求带药出院治疗,出院时患者皮损炎症浸润减轻,肿胀基本消退。

【一般检查】　血、尿常规正常,血糖正常。胸部平片未见异常。

【影像学检查】　电子喉镜检查:鼻腔黏膜干燥、点状浅表糜烂,左鼻腔略狭窄,右鼻腔少许血痂附着,难以清除,鼻咽无异常。头颅 CT 未见异常。

【组织病理学检查】　HE(苏木精-伊红染色)染色示表皮增生,真皮呈肉芽肿性炎症浸润,其中见粗大、无隔、透明、肿胀扭曲的菌丝;PAS(过碘酸希夫)染色阳性(图 1-56-2)。

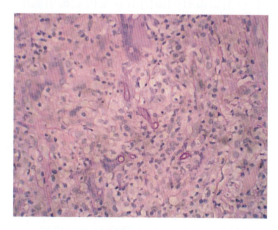

图 1-56-2　组织标本 PAS 染色(×400)

【微生物学检查】　术中取病变组织送病原学检查,标本用无菌镊子碾碎后分别接种于 PDA(土豆培养基)斜面。小培养显微镜特点:菌丝粗大,丝带样,无色透明,偶有分隔,可见分支。匍匐菌丝不明显。假根丰富,可从菌丝体、孢囊梗或囊轴长出。孢子囊较大,孢子囊孢子圆形或椭圆形,大小不均一。

【病原学鉴定要点】

1. 菌落特征　在PDA(土豆培养基)斜面,25℃生长迅速,72小时后菌落长满培养基斜面,呈淡黄色绒毛状,菌落背面为亮黄色(图1-56-3)。

2. 镜检特征　菌丝粗大,丝带样,无色透明,偶有分隔,可见分支。匍匐菌丝不明显。假根丰富,可从菌丝体、孢囊梗或囊轴长出。孢子囊较大,孢子囊孢子圆形或椭圆形,大小不均一(图1-56-4)。

3. 分子鉴定　分离菌株经北京大学真菌和真菌病研究中心进行测序鉴定,结果为多变根毛霉(*Rhizomucor variabilis*)。

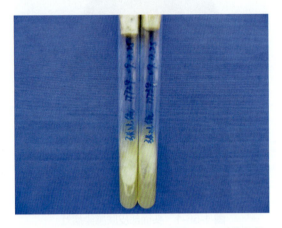

图1-56-3　在PDA上25℃培养72小时的菌落

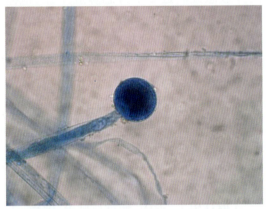

图1-56-4　孢子囊,乳酸酚棉兰染色(×1000)

【点评】

毛霉病常见于糖尿病、肿瘤及免疫功能低下或缺陷者,可侵犯皮肤、黏膜、鼻窦、肺、胃肠道、脑,甚至可经血行播散至全身各系统,病情常凶险、可危及患者生命。但包括本例患者在内,目前已报道的多例由多变根毛霉引起的皮肤毛霉病患者并无慢性病史或免疫低下的情况。提示多变根毛霉有其相对特殊的致病性。由于毛霉菌在组织中易侵入血管壁、造成血栓,故常表现为感染处的皮肤坏死、溃疡,此特点可作为与其他深部真菌病的临床鉴别要点。发生在面部的毛霉菌病常可侵犯鼻窦和颅内,很快致患者死亡,此病例经头颅CT检查虽无异常改变,但电子喉镜发现鼻腔已出现肿胀和血痂,提示毛霉可能已经向深部侵犯,如不及时治疗,极有可能向颅内发展危及患者生命。

【扩大阅读】

毛霉目真菌广泛存在于自然界,属腐物寄生菌,少数作为条件致病菌,引起人类毛霉病,较常见的有毛霉属、根霉属、梨头霉属、根毛霉属、小克银汉霉属等。毛霉目真菌引起的感染属于深部真菌病,又称接合菌病。

多种抗真菌药可以用于毛霉病的治疗,如单用氟康唑或伊曲康唑治疗均有效,但易引起耐药的发生。目前对毛霉病的治疗仍然首选两性霉素B,但应注意用药的剂量和疗程,且用药应个体化,并注意不良反应的发生。

(陈奇权、周村健、郝飞等供稿;鲁辛辛、沈定霞审)

## 参考文献

1. 李春阳,徐永豪,胡勤峰.多变根毛霉致面部皮肤根毛霉病1例.中国真菌学杂志,2006,(5):284-285.
2. 李春阳,李颖,胡志敏.多变根毛霉引起原发皮肤毛霉病1例.临床皮肤科杂志,2004,33(3):158-159.
3. 王爱平,李若瑜,王瑞礼,等.多变根毛霉引起破坏性黏膜皮肤毛霉病1例.中华皮肤科杂志,1994,27(1):51-52.
4. 李成龙,贾太和,武丽,等.新种多变根毛霉致原发性皮肤毛霉病.中华皮肤科杂志,1993,26(6):352-353.

## 病例 57 鳞质霉致外伤伤口感染

【主诉】 龙卷风袭击后右侧腹部严重撕裂伤。

【现病史】 患者,男,48岁。龙卷风袭击时患者受到许多碎片的打击,右侧腹部出现一个大的撕裂伤而急诊入院。

【既往史】 轻度高血压,无其他重大疾病。

【治疗经过】 在急诊室立即给予伤口清理、异物清除和破伤风抗毒素注射后入院接受进一步治疗。由于伤口出现坏死和坏疽性改变(图1-57-1),且坏死组织边界的大体外观疑为真菌感染,入院后第3天行手术清创,取组织样本进行微生物学和病理学检查,给予患者棘白菌素治疗。由于患者病情恶化,转入ICU治疗。12天后微生物学检查报告有毛霉菌生长,患者在此报告出来的第二天死亡。

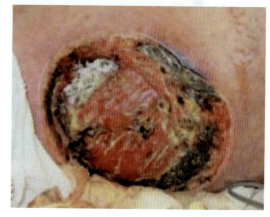

图1-57-1 坏死和坏疽性改变的伤口

【一般检查】 CXR、CT扫描和MRI提示无骨折或内脏器官损伤。

【病理学检查】 组织病理学检查提示,皮下广泛坏死和炎症,病灶延伸至浅表真皮,可见退行性中性粒细胞,同时伴有巨噬细胞,并有水肿和出血。真皮和皮下组织可见少分隔、宽大的真菌菌丝,菌丝排列无规则(图1-57-2)。一些菌丝存在于与血管性坏死和血栓相关的血管壁中(图1-57-3)。六胺银染色(图1-57-4)、过碘酸希夫染色(图1-57-5)和采用多克隆兔抗毛霉菌抗体的免疫组织化学(IHC)检查时菌丝明显(图1-57-6)。

【病原学鉴定要点】

**1. 菌落特征** 组织标本经2~3天培养,可见大量羊毛状菌丝长满培养皿。SDA上30℃培养,初期菌落为白色或灰白色,随着生长时间延长菌落呈淡棕灰色(图1-57-7)。分离株生长良好,但无任何产孢结构。

**2. 镜检特征** 培养物镜检可见宽大(直径>10μm)、透明、无色、几乎无分隔的菌丝。孢囊梗长(可达540μm),不分枝,从气生菌丝处单个生出。孢囊梗的顶端变宽,形成钟形或

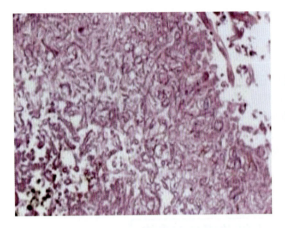

图 1-57-2　分隔少、宽大的真菌菌丝

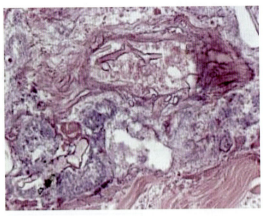

图 1-57-3　存在于与血栓和血管性坏死相关的血管壁中的菌丝

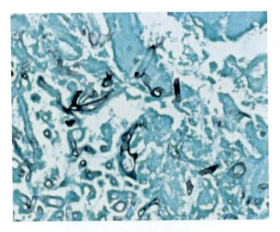

图 1-57-4　六胺银（GSM）染色

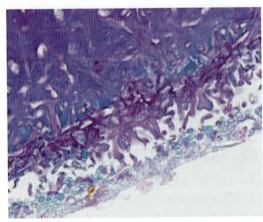

图 1-57-5　过碘酸希夫（PAS）染色

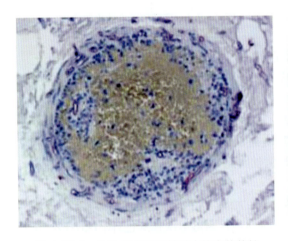

图 1-57-6　IHC 染色示血管壁中的真菌菌丝

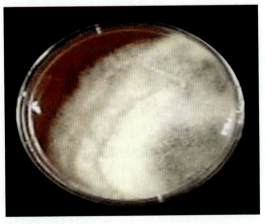

图 1-57-7　白色或灰白色真菌菌落

花瓶状(直径 20~58μm)囊托结构,孢囊孢子(5.4~8.0μm)×(4.0~5.7μm)通常光滑,多为椭圆形至圆柱形(图 1-57-8)。孢囊梗可以附着在具有类似于曲霉属"足细胞"突出结构的菌丝上。

**3. 分子鉴定** 采用转录间隔区 1 和 2 (ITS1 和 ITS2)或核糖体 RNA 基因(rDNA) 28S(D1-D2 区)的 5' 末端区域 DNA 测序方法,鉴定该真菌为 *Apophysomyces trapeziformis*。

【点评】

1. 2011 年 5 月 22 日,风力大于 200mph 的 EF-5 级(改良型藤田级数的最高级别)龙卷风袭击密苏里州乔普林,造成约 1000 人受伤,159 人死亡。十天后,据报道龙卷风期间受伤的 2 名住院患者发生坏死性软组织真菌感染。密苏里州卫生与高级服务部门和美国疾控中心开展了调查,确定 A.trapeziformis 是导致皮肤和软组织毛霉菌病的主要病原体,最终使 13 例患者得到确诊。

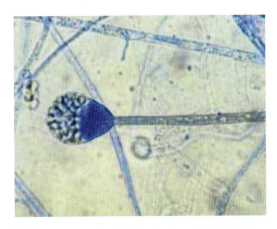

图 1-57-8 宽大、透明、无色、无分隔的菌丝、孢囊梗及孢囊

2. 皮肤毛霉菌病是由毛霉目真菌引起的罕见感染,毛霉目通常存在于土壤、腐烂的木材和其他有机物质中。而皮肤毛霉病通常是机会性感染,感染免疫功能低下人群,如糖尿病、血液恶性肿瘤或实体器官移植患者,而 *A. trapeziformis* 通常感染免疫功能正常人群,与创伤性植入真菌孢子有关。伤口感染可导致快速进展性血管侵袭性疾病,如果没有及时干预可能致命。根据疾病的严重程度和患者的潜在疾病,皮肤毛霉病的死亡率为 30%~80%。早期诊断、积极的手术清创和系统性抗真菌药物的治疗对于改善感染结果至关重要。

3. 抗真菌治疗主要包括两性霉素 B 及其脂质衍生物。两性霉素 B 的治疗受到剂量相关毒性以及静脉内给药的限制。泊沙康唑是一种安全有效的广谱口服唑类抗真菌药物。

4. 结合组织学和微生物学证据可以更好地获得毛霉病的诊断。组织病理学检查不能完全区分各种类型的真菌,偶尔曲霉属在组织学上与毛霉类似,反之亦然。鳞质霉产生孢子和其他可用于鉴定结构的速度较缓慢,特征性形态的出现需要超过 12 天的培养。

【扩大阅读】

1. 鳞质霉的分类不断发展,包括很多种,如雅致鳞质霉、*A. variabilis*、*A. trapeziformis* 等,其中 *A. variabilis* 是导致人类感染的主要病原菌。

2. 鳞质霉与犁头霉两个属非常相似,但仍可通过以下特征进行鉴别:①鳞质霉有更明显的囊托(因而又被叫做囊托霉),呈铃形,而犁头霉的囊托呈圆锥形;②鳞质霉的孢囊梗底部有"足细胞",而犁头霉无该结构;③鳞质霉假根位置与孢囊梗相对,而犁头霉孢囊梗与假根不相对;④鳞质霉囊托下方的孢囊梗壁颜色变深并且增厚;⑤鳞质霉常规培养通常不产孢;⑥鳞质霉可在含有放线菌酮的培养基上生长,而犁头霉被放线菌酮抑制。

(谢文儒供稿;王丽凤译;沈定霞审)

## 参考文献

1. Notes from the field: fatal fungal soft-tissue infections after a tornado — Joplin, Missouri, 2011. MMWR Morb Mortal Wkly Rep 2011;60:992.
2. Neblett Fanfair R, Benedict K, Bos J, et al. Necrotizing cutaneous mucormycosis after a tornado in Joplin, Missouri, in 2011. The New England journal of medicine 2012, 367:2214-2225.
3. Andresen D, Donaldson A, Choo L, et al. Multifocal cutaneous mucormycosis complicating polymicrobial wound infections in a tsunami survivor from Sri Lanka. Lancet 2005;365:876-878.
4. Skiada A, Petrikkos G. Cutaneous zygomycosis. Clin Microbiol Infect 2009;15 Suppl 5:41-45.
5. Alvarez E, Stchigel A, Cano J, et al. Molecular phylogenetic diversity of the emerging mucoralean fungus Apophysomyces: proposal of three new species. Rev Iberoam Micol 2010;27:80-89.
6. Guarner J, Brandt ME. Histopathologic diagnosis of fungal infections in the 21st century. Clin Microbiol Rev 2011;24:247-280.

## 病例 58　冠状耳霉致耳霉病

【主诉】 鼻中隔术后10月，鼻塞、鼻痒、呼吸不畅7个月，伴面颊、前额、口唇和眼睑水肿。

【现病史】 患者，男，36岁，农民。10个月前因鼻塞行鼻中隔手术，术后症状无改善，右鼻翼渐变硬，7个月前鼻翼皮肤出现一红点，鼻塞逐渐加重，并出现鼻痒，只可用口呼吸，影响睡眠。同时伴有面颊、前额、全鼻部、口唇和眼睑水肿。期间曾服用先锋5号等消炎药无效。就诊于皮肤科。

【既往史】 否认高血压、糖尿病、肝炎、结核、外伤、手术、传染病病史，无过敏史，预防接种史不详。

【治疗经过】 口服10%碘化钾10ml/次（tid），增效联磺片1g/次（bid），耐受后将碘化钾逐渐增至30ml/次。半月后复诊，鼻塞、鼻痒症状缓解，呼吸不畅改善，水肿消退。

【病理学检查】 内镜下取组织进行病理活检，病理PAS见肉芽肿改变，组织细胞周边大量淋巴细胞浸润，同时有嗜酸性粒细胞散在分布于肉芽肿内，多核巨细胞内可见到横断的壁薄而宽的菌丝，并在其周围有厚的嗜酸性结构呈袖套状环绕（图1-58-1）。

【微生物学检查】 组织标本直接镜检未找到真菌。取组织于28℃培养，3天菌落长满SDA和PDA。

【病原学鉴定要点】

**1. 菌落特征**　菌落黄白色。初期质地蜡样，后中心表面呈粉状，背面呈脑回状（图1-58-2）。

**2. 镜检特征**　菌丝宽，无分隔，菌丝顶端分化为孢子囊梗，再长出初级孢子囊。孢囊圆形或梨形，弹射样，并有一个顶圆的锥形乳突，似灯泡形，部分菌丝两端膨大（或与次级分生孢子）形成哑铃状。一些孢子囊芽生，产生许多呈放射状分布的次生小孢子囊，从而形成一个孢子囊冠。还可以见到长有长毛的柔毛孢子（图1-58-3）。

**3. 分子鉴定**　经ITS区测序证实为冠状耳霉。

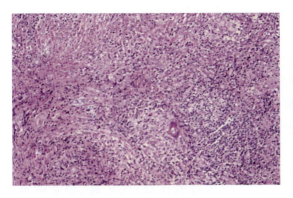

图1-58-1　病理PAS染色见肉芽肿改变,血管周围有嗜酸性结构呈袖套状

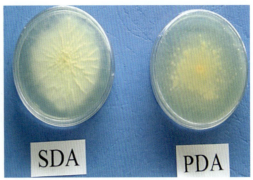

图1-58-2　SDA和PDA上的菌落

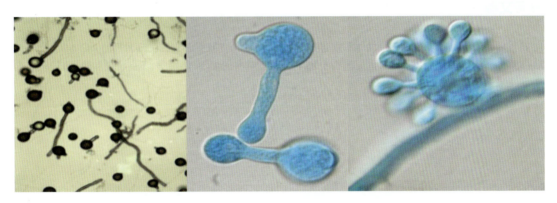

图1-58-3　孢囊梗及圆形孢子囊(左);哑铃状菌丝及分生孢子(中);由孢子囊芽生出次生小孢子囊呈放射状排列,形成孢子囊冠(右)(×1000)

【点评】

虫霉病包括2组疾病,即蛙粪霉病和耳霉病。冠状耳霉和异孢耳霉是引起耳霉病的2个已知致病菌种。其中冠状耳霉约占90%以上。临床上表现为鼻面部的局限性、非侵袭性、毁容性肿块,但在免疫抑制个体,则可引起致死性播散性感染。本病具有典型的临床特点:①成年男性,有接触水稻史及以手挖鼻的习惯。②以单侧鼻塞、下鼻甲肥大为首发症状,以后皮肤组织红肿、坚硬,与下方组织黏连紧密,逐渐累及前额、全鼻部、颊、上唇,呈连续肿块,造成面部奇异外观。③肿块无明显疼痛,无全身发热等症状,免疫功能无明显异常。④周边骨质不受累,损害界限清楚,皮肤表面结构完整。⑤组织病理呈嗜酸细胞肉芽肿,多核巨细胞内可见PAS染色阳性的真菌结构。⑥真菌培养可在平皿培养基背面见到菌落弹射的弹射孢子所形成的与菌落形状相同的映象。显微镜检可看到球形孢子囊,锥状顶圆乳突明显,还可见到较多的小孢子囊冠。⑦对碘化钾和磺胺治疗敏感。在治疗方面国外有单独应用碘化钾、酮康唑、伊曲康唑、氟康唑、特比萘芬、两性霉素B以及伊曲康唑与氟康唑、特比萘芬与两性霉素B联合成功治疗的报道。

碘化钾是76%的卤族碘和23%的碱金属钾按重量比构成的化合物。碘化钾治疗炎症性皮肤病的起始量常为30mg,每日3次口服,以后若能耐受,逐周增加。真菌病的治疗剂量往往较高,食入后,碘化钾易被肠道吸收且很快分布于细胞外液中。90%经尿排泄。碘化钾对孢子丝菌病、皮肤隐球菌病、虫霉病、奴卡菌病均有效。

【扩大阅读】

冠状耳霉（*Conidiobolus coronatus*）属于虫霉目的新月霉科，是一种分布较广泛的昆虫病原真菌，可存在于各种植物的腐烂组织甚至活组织中及蚜虫、毛蠓、稻田植株上飞虱的尸体中，通常引起昆虫疾病，极少感染人。因耳霉又归属于虫霉目—接合菌门—接合菌纲，故又称耳霉虫霉病（entomophthoramycosis conidiobolae）或虫霉病（entomophthoramycosis）。1965年印度西部首次发现人类患病，以后巴西、马来西亚、刚果等陆续有个例报道，在热带地域耳霉虫霉病更为多发。

（杨秀敏供稿；沈定霞、鲁辛辛审）

### 参考文献

1. 杨秀敏,王毓新,耿素英,等.冠状耳霉引起虫霉病一例.中华皮肤科杂志,2006,39(08):442-444.
2. 贾虹,朱晓丹.碘化钾：一种19世纪药物于21世纪在皮肤科的应用,药理学、不良反应和禁忌证.国际皮肤性病学杂志,2001,27(06).

# 第四章

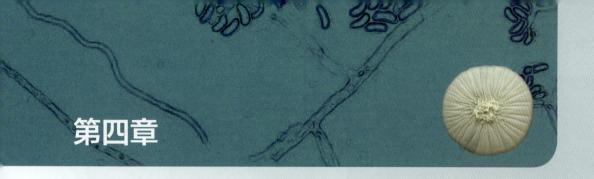

# 暗色真菌感染病例

## 病例59　链格孢霉致鼻窦炎

【主诉】　鼻腔异味1月余。

【现病史】　患者,男,58岁。1月前感冒后出现鼻腔异味,伴前额疼痛,鼻腔交替性流清涕、脓涕,间断性咳脓痰,无涕中带血,伴双侧间断性鼻塞,症状均于夜间明显。患者自觉有轻度嗅觉减退。遇冷热空气改变时出现喷嚏,连续5~6个,无哮喘病史。就诊于营口社区医院,给予抗感染输液治疗半月,效果欠佳,后就诊于当地区医院,诊断为鼻窦炎。4天前患者就诊于我院,拟行手术治疗。

【既往史】　房颤病史10年。

【治疗经过】　入院后完善术前检查,排除手术禁忌证,鼻内镜检查见鼻中隔稍向左偏,且附着少量干脓痂。左侧鼻腔下鼻甲可见附着少量干脓痂。中鼻道有正常可见少量半透明样新生物。于2016年2月25日在全麻下行鼻内镜下"左侧额窦上颌窦开放+窦内病变清除+左侧筛窦骨瘤切除术",手术顺利,术后安返病房,予抗感染促排治疗。患者术后恢复良好,予出院。出院用药:吉诺通、头孢克洛口服,鼻腔冲洗。

【一般检查】　血常规、生化常规、凝血检查正常。

【影像学检查】　鼻旁窦螺旋CT多平面重组见诸鼻旁窦发育良好,左侧额窦、筛窦、上额窦内见组织影;左侧筛窦内见块状高密度影,边界清;右侧上额窦黏膜增厚。鼻旁窦窦壁骨质连续,未见增生、硬化及破坏征象,左侧窦道口复合体阻塞,右侧尚通畅。左侧总鼻道欠通畅,左侧中鼻道内见软组织影,右侧鼻腔内未见异常密度影,鼻中隔偏曲。右侧中鼻甲气化,双侧下鼻甲略增大。诊断慢性鼻窦炎(左),筛窦、上颌窦炎(左)1型2期,真菌性鼻窦炎(左),筛窦骨瘤(左)。

【病理学检查】　左侧上颌窦真菌团块,左侧筛窦骨瘤(图1-59-1)。

【微生物学检查】　术中取褐色团块样组织送病原学检查。标本用无菌镊子碾碎后分别接种SDA和液体沙保罗培养基,同时原始标本行革兰染色镜检和乳酸酚棉兰压片

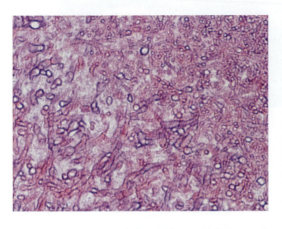

图1-59-1　左侧上颌窦真菌团块HE染色（×400）

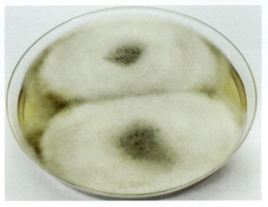

图1-59-2　SDA上生长5天的菌落

镜检。

【病原学鉴定要点】

1. 菌落特征　菌落生长速度快，表面呈羊毛至绒毛状，后变为绿褐色至深褐色（图1-59-2），背面黑色（图1-59-3）。

2. 镜检特征　菌丝分枝、分隔，分生孢子梗深褐色，分生孢子深褐色，表面粗糙，大小 (20~63)μm×(9~18)μm，有横向、纵向或斜向分隔，顶部有一鸟嘴样突起，形似"手榴弹"样。分生孢子可单个或成链状排列（图1-59-4）。

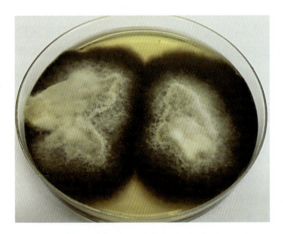

图1-59-3　SDA上生长7天，绿褐色菌落

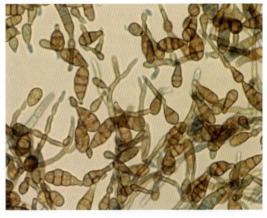

图1-59-4　培养物镜检见"手榴弹"样分生孢子，乳酸酚棉兰染色（×400）

【点评】　该菌引起的鼻窦炎病程较长，持久，无明显自觉症状，可局限在鼻腔或逐渐向周围组织扩展。许多患者有较长的过敏性鼻炎、鼻息肉、细菌性鼻窦炎或间歇性鼻窦疼痛的病史，往往由于鼻塞或面部疼痛而就诊。此时往往有一个或数个窦腔充满坏死组织。筛窦和上颌窦受累最常见。术中可见鼻腔中充满暗色黏稠状物，窦壁往往变薄但保持完整。该病例术中取材为暗绿色黏稠伴有干酪样坏死组织，培养为铜绿假单胞菌和链格孢霉混合感染。伴有细菌性感染时真菌往往生长不良。该真菌性鼻窦炎病例，手术清理病变组织是治

疗的重要手段。

（黄艳飞供稿；鲁辛辛、沈定霞审）

## 参考文献

1. 王端礼．医学真菌学-实验室检验指南．北京：人民卫生出版社，2005．
2. Larone DH．医学重要真菌鉴定指南．沈定霞译．5版．北京：中华医学电子音像出版社，2016．

# 病例 60　互隔链格孢霉致眼部感染

【主诉】　左眼不明原因进行性视物模糊两年余，加重一月。

【现病史】　患者，女，77岁，农民。2011年初起左眼不明原因进行性视物模糊，表现为畏光、结膜充血及分泌物增多。自行购买抗菌类眼药水治疗无效，未进行过正规治疗。2013年5月起，患者诉左眼无法视物，就诊于某医院眼科。于2013年6月21日入院。

【既往史】　无。

【治疗经过】　局部交替频繁滴用两性霉素B眼液、氟康唑眼液及那他霉素眼液。全身静脉滴注氟康唑注射液200mg，1次/日，1周后停用。治疗过程中密切注意肝肾功能变化。患者住院治疗两周后，角膜白斑部分消失，自觉症状好转，予以带药回家，门诊随诊。局部用药一个月后复诊，角膜白斑消失，分泌物培养阴性。患者主诉左眼轻度异物感，视力为眼前手动，视力较起病前严重下降。建议行深板层角膜移植术以改善视力，患者以年龄大为由拒绝治疗。

【一般检查】　翻开眼睑可见结膜充血、水肿、角膜上附着灰白色斑片（图1-60-1），行左眼角膜刮片直接镜检及培养，显微镜下可见大量真菌菌丝及孢子（图1-60-2）。其他实验室检查无异常。

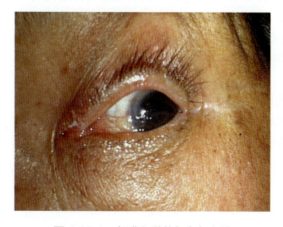

图1-60-1　角膜上附着灰白色斑片

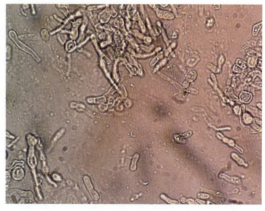

图1-60-2　角膜刮片直接镜检见真菌菌丝及孢子（×400）

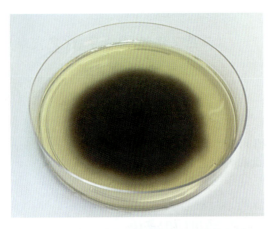

图1-60-3 SDA上28℃培养7天,绿褐色菌落

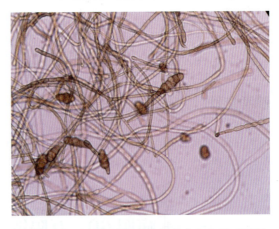

图1-60-4 培养物镜检见砖格状分生孢子,顶部有一鸟嘴状突起,分生孢子排列成链(×400)

【病理学检查】 无。

【微生物学检查】 使用点种法将标本点种在SDA平板上,置28℃普通培养箱培养,隔天观察,菌落生长速度快,7天后布满四分之三培养基,结合显微镜下特点,疑似链格孢霉属。

【病原学鉴定要点】

**1. 菌落特征** 呈羊毛至绒毛状,后变为绿褐色至深褐色(图1-60-3),背面黑色。

**2. 镜检特征** 菌丝分枝、分隔,分生孢子梗深褐色。分生孢子孔生,卵圆形或倒置棍棒状,深褐色,表面粗糙,水平、垂直或斜形分隔,以水平分隔多见,呈砖格状,孢子排列成长链,顶部有一鸟嘴状突起(图1-60-4)。

**3. 分子鉴定** 通过对系统发生树进行分析可知该待检真菌与互隔链格孢霉(GenBank: AF229459.1)符合率达100%。

【点评】

1. 真菌性角膜炎是一种由真菌引起的眼部感染性角膜病变,若不能得到及时有效的治疗,病情会进一步发展而造成角膜溃疡、穿孔,从而发展为感染性眼内炎,而感染性眼内炎对眼组织破坏严重,预后很差,常常导致视力严重下降,甚至永久丧失。

2. 本病例检出的互隔链格孢霉是链格孢霉属中较常见的一种。本例患者经检查无全身器质性病变,其他实验室检查也属正常,其发病原因考虑为创伤后自体接种,因未及时正确诊断和治疗,导致病情加重。

3. 链格孢霉虽然大量存在于环境中,但实际的临床标本分离率较低,如果检验工作者临床经验不够丰富、专业知识不扎实,往往很容易误判从而影响了临床诊断,延误治疗。

4. 对于临床分离的少见或疑难真菌,结合形态学鉴定的基础上,采用分子生物学鉴定技术能进一步提高真菌的检出率和检测速度。

(张伟铮供稿;王凯飞、鲁辛辛审)

## 参考文献

1. 王瑞礼.医学真菌学-实验室检验指南.北京:人民卫生出版社,2005.
2. Larone DH.医学重要真菌鉴定指南.沈定霞译.5版.北京:中华医学电子音像出版社,2016.
3. 张伟铮,赵瑾,陈敏,等.基于ITS序列对眼部分离互格链格孢的分子鉴定.中国真菌学杂志,2014,9(3):167-169.

# 病例61 赛多孢菌属致肺部感染

【主诉】 发热3月余,加重伴寒战1周。

【现病史】 患者,男,59岁。3月前无明显诱因出现发热,多次就诊当地医院,未明确发热原因。1周前症状加重,发热伴寒战、尿痛,无鼻塞、流涕,无咳嗽、咳痰,无畏光、脱发。自发病以来体重减轻6kg。为进一步治疗于2017年4月7日就诊并入院。

【既往史】 2005年因头晕、乏力伴活动后心悸,被诊断为骨髓增生异常综合征(MDS-RCMD),予达那唑、环孢素治疗,服药数月血象稳定后停药,给予中药(具体不详)治疗,血象稳定。糖尿病病史9年,脑血管病史多年,肺气肿多年。

【治疗经过】 入院检查体温39.0℃,给予亚胺培南(1g,q8h)及依替米星(6ml,qd)治疗,患者症状好转体温降至正常,一周后改为头孢哌酮/他唑巴坦(2.25g,q8h)治疗。患者粒细胞缺乏,加用G-CSF(150μg/日)。经骨髓检查明确诊断为MDS-MLD,给予常规药物治疗。4月15日患者左鼻口前局部红肿伴疼痛,4月16日再次发热,17日最高达39℃,伴咳嗽、咳痰,调整头孢哌酮/他唑巴坦为美罗培南(1g,q8h)治疗。G试验阳性,肺部CT显示感染加重,不除外真菌感染。同时送痰培养,加用伏立康唑(300mg,q12h),1周后改为200mg、q12h维持,患者好转。

【一般检查】 艾滋病毒抗体、乙型和丙型肝炎病毒抗体检测均为阴性。4月7日血常规示白细胞2.83×10$^9$/L,淋巴细胞45.2%,中性粒细胞29%,红细胞3.13×10$^{12}$/L,血红蛋白97g/L,血小板31×10$^9$/L。4月13日血常规示白细胞1.69×10$^9$/L,淋巴细胞56.2%,中性粒细胞4.1%,红细胞2.81×10$^{12}$/L,血红蛋白85g/L,血小板18×10$^9$/L。G试验阳性。

【影像学检查】 2017年4月10日胸部CT显示两肺可见弥漫性小点状影、小索条、小树芽、磨玻璃密度影及无壁空腔病变,提示两肺支气管炎,肺气肿。2017年4月17日胸部CT显示两肺感染性病变,新见多发斑片及小结节样影(图1-61-1)。

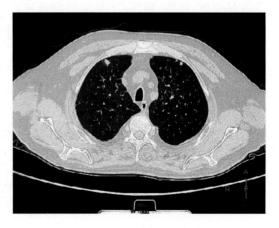

图1-61-1 胸部CT图像

【微生物学检查】 2017年4月17日送检痰培养可见丝状真菌生长。

【病原学鉴定要点】

**1. 菌落特征** 在SDA上25℃培养,生长较快,菌落初为白色,棉花状,向四周扩展,三天后中心变为淡褐色,背面灰黑色(图1-61-2)。

**2. 镜检特征** 玻片法小培养显示菌丝分隔,较粗,分生孢子梗可长可短,分生孢子呈单细胞、卵圆形、底部截断(图1-61-3)。

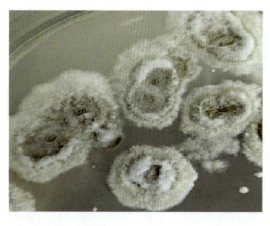

图1-61-2 SDA上28℃培养5天的菌落为棉花样,中心变为淡褐色

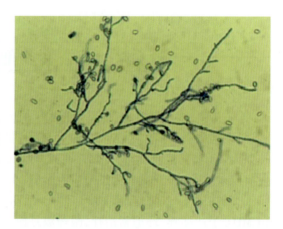

图1-61-3 镜检见单个卵圆形分生孢子、底部截断,乳酸酚棉兰染色

【点评】

1. 赛多孢可在自然界中分离到,如土壤、污水和腐物等,由本菌引起的足菌肿广泛分布在温带和亚热带地区。肺定植最常发生在40岁以上的成年人,多见于囊性纤维化、肺气肿、免疫低下患者,通常可以引发骨髓炎、皮下感染、外伤后关节炎、肺炎、脑膜脑炎和心内膜炎。

2. 本例患者患有恶性血液病,且处于粒缺阶段接受化疗,在广谱抗生素治疗两周后再次发热咳嗽、咳痰,胸部CT显示肺部斑片影,结合G试验阳性,痰培养有丝状真菌生长,临床抗真菌治疗后症状明显好转,说明该菌为患者的致病菌。根据形态学特征将此真菌鉴定为赛多孢菌属。

3. 肺泡灌洗液或肺穿刺组织标本的病理检查及真菌培养有助于真菌性肺部感染的诊断。本病例仅一次痰培养阳性,如果能多次获得呼吸道标本,对明确赛多孢作为肺部感染的病原菌更具有诊断价值。

【扩大阅读】 赛多孢菌属包括能形成有性期的波氏假阿利氏霉复合群(波氏赛多孢、尖端赛多孢、橙黄赛多孢)及不形成有性期的多育赛多孢。尖端赛多孢是波氏假阿利氏霉复合群中最常见的一种,其有性态能产生闭囊壳,但在常规培养中不常见。

(徐春晖,曹敬荣供稿;沈定霞审)

## 病例 62　尖端赛多孢致鼻窦炎

【主诉】　鼻涕倒流3年余。

【现病史】　患者,女,34岁。3年前无明显诱因出现鼻涕倒流,鼻涕为脓性,伴咳嗽,以夜间为著,无鼻塞、打喷嚏,不伴头痛,自诉嗅觉正常,无哮喘,视力正常。曾就诊于外院,口服药物、鼻冲洗后症状有所缓解。3个月前出现左面部、颞部不适,行鼻窦CT检查,示上颌窦软组织密度影。3天前就诊,见左侧鼻腔下鼻甲略大,中鼻道膨隆。诊断为左侧上颌窦炎。

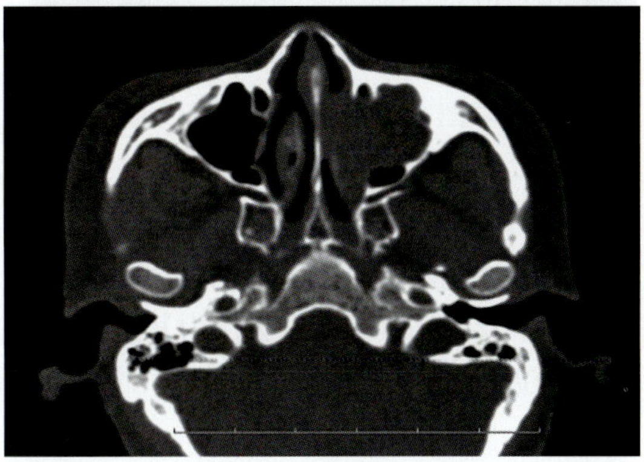

【既往史】　体健。

【治疗经过】　鼻旁窦螺旋CT示左侧额窦、筛窦、双侧上颌窦炎;左侧总鼻道及中鼻道软组织影(图1-62-1)。2015年8月3日在全麻下行鼻内镜下左侧筛窦上颌窦开放及窦内病变清除术。术中见左侧中鼻甲充血水肿,中鼻道脓性分泌物,上颌窦内暗褐色分泌物,留取样本送病理及微生物培养。术后予以抗感染促排治疗,患者恢复良好。

图1-62-1　鼻窦CT图像

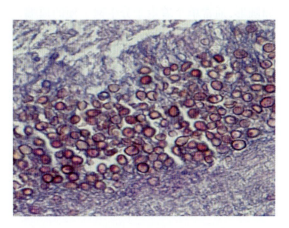

图1-62-2　术中取鼻窦组织病理检查见圆形、厚壁真菌孢子,PAS染色

【病理学检查】

(1)(左侧钩突)黏膜组织显慢性炎症。

(2)(上颌窦)真菌团块免疫组化W-S+,PAS染色见圆形、厚壁真菌孢子(图1-62-2),六胺银染色见分隔的真菌菌丝。

【微生物学检查】　术中鼻分泌物10%KOH压片可见真菌孢子和菌丝。接种血平板、巧克力平板、SDA平板,有丝状真菌菌落生长。

【病原学鉴定要点】

**1. 菌落特征**　菌落生长较快,正面棉絮状,白色,渐变成灰色或棕色。背面初为白色,渐变为灰色或黑色(图1-62-3)。

**2. 镜检特征**　菌丝有隔,分生孢子梗单一,或长或短;卵圆形,泪滴状分生孢子单个或成簇排列(图1-62-4)。

【点评】

1. 尖端赛多孢是一种常见的引起足菌肿的病原,也可以引起皮肤、皮下组织以及深部组织,如骨、关节感染及脑部脓肿。

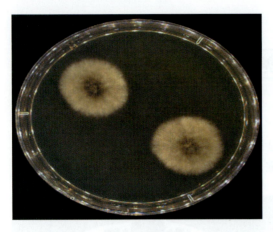

图 1-62-3　菌落形态

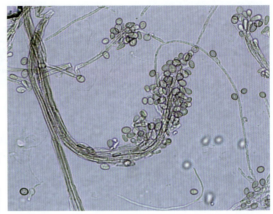

图 1-62-4　分生孢子梗及单个或成簇排列的卵圆形或泪滴状分生孢子（×400）

2. 尖端赛多孢广泛存在于自然环境中,尤其是温、热带地区的土壤中,呈世界性分布,是一种机会致病真菌。过去认为其是波氏假阿利什霉的有性态,基因分型显示尖端赛多孢不是波氏假阿利什霉,而是一个独立的复合群,有性期的尖端赛多孢菌为尖端假阿利氏霉。

3. 尖端赛多孢在组织中的菌丝较宽,与曲霉菌相似,分离培养方能作出明确鉴定。菌落初始为灰白色,之后变为灰黑色或黑色,背面为暗色。环痕产孢,基底部平截,孢子圆形或卵圆形,通常单个着生于分生孢子梗的顶端,也可多个孢子聚集以黏束孢的形式产孢。可以通过玉米琼脂或马铃薯葡萄糖琼脂培养诱导有性态,在有性期,尖端赛多孢菌可形成棕色闭囊壳,闭囊壳破裂,释放椭圆形子囊孢子。如果见到有性态,实验室应用有性态名称进行报告,如尖端假阿利氏霉。

4. 尖端赛多孢应与波氏赛多孢、多育赛多孢及橙黄赛多孢进行区分,如形态不能区分时,需要依靠分子生物学方法进行鉴定。

（朱敏、王玫供稿；鲁辛辛、沈定霞审）

## 参考文献

1. Tóth EJ, Nagy GR, Homa M, et al. Recurrent Scedosporium apiospermum mycetoma successfully treated by surgical excision and terbinafine treatment: a case report and review of the literature. Ann Clin Microbiol Antimicrob. 2017 Apr 14;16(1):31.
2. Kim CM, Lim SC, Kim J, et al. Tenosynovitis caused by Scedosporium apiospermum infection misdiagnosed as an Alternaria species: a case report. BMC Infect Dis. 2017 Jan 14;17(1):72.
3. Luplertlop N, Pumeesat P, Muangkaew W, et al. Environmental Screening for the Scedosporium apiospermum Species Complex in Public Parks in Bangkok, Thailand. PLoS One. 2016 Jul 28;11(7):e0159869.
4. Wang H, Wan Z, Li R, et al. Molecular identification and susceptibility of clinically relevant Scedosporium spp. in China. Biomed Res Int. 2015;2015:109656.

## 病例 63　尖端赛多孢致化脓性脊柱炎

【主诉】　腰痛 2 月。

【现病史】　患者,男,47 岁。因"吸入性肺炎"在外院住院期间出现腰部持续性疼痛,无放射痛,无畏寒、发热,无头痛、盗汗及肢体活动障碍。外院予止痛,理疗对症治疗无好转,逐渐加重,翻身困难,腰椎 CT 显示"腰 4、5 椎体相对缘骨质破坏",腰椎 MRI 示"腰 4、5 椎体相对缘异常信号多系终板炎,椎间盘膨出",考虑"化脓性脊柱炎"转入该院骨科,于 3 月 16 日行"腰椎植骨融合内固定术",术后给予头孢哌酮舒巴坦＋奥硝唑抗感染。术中取组织培养,术后引流液和伤口脓液培养,均有"毛霉菌"生长。由于患者拒绝抗真菌治疗,加强换药后脓液减少,但患者仍有腰痛,复查腰椎 CT,发现 L3、L4 仍有感染征象,遂于 2016 年 4 月 18 日就诊至我院。入院查体发现右眼失明,腰椎 2~5 处可见长约 20cm 瘢痕,腰 4、5 椎体处可见 1cm×1cm 大小伤口,局部无红肿,皮温正常,无流脓、渗液。

【既往史】　3 月前因开车不慎坠入池塘溺水,外院诊断"吸入性肺炎,呼吸衰竭"积极抢救后好转,2 月前出现右眼胀痛不适,流泪,畏光,视力进行性下降,之后右眼失去光感,外院诊断"右葡萄膜炎,虹膜炎致失明"。

【治疗经过】　入院后为患者行经皮腰椎椎体穿刺,取穿刺脓液和组织送病理学和微生物学检查。病理检查见较多急、慢性炎细胞及坏死物。微生物培养有真菌生长。给予伏立康唑 200mg,静滴,q12h,并加强换药。抗真菌治疗后患者未诉特殊不适,腰部伤口愈合良好,腰痛缓解。2016 年 6 月 14 日复查腰椎 CT,提示骨质破坏比前片明显好转,椎旁组织未见明显肿胀。自 2016 年 4 月 27 日至 6 月 20 日静脉给药共 54 天。出院后改为伏立康唑片 200mg,口服,bid。

【一般检查】　入院后查 WBC:$6.11×10^9$/L,中性粒细胞 73.6%,淋巴细胞 17.3%,ESR 70mm/h,PCT 0.14ng/ml。肝肾功能未见明显异常,HIV 抗体初筛检查结果为阴性。

【影像学检查】　2016 年 4 月 18 日腰椎 CT 显示:化脓性脊柱炎术后,腰 3、4、骶 1 椎可见内固定器影,腰 4、5 椎体内可见内固定影,各内固定器件在位,腰 3、4、5 各椎体不同程度骨质破坏吸收,部分椎体附件缺失,周围软组织肿胀(图 1-63-1)。2016-6-14 腰椎 CT 显示脊柱序列线未见异常。L3-S2 椎体水平可见内固定影,L3 椎体下终板缘、L5 椎体上终板缘及 L4 椎体上下终板缘毛糙,L4/5 椎间隙内可见植入骨影。椎旁组织未见明显肿胀,对比前片好转。

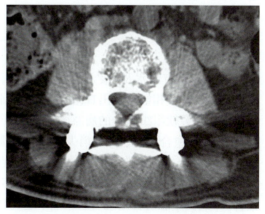

图 1-63-1　腰椎 CT 图像

【病理学检查】　经皮腰椎椎体穿刺,穿刺脓液涂片见较多急、慢性炎细胞及坏死物;椎旁组织镜下见大量中性粒细胞、单核细胞、淋巴细胞、浆细胞聚集浸润,灶区可见多核细胞。

【微生物学检查】 真菌 G 试验、GM 试验阴性。结核感染 T 细胞检测结果为阴性。涂片未找到抗酸杆菌。血培养无细菌及真菌生长。穿刺脓液接种至 SDA 平板,25℃孵育 48 小时后见白色丝状菌落生长。

【病原学鉴定要点】

**1. 菌落特征** 在 SDA 培养基上 25℃孵育,生长较快,菌落初为白色向四周扩展,其后中心部转变为淡褐色。PDA 培养基上生长更快,呈同心圆样扩展菌落,中心由白色转变为淡褐色,边缘灰白色绒毛状(图 1-63-2)。

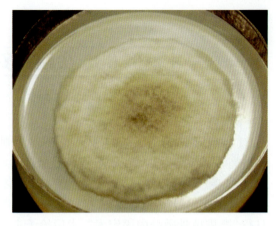

图 1-63-2　PDA 上生长 7 天呈同心圆样的菌落

**2. 镜检特征** 显微镜下见分隔菌丝较粗,分生孢子梗顶端着生单个、椭圆形分生孢子,为环痕产孢(图 1-63-3 和图 1-63-4)。

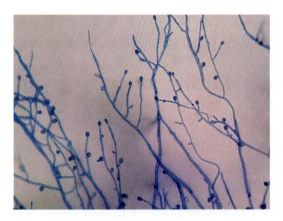

图 1-63-3　菌丝分隔,分生孢子梗顶端的单个、椭圆形分生孢子,乳酸酚棉兰染色(×400)

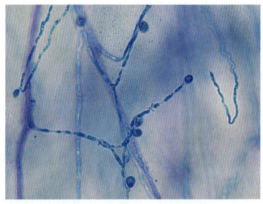

图 1-63-4　镜检形态,乳酸酚棉兰染色(×1000)

【点评】

1. 该患者有溺水及"吸入性肺炎"病史,好转后出现腰部疼痛。术中病理组织、术后引流液和伤口脓液相继分离出真菌,后经鉴定证实为尖端赛多孢菌,明确了导致该患者化脓性脊柱炎及椎旁软组织感染的病原菌。在病原学鉴定的基础上,采用伏立康唑抗真菌治疗,效果良好,伤口愈合,症状、体征消失。经复查腰椎 CT 显示好转未复发。

2. 尖端赛多孢是非常顽固的条件致病菌,在土壤、污水、腐物等受污染的环境中广泛存在。国内外多次文献报道溺水后由尖端赛多孢引起的侵袭性感染,也有该菌引起眼内炎的报告。本病例中患者曾出现右眼胀痛不适、流泪、畏光,视力进行性下降,之后右眼失去光感,考虑与尖端赛多孢的感染相关。故对于溺水,特别是接触污水而入院的患者,应高度重视真菌的检测,必要时早期采取抗真菌预防性治疗策略,防治因溺水而引起的侵袭性尖端赛多孢感染的发生,有效降低该菌对患者的致残率和致死率。

3. 尖端赛多孢具有如下特征有助于对该菌的鉴定:在 SDA 培养基上 25℃孵育生长较

快,菌落初为白色,其后向四周扩展,中心部转变为淡褐色;PDA 培养基上生长更快,菌落呈同心圆样,边缘灰白色绒毛状;显微镜下,菌丝具有分隔,分生孢子梗侧生或顶生,环痕产孢,梗端着生单个、椭圆形分生孢子,陈旧培养物可见到黏束产孢。

【扩大阅读】

赛多孢属(*Scedosporium*)隶属于真菌界,有性期隶属于子囊菌门,粪壳菌纲,小囊菌目,小囊菌科。属内常见菌种有尖端赛多孢(*Scedosporium apiospermum*)和多育赛多孢(*Scedosporium prolificans*)。尖端赛多孢以前被称为尖端单孢子菌,普遍存在于自然界,其有性生活阶段是波氏假阿利什霉(*Pseudallesc heriaboydii*)。近年来,该菌导致的眼内炎、角膜感染、关节炎、骨髓炎、皮下组织感染、肺部感染、脑脓肿、心内膜炎,甚至播散感染均有报道。在由赛多孢所致的暗色丝孢霉病中,组织学中看不到硬壳小体,这是与其他暗色丝孢霉病的区别。值得注意的是赛多孢属临床特征和组织学特点与曲霉感染很相似,如镜检时均可见透明、分枝、分隔,且成锐角的菌丝,需要培养方可明确鉴定,必要时可进行分子学测序鉴定。

(肖玉玲、谢轶供稿;鲁辛辛、沈定霞审)

## 参考文献

1. Shinohara MM, George E. Scedosporium apiospermum: an emerging opportunistic pathogen that must be distinguished from Aspergillus and other hyalohyphomycetes. J Cutan Pathol. 2009 Oct;36 Suppl 1;39-41.
2. Talbot TR, Hatcher J, Davis SF, et al. Scedosporium apiospermum pneumonia and sternal wound infection in a heart transplant recipient. Transplantation. 2002 Dec 15;74(11):1645-1647.
3. 王澎,徐迎春,窦洪涛,等.尖端赛多孢和多育赛多孢所致的深部真菌感染2例并文献复习.中国真菌学杂志,2007年04期.
4. 陈东科,孙长贵.实用临床微生物学检验与图谱.北京:人民卫生出版社,2011.

## 病例 64 多育赛多孢致肺部感染

【主诉】 反复咳嗽、咳痰20余年,心悸、气促7年,复发加重2天。

【现病史】 患者,女,51岁。20年前因受凉后出现咳嗽,咳白痰,伴活动后气促,在当地医院口服药物治疗后(用药不详),症状缓解。此后患者每年秋冬交替时、咳嗽、咳痰加重,每次持续约1~3月,于当地医院口服药物治疗,症状可缓解。7年前患者上述症状加重,出现活动后气促不适,无劳动能力。此后患者气促症状逐渐加重,多次于当地医院住院治疗,诊断为"慢性阻塞性肺疾病急性加重期、支气管扩张伴感染"。每年多次因急性加重而入院,最多1年住院治疗5次,去年住院治疗2次,最近1次为1月前。平素不规律使用"舒利迭"吸入治疗。2天前患者再次出现咳嗽、咳痰加重,咳黄痰,伴活动后心悸、气促,于2017年1月3日至我院。查体见胸廓呈桶状胸,肋间隙增宽。双肺叩诊呈过清音,双肺呼吸音粗,可闻及明显湿啰音及散在哮鸣音。

【治疗经过】 患者入院后给予他唑仙抗感染,以及氨溴索祛痰、氨茶碱平喘、雾化、吸氧等对症支持治疗。纤支镜取肺组织和肺泡灌洗液培养发现真菌生长后于1月18日开始给予伏立康唑,200mg,静滴,q12h,患者咳嗽缓解,喘息较前明显好转。2月2日复查胸部CT病灶较前有吸收。改用伏立康唑口服,200mg,q12h。

【一般检查】 真菌G试验184.40pg/ml,GM试验阴性。

【影像学检查】 2016年12月22日胸部CT显示慢性支气管炎、肺气肿征,双肺内散在肺大疱。双肺多处支气管囊状、柱状扩张,管壁增厚,周围可见实变及条索影,以双肺上叶及下叶基底段为重,考虑支扩伴感染。心脏稍增大,心包少量积液,肺动脉干增粗,主动脉壁钙化灶。双侧胸膜局限性增厚。

【微生物学检查】 2017年1月11日行纤支镜取肺组织和肺泡灌洗液进行病原学检查。经培养,有真菌生长。连续3次痰培养,均有同样的真菌生长。

【病原学鉴定要点】

**1. 菌落特征** 在SDA培养基上25℃孵育生长较快,培养48小时后可见黑色菌落(图1-64-1)。转种到PDA上,5天可见黑褐色菌落,表面及边缘出现白色短绒样气生菌丝(图1-64-2)。PDA生长10天后,可见一个菌落呈现黑色,另两个菌落为白色短绒状,中心为黑褐色(图1-64-3)。

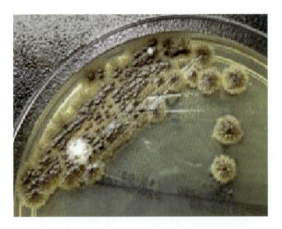

图1-64-1 SDA上生长48小时的菌落

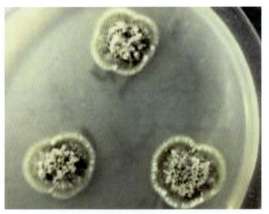

图1-64-2 PDA上生长5天的菌落

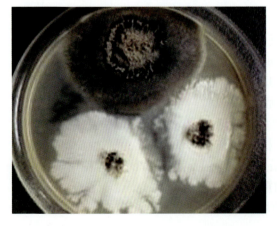

图1-64-3 PDA上生长10天的菌落

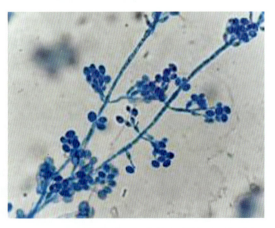

图1-64-4 椭圆形孢子聚集在环痕梗顶部。乳酸酚棉兰染色(×1000)

**2. 镜检特征** 菌丝分隔,产孢方式为环痕产孢。环痕梗的基部膨大,环痕孢子为单细胞,椭圆形孢子,可在环痕梗顶部聚集成小堆(图1-64-4)。

【点评】

1. 赛多孢菌常在土壤、污水、腐物中广泛存在。该患者职业为农民,具有慢性阻塞性肺疾病病史,增加了受到该真菌感染的机会。

2. 通过纤支镜取肺组织和肺泡灌洗液进行病原学检查以及多次痰培养,均有多育赛多孢生长,说明该真菌是导致患者肺部感染的病原菌。

3. 在病原学鉴定的基础上,采用伏立康唑抗真菌治疗,效果较好,患者咳嗽缓解,喘息较前明显好转,复查胸部CT病灶较前有吸收。

4. 该菌较少见,根据其菌落以及显微镜检形态可进行鉴定。其菌落形态和颜色多变,可为黑色酵母样菌落或白色短绒样丝状菌落,环痕梗底部膨大,顶部瘦长,本株多育赛多孢的菌落形态也随菌龄的不同呈现多种不同变化。

【扩大阅读】

赛多孢属(*Scedosporium*)隶属于真菌界,有性期隶属于子囊菌门,粪壳菌纲,小囊菌目,小囊菌科。属内常见菌种有尖端赛多孢(*Scedosporium apiospermum*)和多育赛多孢(*Scedosporium prolificans*)。尖端赛多孢分赛多型和黏束孢型,尖端赛多孢的有性期是波氏假阿利什霉(*Pseudallesc heriaboydii*),而多育赛多孢没有有性阶段。在菌落形态上,尖端赛多孢菌落是白色至灰色羊毛样,而多育赛多孢菌落形态多变,可在黑色酵母样菌落与白色短绒样丝状菌落之间转变,体现在镜下形态是可以从菌丝相向厚壁孢子型转变;常给鉴定带来困难。在镜下形态上,尖端赛多孢的分生孢子梗细长,而多育赛多孢分生孢子梗基部膨大;多育赛多孢的环痕孢子成小堆,而尖端赛多孢的环痕孢子多以单个存在。

(肖玉玲、王远芳供稿;沈定霞、王凯飞审)

## 参考文献

1. Pedro I, Emilio PT, Luis P, et al. Disseminated infection and colonization by Scedosporium prolificans: a review of 18 cases 1990-1999. Clinical Infectious Diseases ,2001,32:158-165.
2. 王澎,徐迎春,窦洪涛,等.尖端赛多孢和多育赛多孢所致的深部真菌感染2例并文献复习.中国真菌学杂志,2007年04期.
3. 陈东科、孙长贵.实用临床微生物学检验与图谱.北京:人民卫生出版社,2011.

## 病例65 新月弯孢霉致角膜炎

【主述】 右眼反复红肿、疼痛、伴视力下降7年,术后15个月,眼红、眼痛3天。

【现病史】 患者,女,42岁。7年前开始出现眼红、眼痛、畏光、流泪,伴视力下降,无眼前黑影及视物变形等不适,曾在某院眼科中心诊断为"真菌性角膜炎",给予药物治疗(具体不详)后病情好转,但上述症状反复多次出现,并逐渐加重,视力严重下降,并有"热泪"流出,在该院诊断为"真菌性角膜炎并穿孔"。为求进一步诊治,于2012年6月24日以"右眼真菌性角膜炎并穿孔"收入院。查体：视力：右眼：可疑光感；左眼：1.0，眼压：Tn。右眼结膜充血，角膜中央见大小约 6mm×6mm 的白斑，中央见虹膜嵌顿，前房浅，房水清，瞳孔不圆，对光反射消失，晶状体隐约见混浊，眼底窥不见，左眼结膜无充血，屈光介质透明，眼底未见异常。于当日在局麻下行右眼穿透性角膜移植 + 前房成形术，手术顺利，无手术并发症。术后查体：右眼视力可疑光感，结膜轻度充血，角膜植片透明，缝线在位，前房深度正常，房水清，瞳孔不圆，对光反射迟钝，晶状体轻度混浊，眼底隐约见视网膜平伏。给予妥布霉素地塞米松滴眼液滴右眼 6 次 / 天；氧氟沙星眼膏滴右眼 1 次 / 晚；他克莫司眼液滴右眼 4 次 / 天治疗。患者症状体征好转出院。

术后 15 个月，患者再次出现眼红、眼痛，3 天后就诊，查体：右眼睑红、水肿，结膜充血（+++），水肿（++），角膜植片轻度混浊，角膜中央见大小约 5mm×5mm 角膜溃疡，表面不平，无光泽，有伪足。角膜病灶呈不同程度的白色苔垢样物覆盖，前房积脓约 2mm，瞳孔不圆，后粘连，晶状体白色混浊（图 1-65-1）。

【既往史】 患者自述无过敏史，无外伤史，无粉尘接触史。

【治疗经过】 伏立康唑胶囊 200mg/ 次，2 次 / 天，口服；克霉唑眼膏 0.1ml 滴右眼 1 次 / 晚；那他霉素眼液 0.1ml 滴右眼 6 次 / 天；两性霉素 B 眼液 0.1ml 滴右眼 6 次 / 天；氧氟沙星眼膏滴右眼 1 次 / 晚；氧氟沙星滴眼液滴右眼 4 次 / 天。患者症状好转，查体：右眼睑红、水肿，结膜充血（++），水肿（+），角膜植片轻度混浊，角膜中央见大小约 3mm×4mm 角膜溃疡，少量黏性分泌物附着，前房深度正常，无前房积脓，瞳孔不圆，后粘连，晶状体白色混浊，眼底窥不见。角膜溃疡区再次刮片直接镜检及真菌培养均为阴性，13 天后出院，出院后仍按上述治疗方案巩固治疗。电话随访至今无复发。

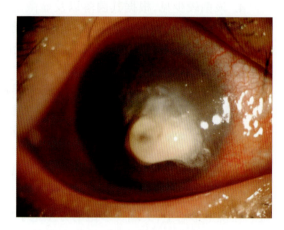

图 1-65-1　角膜病变部位

【微生物学检查】 角膜溃疡组织刮片革兰染色镜检可见宽大分隔菌丝（图 1-65-2）。将角膜溃疡组织接种血平板（BAP）和马铃薯葡萄糖琼脂培养基（PDA），27℃培养第 3 天可见真菌菌落。采用 Etest 法抗真菌敏感性试验，伊曲康唑、伏立康唑、两性霉素 B、5-氟胞嘧啶、氟康唑 MIC 分别为 0.016μg/ml、0.19μg/ml、0.016μg/ml、16μg/ml 和 >32μg/ml。

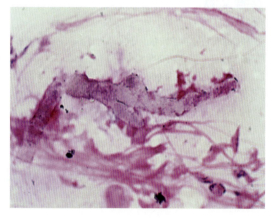

图 1-65-2　角膜刮片革兰染色镜检见宽大分隔的菌丝（×1000）

【病原学鉴定要点】

**1. 菌落特征** 在 BAP（图 1-65-3）和 PDA 平板（图 1-65-4）上培养 3 天初为白色绒毛状菌落，5 天菌落由中央向边缘逐渐转为底部灰黑色，表面布满灰白色絮状或绒毛状气生菌丝，菌落平坦扩展，培养基背面最初为中间

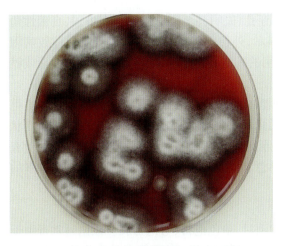

图 1-65-3　在 BAP 上生长 3 天的菌落

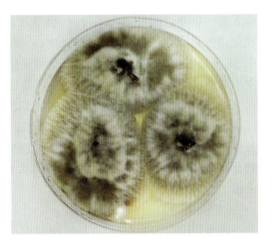

图 1-65-4　在 PDA 生长 5 天的菌落

灰黑色,靠近边缘鲜黄色,后逐渐全部转为黑色。

**2. 镜检特征**　显微镜下可见棕色分隔菌丝,分生孢子梗单个或成群,可分枝,直立或呈膝状弯曲,分隔,暗棕色孢痕,长 22~70μm,宽 3.0~3.5μm。分生孢子合轴式排列,细胞壁光滑,橄榄棕色,末端细胞颜色淡;分生孢子卵圆形至宽棒状,3 分隔,偶见 4 分隔,近末端细胞比其他细胞明显膨大,呈弯曲状,(20~34)μm×(8~12)μm 大小(图 1-65-5)。扫描电镜下,分生孢子呈棒状,中间膨大,两端稍细,长约 29~32μm,宽约 9~11μm,表面光滑,可见少许小的鳞片状结构(图 1-65-6)。

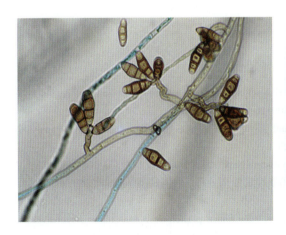

图 1-65-5　卵圆形、弯曲状大分生孢子,近末端细胞比其他细胞膨大(×400)

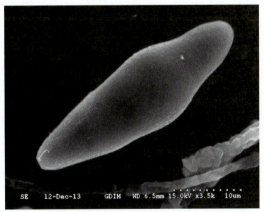

图 1-65-6　描电镜下的分生孢子

**3. 分子鉴定**　对真菌 ITS 区基因进行扩增并测序,测序结果经 BLAST 同源性比对,与新月弯孢霉 JP44MY22 菌株同源性为 97.860%,经 ClustalW2.0 软件进行进一步分析后,构建系统发育树,明确待检菌 GZJZ02 菌株为新月弯孢霉。

**【点评】**

1. 真菌性角膜炎多见于气候温暖潮湿、以农业为主的地区,发病者多为从事农业劳动的人群。如果诊断及治疗不及时,会导致角膜穿孔、失明甚至眼球摘除。在中国,真菌性角膜炎占感染性角膜病的 34.8%~61.9%。资料显示,外伤仍然是真菌性角膜炎的首位致病因素,尤其是农作物和植物所致外伤导致发病失明的病例数逐年增加,应用过大量抗生素或糖皮质激素的患者,促使真菌感染进一步蔓延。

2. 真菌性角膜炎的临床诊断主要依据典型的角膜溃疡特征,有明确的角膜外伤史可以协助诊断。但是临床病例常常不典型,不同真菌感染后的表现也不一致,发病初期症状与病毒性角膜炎、细菌性角膜炎难以鉴别,以至延误治疗时机。所以,实验室病原学检查对于临床早期诊断、及时治疗具有重要指导意义,是提高真菌性角膜炎治疗成功率的关键。

【扩大阅读】

新月弯孢霉为半知菌亚门、丝孢菌纲、丝孢菌目、暗色孢科、弯孢霉属。该菌通常寄生于土壤或植被中,是一种十分常见的植物病原菌,对水稻、玉米、高粱等多种农作物及花卉具有致病性,引起叶斑病。除对植物具有致病性外,还可引起动物皮下组织感染及中枢神经系统感染。1959 年 Anderson B 等首次报道了人类角膜弯孢霉感染的病例,弯孢霉引起的过敏性鼻窦炎、肺脓肿、肺炎、心内膜炎、足菌种病以及透析相关腹膜炎等感染病例也曾被报道。

(王露霞、彭亮红供稿;鲁辛辛、沈定霞审)

**致谢** 感谢上海市医学真菌分子生物学重点实验室,第二军医大学长征医院皮肤科陈敏主治医师对该新月弯孢霉菌株及其相关菌种进行系统发育学分析给予的帮助,感谢广东省中医院检验科屈平华主管技师对新月弯孢霉菌株分子鉴定给予的帮助。

## 参考文献

1. Schocha CL, Seifert KA, Huhndorf S, et al. Nuclear ribosomal internal transcribed spacer (ITS) region as a universal DNA barcode marker for Fungi. PNAS 2012 109(16):6241-6246.
2. The family Pleosporaceae:intergeneric relationships and phylogenetic perspectives based on sequence analyses of partial 28S rDNA, Mycologia,98(4),2006,pp.571-583.
3. Khanal B, Kaini KR, Deb M, et al. Microbial keratitis in eastern Nepal. Trop Doct. 2001,31(3):168-169.
4. 冯广忠,李鹤玉,盛宇,等.14 例茄病镰刀菌所致角膜溃疡临床分析.中国真菌学杂志,2009.4(3):144-147.
5. Vachharajani TJ, Zaman F, Latif S, et al. Curvularia geniculata fungal peritonitis:a case report with review of literature. Int Urol Nephrol. 2005;37(4):781-784.

## 病例 66 稻平脐蠕孢致角膜溃疡

【主诉】 右眼疼痛,眼红伴视力下降 3 个月。

【现病史】 患者,男,54 岁,农民。3 个月前在稻田里工作时,一台农用机器的柴油意外溅到右眼,第二天出现眼红、眼痛等刺激症状,伴视力下降。2013年1月14日入院。查体:右眼裸眼视力下降,结膜轻度充血,角膜中央见大小约5mm×5mm灰白色浸润灶,边界较清楚,表面呈苔垢样外观,伴溃疡形成(图1-66-1)。前房深度正常,房水清,瞳孔圆,直径约5mm,对光反射存在,晶状体透明,眼底隐约见视网膜平伏。初步诊断:右眼真菌性角膜溃疡。

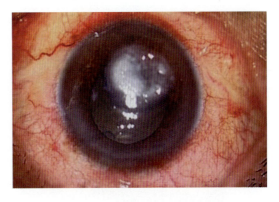

图1-66-1 裂隙灯所示感染的角膜

【既往史】 患者没有潜在的免疫抑制或代谢性疾病史。

【治疗经过】 给予氟康唑200mg/天,治疗后9天,进行了右眼板层角膜移植术以提高右眼的视力。手术后,继续口服氟康唑(200mg/天,14天),局部给予0.15%两性霉素B滴眼液(4次/天,14天),0.5%氟康唑滴眼液(4次/天,14天),0.3%氧氟沙星滴眼液(4次/日,14天),那他霉素滴眼液0.7g(早期1次/每小时,后期4~6次/天),术后第六天右眼视力为0.1,术后21天(出院后门诊复查)视力为0.15。

【微生物学检查】 角膜溃疡组织刮片革兰染色镜检可见宽大分隔菌丝(图1-66-2)。将角膜组织刮片接种马铃薯葡萄糖琼脂培养基(PDA)、SDA和麦芽汁琼脂(MEA),25℃培养3天可见真菌菌落,菌落的直径约为70毫米。采用微量肉汤稀释法检测两性霉素B、伊曲康唑、伏立康唑、泊沙康唑、艾莎康唑、阿尼芬净和米卡芬净(MCA)的MIC较低(均≤0.5μg/ml),但氟康唑和5-氟胞嘧啶的MIC较高(分别为8μg/ml和32μg/ml)。

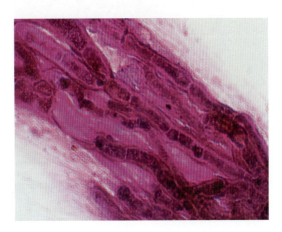

图1-66-2 组织刮片革兰染色镜检见宽大分隔菌丝(×1000)

【病原学鉴定要点】

**1. 菌落特征** 在SDA和PDA平板上27℃培养3天初为白色绒毛样菌落(图1-66-3),5天菌落由中央向边缘逐渐转为底部灰黑色,表面布满灰白色絮状或绒毛状气生菌丝,菌落平坦扩展,培养基背面呈黑色,1周内填满平板。MEA平板上30℃培养7天,呈白色绒毛样,并逐渐转变成灰色绒状(图1-66-4)。

**2. 镜检特征** 显微镜下,见棕色分隔菌丝,宽约3μm。分生孢子梗直立,长44~176μm,宽3.4~7.1μm,单个或2~5个成组排列,以合轴方式产孢。分生孢子壁较厚,呈纺锤形,稍弯曲,两端圆形,长60~310μm,最宽处直径为12μm,有6~10个隔(图1-66-5)。扫描电镜观察,孢子呈棒状,稍弯曲,表面光滑,部分孢子表面粗糙,或呈鳞片状。菌丝直径约3μm,可见分枝(图1-66-6)。

**3. 分子鉴定** 扩增并测序核糖体内转录间隔区(ITS),部分翻译延伸因子1α(TEF1)和偏磷酸甘油醛脱氢酶(GPDH)基因片段,确认为稻平脐蠕孢。

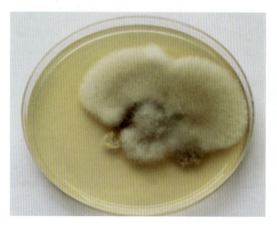

图 1-66-3　SDA 上培养 3 天的菌落

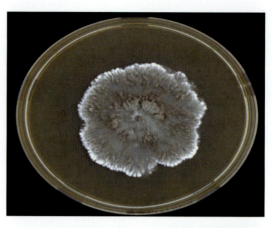

图 1-66-4　MEA 平板上 30℃培养 7 天的菌落

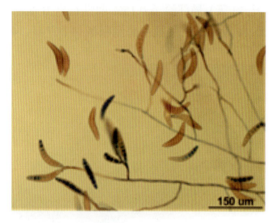

图 1-66-5　培养物镜检见纺锤形、稍弯曲的分生孢子（×200）

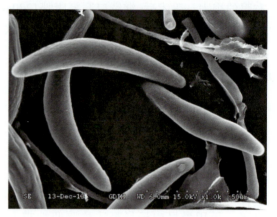

图 1-66-6　分生孢子的电镜形态

【点评】

真菌性角膜炎发生于世界各地，特别是温暖气候地区更多。病原菌主要有镰刀菌、曲霉菌、孢子菌和念珠菌。在中国真菌性角膜炎的发病率约为 0.007%（13/191242）。角膜炎的危险因素有眼外伤、配戴隐形眼镜和眼部手术。真菌性角膜炎的早期诊断比较困难，对引起角膜炎真菌病原体在物种水平的快速和准确的识别是临床诊断的关键因素。

稻平脐蠕孢菌是水稻的宿主特异性病原体，主要感染水稻、黄瓜、番茄等农作物。该患者在稻田耕作时柴油不慎溅入右眼而致病，被稻平脐蠕孢菌的分生孢子污染的油污可能是感染的来源，角膜表面结构的损伤也有助于真菌性角膜炎的发展。类似的宿主特异性植物病原菌导致的人体感染也有报道，例如镰刀菌。

【扩大阅读】

稻平脐蠕孢最初归属于长蠕孢属，现为离蠕孢属。无性型为稻平脐蠕孢（*Bipolaris oryzae*）；有性型为宫部旋孢腔菌（*Cochliobolus miyabeanus*）。其与新月弯孢属的区别在于：新月弯孢属分生孢子具有真正的间隔，而稻平脐蠕孢的分生孢子没有单独的间隔。通过序列分型，可以轻易的区分种属。基于 ITS、TEF1 和 GPDH 的多位点分析，确定了该例真菌性角膜炎患者的致病菌是稻平脐蠕孢。

（王露霞、陈敏、彭亮红供稿；鲁辛辛、沈定霞审）

## 参考文献

1. Al-Hatmi AM, Mirabolfathy M, Hagen F, et al. DNA barcoding, MALDI-TOF and AFLP data support Fusarium ficicrescens as a distinct species within the F. fujikuroi species complex. Fungal Biol 2015.
2. Da Cunha KC, Sutton DA, Fothergill AW, et al. Diversity of Bipolaris species in clinical samples in the United States and their antifungal susceptibility profiles. J Clin Microbiol 2012; 50: 4061-4066.
3. Manamgoda DS, Cai L, McKenzie EHC, et al. A phylogenetic and taxonomic reevaluation of the Bipolaris-Cochliobolus-Curvularia complex. Fungal Divers 2012; 56: 131-144.
4. Manamgoda DS, Rossman AY, Castlebury LA, et al. The genus Bipolaris. Stud Mycol 2014; 79: 221-88.

## 病例 67　寄生暗色枝顶孢致膝关节感染

【主诉】　左膝关节术后 5 年，疼痛、活动受限 4 年，加重 10 个月。

【现病史】　患者，女，52 岁。2009 年 11 月因摔伤致左膝关节半月板及交叉韧带损伤，于当地医院就诊。MRI 检查示：前交叉韧带断裂、半月板损伤。同年 12 月给予左膝关节关节镜下半月板切除及前交叉韧带重建手术治疗。术后 1 周关节疼痛、肿胀明显，有关节积液，给予穿刺抽液及对症治疗，后续症状仍有反复。2011 年 6 月来我院行左膝关节人工关节置换术，后间断出现膝关节肿胀，疼痛，外用止痛药物及口服对症药物治疗，效果不佳。从 2014 年 2 月起左膝关节疼痛、肿胀加重，于 2014 年 10 月在我院行关节腔穿刺，抽出的关节积液混浊，颜色棕色，红细胞数 15~20 个，白细胞数满视野，微生物学培养有真菌生长，采用抗真菌药物治疗 2 月后，于当年 12 月入院手术。

【治疗经过】　入院后检查，见左膝部明显肿胀，正中可见一约 20cm 手术切口瘢痕，无明显内、外旋畸形。左膝关节广泛压痛阳性。于 2014 年 12 月 30 日在全麻下行"左膝关节清创、人工关节取出占位器植入术"手术治疗。术中取组织送病理学检查及微生物学培养，术后继续应用抗真菌药物：氟康唑静滴 4 周后改口服 3 个月~6 个月。

【影像学检查】　X 光片检查示左膝关节置换术后改变，软组织肿胀。

【病理学检查】　术中快速冰冻结果回报示：膝关节周围组织滑膜及纤维组织增生显著，局部可见较多炎细胞浸润，并可见坏死，计数 10 个高倍视野，中性粒细胞约 10~12 个 /HPF，局灶可见微小脓肿形成，提示感染。

【微生物学检查】　穿刺关节液直接涂片，未找到真菌菌丝和孢子。术中组织病原学培养鉴定为寄生暗色枝顶孢，结果与 2014 年 10 月关节腔穿刺液培养相同。

【病原学鉴定要点】

**1. 菌落特征**　生长较慢，在 SDA 上菌落表面最初为奶油色、鹅绒状，后呈灰白色，边界清楚，有气生菌丝，25℃培养至 15 天菌落的正面（图 1-67-1）和背面均为浅色，转种至 PDA 培养基上于 25℃培养 4 天后可见菌落呈黑褐色（图 1-67-2）。

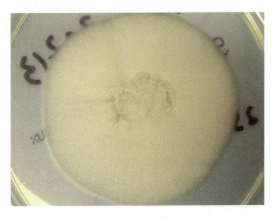

图 1-67-1　SDA 上 25℃培养 10 天的菌落

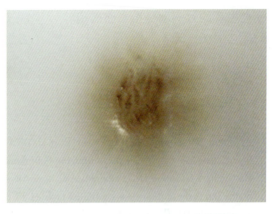

图 1-67-2　PDA 上 25℃培养 4 天的菌落

**2. 镜检特征**　关节穿刺液放入血培养瓶中,经过 136 小时后仪器报警,革兰染色,镜检见大量细长的真菌菌丝和较小的卵圆形真菌孢子(图 1-67-3)。用胶带粘取 SDA 上生长的培养物,乳酸酚棉兰染色后显微镜观察,见分枝、分隔的细长真菌菌丝,较小的分生孢子呈单细胞,卵圆形。多数聚集成堆(图 1-67-4)。

**3. 分子鉴定**　经 ITS 基因测序,结果确定为寄生暗色枝顶孢霉。

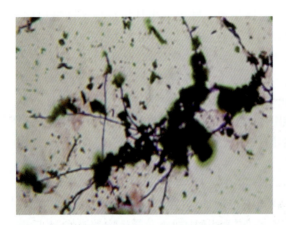

图 1-67-3　关节穿刺液在血培养瓶中培养,仪器报警后,革兰染色,镜检见大量菌丝和真菌孢子

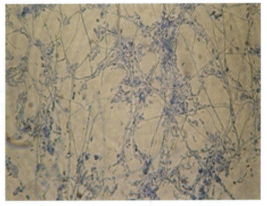

图 1-67-4　SDA 上 25℃生长的纯培养物镜检见菌丝和大量椭圆形真菌孢子

【点评】

1. 患者由于摔伤致半月板及交叉韧带损伤,行关节镜手术后引起关节感染,疼痛,活动受限,有关节积液,普通抗感染和局部冲洗症状无缓解,通过关节液培养和术中取组织进行培养,明确了真菌是引起患者关节感染的病原菌。

2. 该分离菌株在 4~5 天即长出鹅绒状真菌菌落,但在 SDA 平板培养 15 天仍没有出现黑褐色色素,结合镜检所见,初步鉴定为枝顶孢霉。之后将该菌转种至 PDA 平板,4 天后菌落转为褐黑色。根据测序比对,最终明确鉴定为寄生暗色枝顶孢。

3. 在病原学鉴定的基础上,采用手术清创及术后抗真菌药物治疗,患者恢复良好,未再出现明显感染症状。

【扩大阅读】

1. 寄生暗色枝顶孢，原称为寄生瓶霉，是暗色真菌的一种。暗色真菌是指细胞壁上具有黑色素而引起暗色（橄榄色、棕色、灰色或黑色）菌落的真菌。

2. 由于寄生暗色枝顶孢具有细长、分枝和分隔的菌丝，以及椭圆形小分生孢子，难与枝顶孢属区分。虽然枝顶孢属的分生孢子多集聚在分生孢子梗顶端，但极易脱落，从镜检形态上不易与寄生暗色枝顶孢相区别。该病例中分离菌株在 SDA 上培养 15 天仍然显示菌落表面为灰白色，菌落背面为浅色，很难考虑暗色真菌。此时，测序对确切的鉴定是重要的。

(郭玲、宋阳供稿；鲁辛辛、沈定霞审)

## 参考文献

1. 沈定霞主译. 医学重要真菌学鉴定指南. 5 版. 北京：中华医学电子音像出版社, 2016.
2. 徐建国主译. 临床微生物学手册. 7 版. 北京：科学出版社, 2005.

## 病例 68  裴氏着色霉致脑脓肿

【主诉】 双颞部剧烈头痛，伴有恶心呕吐、右眼疼痛和右眼视野丧失。

【现病史】 患者，男，28 岁。16 年前，在森林工作时由于右侧腹股沟区受刀伤及 2.0cm×0.5cm 脓肿形成而住院，脓肿标本培养有紫色色杆菌生长。当时未进行活检，也未进行真菌学检查。接受抗生素治疗后，皮肤损害愈合。当时，患者感觉左眼视野缺损，并始终存在。2000 年 8 月患者由于剧烈头痛、恶心呕吐、右眼疼痛和右眼视野丧失入院。

【既往史】 有血吸虫病和南美锥虫病疫区接触史。一年前有过发热、黄疸和虚弱表现。

【治疗经过】 入院后查体，神清语利，定向力好，右视神经乳头水肿和左侧光盘萎缩，右眼同向性视野缺损和左眼同向性偏盲。左眼直接和间接对光反射减弱，右眼正常。双眼集合反射正常。入院后行腰椎穿刺，脑脊液除 γ 球蛋白中度增高外基本正常，真菌学检查为阴性。经支气管镜活检，病理报告为肉芽肿性炎症，抗酸染色阴性。脑活检显示肿块主要病变为具有黄褐色真菌肉芽肿性炎症（着色真菌病）。给予两性霉素 B, 0.5mg/d（总剂量 1350mg）治疗约 20 天后，进行了右侧开颅术。在探查性抽吸中获得了化脓性和坏死性组织，在枕叶皮质表面 2~3cm 处有一直径约 2cm 的脓肿，经手指进行完全剥离。术后腰穿显示正常脑脊液，未发现细菌或真菌。患者出现双眼视力低下，并接受伊曲康唑 200mg/d 治疗，八个月后，患者出现了继发于神经外科的并发症，死亡。尸检，未发现残余真菌。

【一般检查】 实验室检查发现患者存在与营养相关的巨细胞性贫血。HIV、HBV 及 HCV 相关标志物为阴性。

【影像学检查】 头颅 MRI 显示右侧颞-枕区肿块，左侧枕区有较小的、显然已愈合的病灶。胸部 MRI 显示右肺下叶底部实质性病变，静脉注射造影剂后对比，肿块信号衰减，并见不均匀增强。

【病理学检查】 脑组织标本,直径 2cm×2cm×1.5cm,椭圆形,柔软,灰色,质地均匀。显微镜检查显示周围水肿的胶质组织中存在多发性坏死灶,散在有急性和慢性炎症病灶,毛细血管增生和血管周围淋巴细胞浸润,上皮样肉芽肿中心伴有化脓性病变。在巨大的细胞内或坏死区域中可见具有黄棕色壁的、直径为 10~12μm 的、圆形或椭圆形真菌。在巨大的细胞内、外偶尔见到直径约 6~7μm 的有隔膜的菌丝。

重新评估肺活检,从石蜡块获得多个切片,检测发现支气管周围慢性炎症,肉芽肿形成。肉芽肿主要由单核细胞组成。肉芽肿附近存在异物巨细胞,其巨大的细胞胞浆中可见直径约 10μm 的椭圆形、厚壁、无色素的发芽结构,经 Gradley 染色鉴定为真菌。

【微生物学检查】 用 20% KOH 处理后,脑组织标本中见到细长的、分隔、有色素的菌丝,在室温下 SDA 培养基上培养,15 天后有丝状真菌生长。

【病原学鉴定要点】

**1. 菌落特征** SDA 培养 15 天后,圆顶状菌落生长。菌落呈天鹅绒样,颜色深灰橄榄色,开始没有折叠或起皱,但有放射状沟纹,之后逐渐形成中心凸起。

**2. 镜检特征** 采用玻片进行小培养,乳酸酚棉兰染色显示直径约 3μm 的浅棕色有隔膜的菌丝,分生孢子梗直,其上有多个分枝的分生孢子链,分生孢子为单细胞。结合菌落和显微镜下的形态特征,该真菌被鉴定为裴氏着色霉。

【点评】

1. 暗色丝孢霉真菌通常在土壤和腐烂的植被中被发现,最常见的感染部位是四肢皮肤,通常是热带地区的赤脚工作人员的腿部。皮肤暗色丝孢霉病通常侵犯皮肤和皮下组织,裴氏着色霉是最常见的病原体,主要侵入途径是通过外伤引起真菌移植入机体。本例患者在多年前有一皮肤损伤病史,推测可能是这种真菌在当时侵入了机体,肺部做为初始感染部位也不能除外。进入机体的真菌通过血流途径扩散到中枢神经系统。

2. 中枢暗色真菌病是一种罕见的颅内感染性疾病。本例患者为 28 岁免疫正常的白人男性,有眼部症状和颅内高压的表现。脑活检病理报告为脑着色真菌病,经培养证实为裴氏着色霉引起的脑脓肿。

3. 值得指出的是,大多数脑暗色真菌病的病例都在死后尸检得到诊断。本例患者联合手术和抗真菌治疗取得了良好的效果,但最终因脑外科并发症死亡,尸检未发现残留的真菌。

(曹敬荣编译;沈定霞审)

## 参考文献

1. Nóbrega JPS,Rosemberg S,Adami AM,et al. Fonsecaea pedrosoi cerebral phaeohyphomycosis ("Chromoblastomycosis"). First human culture-proven case reported in Brazil. Rev. Inst. Med. trop. S. Paulo 45 (4):217-220,July-August,2003.
2. Palauglu S,Sav A,Basak T,et al. Cerebral phaeohyphomycosis. Neurosurgery,33:894-897,1993.
3. Bonifaz A,Carrasco-Gerard E,Saúl A. Chromoblastomycosis:clinical and mycologic experience of 51 cases. Mycoses,44:1-7,2001.

## 病例 69　裴氏着色霉致着色芽生菌病

【主诉】　右大腿外侧瘤状增生 10 余年。

【现病史】　患者,男,68 岁,农民。10 余年前不明原因右大腿外侧出现淡红色斑块,有轻微瘙痒,伴鳞屑。自行使用红霉素软膏、皮炎平、氟轻松等外用药擦拭,疗效甚微。随后皮疹逐渐扩大,形成暗红色结节,斑块。曾以神经性皮炎、慢性湿疹治疗无明显疗效。近 3 年,斑块结节生长明显加快,疣状增殖,并影响膝关节的活动,瘙痒加剧,2010 年 3 月就诊本院皮肤科。查体见右侧大腿患肢前部、外侧部和膝关节处 15cm×25cm 瘤状增殖性斑块(图 1-69-1),边界尚清晰,暗红色,上覆盖褐色痂块,斑块触之较硬,有压痛感。痂皮上可见暗褐色针帽状斑点,揭除表面痂皮,可见暗红色乳头状肉芽组织,未见明显溃疡和渗出液。

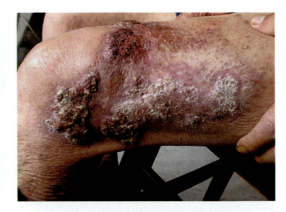

图 1-69-1　腿部瘤样增殖的病灶

【既往史】　高血压 10 年余,否认糖尿病、肝炎、结核、伤寒、外伤、手术、传染病病史,否认食物、药物过敏史,无输血史,预防接种史不详。

【治疗经过】　手术取痂皮和皮下肉芽组织送检病理学和病原学检查。根据皮损表现,结合病理和病原学检查结果,诊断为着色芽生菌病。给予伊曲康唑 300mg/d,po,bid,牛奶送服;特比萘芬 250mg/d,po,bid;同时用热毛巾敷患处 2 小时,早晚各一次。治疗 2 个月后,皮损开始缩小,行外科手术切除表面瘤状增生,多次激光手术清除微小增殖病灶。同时继续服用伊曲康唑 300mg/d,po,bid,疗程一年,患者皮损明显好转。一年后患者失联。

【一般检查】　血常规检查 WBC $6.3×10^9$/L,N 66%,L 33%,CRP 3.57g/L。肝肾功能正常。

【病理学检查】　HE 染色显示表皮角化过度,棘层增厚,真皮内可见由纤维组织包含大量多核白细胞、组织细胞和多核巨细胞形成的炎性浸润,并可见暗紫色真菌孢子(图 1-69-2),单个或成堆出现的暗红色硬壳小体,病理诊断为着色芽生菌病。

【微生物学检查】　取黑痂和皮下组织于 10% 复方 KOH 溶液中消化 1 小时,痂皮溶解后显微镜下可见单个或成堆出现、暗褐色、圆形或椭圆形的厚壁孢子,表面有横向和(或)纵向分隔,形似"钱币"状,即硬壳小体(图 1-69-3),同时可见暗棕色分隔菌丝。

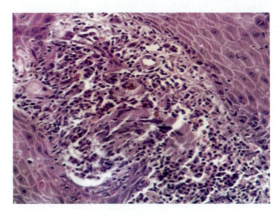

图 1-69-2　HE 染色显示暗紫色真菌孢子(×400)

送检组织标本研磨后接种SDA和PDA,置28℃培养。5天后接种处可见绒毛状、暗灰色菌落,3周后生长成熟为暗棕色丝状真菌。

【病原学鉴定要点】

**1. 菌落特征**　生长缓慢,3周后成熟。菌落灰色或墨绿色,表面可有银灰色短绒毛状气生菌丝。早期菌落扁平,后中央逐渐隆起堆积,边缘不整齐(图1-69-4),背面为黑色。

**2. 镜检特征**　菌丝分隔,分枝,棕色。分生孢子单细胞,椭圆形或圆形,无脐部结构,暗黑色。分生孢子梗棕色,有隔,圆柱形,顶端轻度膨大,合轴产孢,以着色真菌型产孢为主(图1-69-5和图1-69-6)。

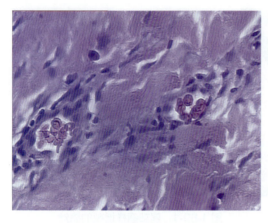

图1-69-3　HE染色显示硬壳小体(×400)

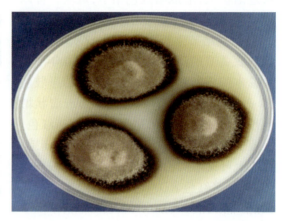

图1-69-4　PDA上28℃培养21天的菌落呈灰绿色

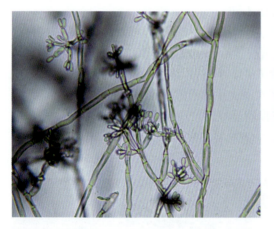

图1-69-5　菌丝分隔、呈棕色,分生孢子单细胞,椭圆形。未染色(×1000)

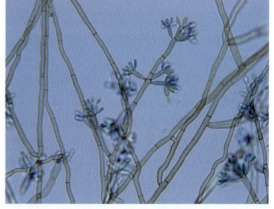

图1-69-6　圆柱形分生孢子梗,顶端轻度膨大,合轴产孢,排列为着色真菌型,乳酸酚棉兰染色(×1000)

【点评】

1. 着色芽生菌病(Chromoblastomycosis)是一种由暗色真菌引起的皮肤及皮下组织慢性肉芽肿性疾病,损害好发于四肢远端的暴露部位,尤其是下肢,常与外伤有关。农民、伐木工人、园丁为好发职业。引起人类感染的常见病原体有裴氏着色霉(*F. pedrosoi*)、单瓶着色霉(*F. monophora*)、*F. multimorphosa*、*F. nubica*、卡氏枝孢霉(*Cladophialophora crrionii*)、疣状瓶霉

(*Phialophora verrucosa*)、喙枝孢霉(*Rhinocladiella*)等。该病全球可见,但在热带地区更为常见。我国主要见于广东、广西、福建等地,男性多于女性。

2. 着色芽生菌病最初表现为皮肤红斑丘疹,随着病情进展,可显示不同的形态,典型表现为孤立斑块结节、疣状增殖、环形斑块、银屑病样斑块,皮损可沿淋巴管扩散,或通过抓挠自体接种,呈现皮损周围的卫星状损害。病程持久,迁延不愈,瘢痕挛缩可致残,病程较长者可以发生癌变。在免疫抑制患者可以表现为播散性感染,甚至致死性脑脓肿。组织病理学表现主要为多核巨细胞和淋巴细胞浸润、假上皮瘤增生、真皮内肉芽肿、和表皮微脓肿,中性粒细胞和巨噬细胞是引起免疫反应的关键细胞。着色芽生菌病的诊断主要依靠病原学检查和组织病理检查,尚无合适血清学检查可用于诊断着色芽生菌病。

3. 体外药敏试验表明,氟康唑和酮康唑对裴氏着色霉没有活性,伊曲康唑、卡泊芬净、特比萘芬有较好抑菌作用。临床上口服抗真菌药物的反应有限,长期疗效仍然较低,且长期治疗可导致耐药。较好的治疗策略是根据抗真菌药物敏感试验结果选择两种以上药物联合应用,如两性霉素 B 和 5- 氟胞啶、伊曲康唑和 5- 氟胞啶,伊曲康唑和特比萘芬。着色芽生菌病药物治疗仍然十分困难,外科手术、激光、热疗和冷冻疗法等方法可用于着色芽生菌病的治疗。手术、电除术和冷冻手术在早期阶段更有效,局部热疗(43℃)可以大大减少病变的扩展。其中,外科手术治疗似乎是控制着色芽生菌病的最有效的选择。

【扩大阅读】

着色霉属(*Fonsecaea*)隶属于真菌界(Fungi)、子囊菌门(Ascomycota)、散囊菌纲(Eurotiomycetes)、刺盾炱目(Chaetothyriales)、Herpotrichiellaceae 科,属内常见有裴氏着色霉(*F. pedrosoi*)、单瓶着色霉(*F. monophora*)、*F.multimorphosa*、*F. nubica* 等。紧密着色霉(*F.compacta*)现在被认为是裴氏着色霉的突变株,而单瓶着色霉从裴氏着色霉中独立出来,成为一个新的种。

(占萍、徐和平供稿;沈定霞审)

## 参考文献

1. Lu S, Lu C, Zhang J, et al. Chromoblastomycosis in Mainland China: a systematic review on clinical characteristics. Mycopathologia. 2013 Jun; 175(5-6): 489-495.
2. Correia RT, Valente NY, Criado PR, et al. Chromoblastomycosis: study of 27 cases and review of medical literature. An Bras Dermatol. 2010 Jul-Aug; 85(4): 448-454.
3. Santos AL, Palmeira VF, Rozental S, et al. Biology and pathogenesis of Fonsecaea pedrosoi, the major etiologic agent of chromoblastomycosis. FEMS Microbiol Rev. 2007 Sep; 31(5): 570-591.
4. Koo S, Klompas M, Marty FM. Fonsecaea monophora cerebral phaeohyphomycosis: case report of successful surgical excision and voriconazole treatment and review. Med Mycol. 2010 Aug; 48(5): 769-774.
5. Flavio Q, Phillippe E, Mailgualidaperez B, et al. Chromoblastomycosis: an overview of clinical manifestations, diagnosis and treatment. Medical Mycology February 2009, 47(Special Issue), 3-15.
6. 江情,金云,李智华,等. 裴氏着色真菌致着色芽生菌病 1 例. 中国皮肤性病学杂志, 2010, 24(1): 65-66.

# 病例 70　疣状瓶霉致多部位感染

【主诉】　面部、颈部、枕部和背部陆续出现皮损 5 年,右眼视力逐渐下降至右眼失明。

【现病史】　患者,男,64 岁,农民。5 年前出现面部皮肤损害,并且皮损逐渐扩展累及整个面部、颈部、枕部和躯干背部。4 年前右眼视力逐渐下降。在当地医院进行间断治疗,包括局部醋酸氟轻松软膏、红霉素软膏或克霉唑软膏,短期口服伊曲康唑胶囊每日 200mg(具体用药时间不详,但用药时间小于 1 个月)。目前因右眼失明来院就诊。检查:面部见红色、扩散、有渗出斑块,红斑中央为萎缩性瘢痕、周边突起;右眼眼睑有瘢痕形成,伴有睑球粘连、眼萎缩和脓液排出;左下眼睑瘢痕性眼外翻;颈部、背部、枕部可见 3 个离散的、硬化的、大小为 5cm×5cm 斑块,表面皮肤剥落。右眼视力丧失,左眼视力正常。检眼镜检查未见眼内炎或眼前房积脓。患者无发热。对每个受损部位的皮肤和皮下组织进行活组织检查,并且收集分泌物用于微生物学检查。

【既往史】　否认外伤史。

【治疗经过】　患者每日口服 200mg 伊曲康唑胶囊和 250mg 特比萘芬联合治疗。治疗 4 个月后面部和颈部皮损部位突起的边缘、脓性渗出液和剥脱明显改善。

【一般检查】　外周血 CD4+ 细胞计数为 $0.22×10^9$/L［参考区间$(0.706~1.125)×10^9$/L］。人类免疫缺陷病毒、乙肝病毒、丙肝病毒、EB 病毒和人类 T 细胞淋巴病毒抗体检测均为阴性。

【病理学检查】　躯干背部和枕部皮肤活检提示假性上皮瘤样增生,并伴有明显的肉芽肿炎性浸润,浸润细胞包括中性粒细胞、上皮样组织细胞和朗汉斯巨细胞。皮下层至深部真皮层肉芽肿渗出部位内外可见深棕色菌丝和深色芽生细胞。GMS 染色提示朗汉斯巨细胞内有"串珠样"菌丝。

【微生物学检查】　采集右眼角、面部、枕部和躯干部位分泌物,加入 10% KOH 溶液湿片镜检可见大量深棕色菌丝和成簇孢子,接种 SDA 于 28℃培养 2 周可见深棕色、短绒毛状真菌菌落。

【病原学鉴定要点】

**1. 菌落特征**　分泌物接种 SDA 于 28℃培养 2 周可见深棕色、短绒毛状真菌菌落。马铃薯葡萄糖琼脂培养基(PDA)室温培养至 35 天菌落为黑色、直径达 5cm。

**2. 镜检特征**　瓶梗呈花瓶状,有向外展开的杯状领口,从瓶梗的领口产孢,产生的分生孢子聚集在瓶梗领口处。

**3. 分子鉴定**　扩增转录间隔区(ITS)基因并测序,测序结果与 GenBank 数据库菌株比对,明确待检菌株为疣状瓶霉。

【点评】

1. 外伤和暴露部位皮肤渗透是导致皮肤暗色丝孢霉感染的主要途径。本例患者缺乏明确的外伤史,但考虑其病程较长,职业为农民,且发病部位为暴露部位,仍不能排除皮肤破损后接触自然界的土壤、腐木等引起的感染。

2. 该例患者虽然出现了较广泛的皮肤和皮下组织的损害,但患者不发热,也未发现除视力受损以外的颅脑神经及组织器官的病变,故尚未造成播散性感染。

3. 疣状瓶霉可以引起足菌肿、着色芽生菌病及皮肤暗色丝孢霉病。足菌肿常见的感染部位是足和小腿,病变部位可见颗粒和坏死组织;着色芽生菌病的病变组织中常可见硬化小体;暗色丝孢霉病的病变组织中缺乏硬化小体,患者多数存在潜在的免疫缺陷。本例患者虽然 HIV 抗体检测结果为阴性,但 CD4+ 淋巴细胞减少,属于免疫低下人群,疣状瓶霉导致了该患者暗色丝孢霉病。

4. 暗色丝孢霉病的治疗较为棘手,且易复发。可采用药物和手术治疗,一般较小或比较局限的病灶可首选手术治疗,对于病变广泛且累及多个部位者可选择抗真菌药物长疗程、联合治疗。

【扩大阅读】

瓶霉是一种致病性暗色真菌,瓶霉属的真菌除最常见的疣状瓶霉外,还有烂木瓶霉,寄生瓶霉等。这些真菌的菌落呈深灰色、橄榄色或棕褐色,菌落背面为黑色。根据花瓶状瓶梗,向外展开的杯状领口,瓶梗顶部呈花簇状的椭圆形或圆形分生孢子可初步鉴定疣状瓶霉,但要注意与寄生暗色枝顶孢(原称为寄生瓶霉)及枝顶孢属相鉴别。寄生暗色枝顶孢瓶梗顶端尖细,领口小,部分椭圆形分生孢子略有弯曲;枝顶孢属的菌落背面无色或浅色,瓶梗直立,无分枝,无明显的领口,瓶梗顶端的分生孢子簇极易脱落。

(王丽凤编译;沈定霞审)

## 参考文献

1. Zhongsheng Tong, Chen SC, Liuqing Chen, et al. Generalized Subcutaneous Phaeohyphomycosis Caused by Phialophora verrucosa: Report of a Case and Review of Literature. Mycopathologia. 2013, 175: 301-306.
2. Revankar SG, Sutton DA. Melanised fungi in human disease. Clin Mcirobiol Rev. 2010, 23: 884-928.
3. Queiroz-Telles F, Esterre P, Perez-Blanco M, et al. Chromoblastomycosis: an overview of clinical manifestations, diagnosis and treatment. Med Mycol. 2009, 47: 3-15.

# 病例 71　甄氏外瓶霉致手指感染

【主诉】　左手环指疼痛、红肿 9 月。

【现病史】　患者,男,59 岁。9 个月前左手环指在配戴新购买的戒指后,出现疼痛、红肿,到当地多家医院就诊,无明显好转,遂来我院求治。检查见左手环指第三指节有一长约 1cm 的切口,基底部肉芽水肿,部分组织坏死,创口内可见白色脓液流出,有压痛,周围皮肤红肿明显(图 1-71-1)。

【既往史】　35 年前行脾和右肾切除术,2 年前行左肾移植术,有高血压病史 18 年,否认糖尿病、肝炎及结核病史。

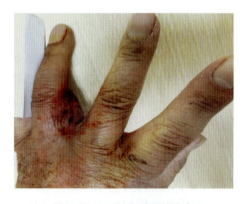

图 1-71-1　入院时手部病变

【治疗经过】 入院后积极完善各项检查,在明确病原学后,用氟康唑进行抗真菌治疗,并于 2015 年 4 月 3 日行"左手环指感染组织清创引流术",及 2015 年 4 月 20 日行"左手大清创 + 慢性溃疡修复术";术后予补液、抗感染、换药等支持对症治疗;术后 20 天,患者左手环指创口对合较好,周围皮肤无红肿后出院。术后四个月,患者至门诊复诊,伤口已完全治愈。

【一般检查】 血细胞分析:白细胞 $6.68×10^9$/L;红细胞 $4.05×10^{12}$/L;血小板 $120×10^9$/L;肝肾功能正常。

【病理学检查】 送检左环指溃疡组织,病理报告为炎性肉芽组织。

【微生物学检查】 送检伤口脓液标本两次,均有真菌生长。

【病原学鉴定要点】

1. **菌落特征** 在 SDA 上生长缓慢,最初为墨绿色菌落,表面光滑,菌落中间有少许绒毛,培养两周后菌落变为黑色,表面覆盖短而柔软、微带灰色的菌丝(图 1-71-2)。

2. **镜检特征** 培养物显微镜观察可见有隔菌丝,菌丝上有大量细长、管状的产孢细胞,逐渐变细形成一个狭窄延长的尖端。分生孢子椭圆形,在分生孢子梗的末端和侧壁以及菌丝的各点上聚焦成簇(图 1-71-3)。

3. **分子鉴定** ITS 测序分析鉴定结果为甄氏外瓶霉。

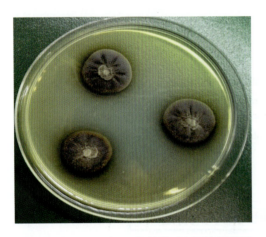

图 1-71-2 SDA 上 35℃培养 14 天的菌落呈黑色

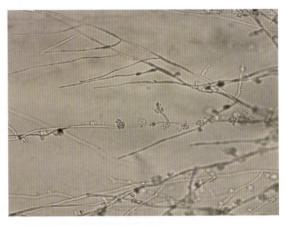

图 1-71-3 小培养镜检见菌丝、分生孢子梗及分生孢子

【点评】

1. 甄氏外瓶霉是引起皮肤和皮下组织暗色真菌病的常见病原菌,临床主要表现为孤立的皮下脓肿或化脓性肉芽肿,位于四肢暴露部位者居多,大多与外伤有关。该例患者虽无明显外伤史,但在病史中有戴过戒指后出现肿痛,且左手环指具有明显局部病变。

2. 该菌在 SDA 上生长缓慢,并且为黑色表面有绒毛的菌落。小培养可见环痕梗末端变细,环痕孢子聚集在环痕梗顶端。

3. 除进行抗真菌感染治疗外,外科手术处理是促使伤口恢复的重要手段。

【扩大阅读】

甄氏外瓶霉(*Exophiala jeanselmei*)常引起足菌肿和暗色丝孢霉病。该菌生长速度慢,

25~30℃培养,14天内成熟。37℃培养生长更缓慢,甚至完全不生长。培养早期为黑色发亮的酵母样菌落,1周后形成中央微凸、橄榄灰色绒毛样菌落,背面黑色。早期培养物中含有许多酵母样的出芽细胞,培养后期形成有隔菌丝,菌丝上有大量细长、管状、有时呈分枝状的产孢细胞,逐渐变细形成一个狭窄延长的尖端;分生孢子椭圆形,在分生孢子梗的末端和侧壁以及菌丝的各点上聚集成簇。镜下形态与皮炎外瓶霉十分相似,可根据最高生长温度(本菌为37℃)和硝酸钾利用试验(本菌阳性)进行鉴别。

(吴庆供稿;鲁辛辛、王凯飞、沈定霞审)

## 参考文献

1. 陈东科,孙长贵. 实用临床微生物学检验与图谱. 北京:人民卫生出版社,2011.1.
2. Larone DH. 医学重要真菌鉴定指南. 沈定霞译.5 版. 北京:中华医学电子音像出版社,2016.
3. 王端礼. 医学真菌学 - 实验室检验指南. 北京:人民卫生出版社,2005.

## 病例 72　奔马赭霉致肺部暗色丝孢霉病

【主诉】　患者,男,68 岁。全身水疱、瘙痒 4 月。

【现病史】　4 个月前因全身出现水疱、瘙痒,逐渐加重,在某医院住院治疗,经组织病理确诊为"寻常型天疱疮"。体检肺部 X 线片示左上肺一黄豆大小结节,考虑"陈旧性结核"。但无结核病史。接受琥珀酰氢化可的松、环孢素、地塞米松、泼尼松及免疫抑制剂等治疗 1 个月后,天疱疮得到控制。但左上肺结节形成空洞,因肺部空洞不断增大而转入某结核病医院,经联合抗结核治疗 1 个月余(具体用药不详),空洞扩大发展至直径约 5cm。CT 引导下经皮肺空洞穿刺,病理检查未发现癌细胞及结核杆菌,部分穿刺物送真菌培养,发现有真菌生长。遂于 12 月 13 日以"寻常型天疱疮合并肺部真菌感染"入院。入院检查:体温 36.8℃,脉搏 70 次 / 分,呼吸 20 次 / 分,血压 140/85mmHg。神志清楚,重病容,精神差。心率 70 次 / 分,律齐,腹部检查未见异常。皮科情况:头面、躯干、四肢多发红斑及色素沉着,部分红斑上有松弛性水疱,尼氏征阳性。

【既往史】　既往无结核病史。

【治疗经过】　天疱疮治疗:泼尼松 70mg/d、抗感染(曾先后用克林霉素、氧氟沙星、亚胺培南、复方新诺明等)、支持疗法(静脉输入白蛋白等)。肺部真菌感染治疗:根据该菌抗真菌药物体外最低抑制浓度检测结果,选用两性霉素 B 5~10mg/d 静脉滴注、特比萘芬 250mg/d 口服。治疗 15 天鉴于患者左肺空洞无缩小,且两性霉素 B 副作用大,将治疗方案调整为两性霉素 B 脂质体 50~75~100mg/d、特比萘芬 250mg/d。次年 2 月患者临床症状明显好转,肺部空洞明显缩小,天疱疮皮损痊愈。出院后,停用两性霉素 B 脂质体,先继续服特比萘芬 250mg/d,1 个月后因味觉异常,改服伊曲康唑 250mg/d,连续服用 1 年,肺部空洞逐渐缩小并最终基本纤维化,未见肝功能异常。

【一般检查】　白细胞 $7.4×10^9$/L,红细胞 $3.25×10^{12}$/L,血红蛋白 111g/L,血小板 $77×10^9$/L。

免疫球蛋白：IgG 7.2g/L、IgA 1.9g/L、IgM 1.7g/L。

【影像检查】 入院X线片示：左肺尖有一圆形薄壁空洞，无液平，大小约4.8cm×5cm，边清。空洞周围肺组织见少许斑点样钙化。3日后X线片示：两肺多发空洞，左肺上叶尖后段一5.2cm×5.0cm的薄壁空洞性病灶（图1-72-1），内壁欠光滑，周围可见小点片高密度灶，右肺上叶尖段和前段各见一薄壁空洞，左上叶后段可见两个空洞性病灶，右肺中叶近肺门处可见实变影。右肺动脉干似见数个充盈缺损区。之后复查CT，空洞逐渐缩小并最终基本纤维化。

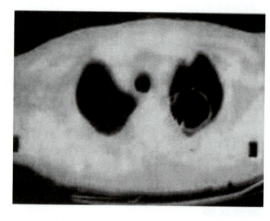

图1-72-1　患者左上肺CT平扫，左上肺空洞直径约5.2cm×5.0cm

【病理学检查】 肺空洞穿刺未发现癌细胞及结核杆菌。

【微生物学检查】 肺空洞穿刺物接种于SDA，27℃培养3天可见真菌菌落生长，7天菌落布满整个试管。

【病原学鉴定要点】

**1. 菌落特征**　在SDA上生长的菌落表面绒毛状、棕绿色、边缘发红（图1-72-2），培养基背面可见弥漫红褐色色素（图1-72-3）。

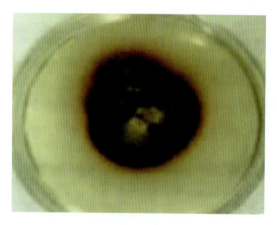

图1-72-2　沙氏培养基，27℃，14天菌落形态

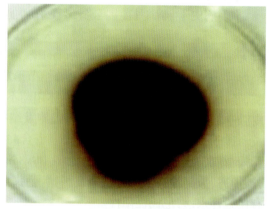

图1-72-3　沙氏培养基，27℃，14天菌落背面

**2. 镜检特征**　菌丝分隔；分生孢子呈棒状，一端较宽，大多为双细胞；分生孢子从分生孢子梗脱落后可见凹痕。乳密琼脂培养基35℃培养，分生孢子为全芽生双细胞侧生于菌丝上，表面光滑，有小的分生孢子（图1-72-4）。

**3. 菌种鉴定**　该菌经北京大学第一医院真菌中心及美国疾病控制中心鉴定，最终确定为奔马赫霉。

【点评】

1. 本例患者经组织培养证实肺部病变为奔马赫霉所致暗色丝孢霉病。分析该患者肺部感染的原因，主要由于治疗天疱疮应用大量激素及免疫抑制剂，使得患者免疫力低下，导致条件致病真菌感染。

2. 关于该例患者的治疗,先后用过氟康唑、特比萘芬、两性霉素B,但效果不佳,空洞不断扩大,最大直径6cm。后改为两性霉素B脂质体且加大剂量后,病情较快得到控制,空洞明显缩小。说明奔马赭霉对两性霉素B敏感,但两性霉素B副作用大,不能大剂量应用,而两性霉素B脂质体是两性霉素B的新型制剂,疗效更优且副作用低。

【扩大阅读】

1. 奔马赭霉(*Ochroconis gallopava*)原称为缢缩枝孢霉奔马变种。奔马赭霉存在于温暖的环境中,如腐烂的蔬菜、热的垃圾、干草、温暖的土壤、温泉以及核能工厂排出的废物中,可导致有基础疾病的免疫功能低下患者皮下及播散性感染,以脑脓肿最常见,其次为肺脓肿、皮下感染和播散性感染。

2. 奔马赭霉与缩窄赭霉是临床常见的两种赭霉,前者为嗜热的真菌,35℃为其最佳生长温度,且可以在42℃生长,但缩窄赭霉则不能在42℃生长,目前尚未发现缩窄赭霉对人及动物致病。

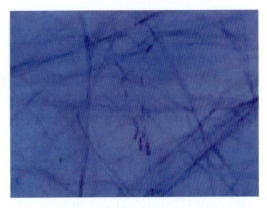

图1-72-4 乳密琼脂培养基上35℃培养物乳酸酚棉兰染色见双细胞的大分生孢子(×330)

(赵俊英供稿;王丽凤整理;沈定霞审)

## 参考文献

1. 天疱疮合并肺部奔马赭霉暗色丝孢霉病一例的诊断及治疗. 中华医学杂志. 2002,37(8),1310-1313.
2. Odell JA, Alvarez S, Cvitkovich DG, et al. Multiple lung abscesses due to Ochroconis gallopava, a dematiaceous fungus, in a nonimmunocompromised wood pulp worker. Chest, 2000, 118: 1503-1505.
3. 王莉,万喆,李若瑜,等. 暗色丝孢霉病致病菌奔马赭霉的实验研究. 中华皮肤科杂志. 2004,37(8),458-460.

## 病例73 班替枝孢瓶霉致中枢神经系统感染

【主诉】 脑部外伤后肢体运动及语言表达障碍。

【现病史】 患者,男,28岁,煤矿工人。2013年9月20日头部外伤后立即在当地医院接受治疗。伤后第50天出现舌和右臂麻木,继而出现局灶性癫痫发作,隔天出现全身癫痫发作。因右侧偏瘫住院治疗10天,脑部MRI提示多发病灶,最大病灶达58mm×53mm×33mm,左侧额颞连接处和基底神经节水平的边缘对比度增强。病变周围明显血管性水肿,压迫左侧脑室。伤后第90天,因头痛、说话困难和右侧肢体无力转入神经内科。患者意识清醒但伴有表达性失语和右侧偏瘫,体温38.2℃、并伴有恶心和呕吐,提示颅内高压。给予降颅压手术治疗并行脑组织活检,引流物外观与结核性肉芽肿引流物外观相似。

【既往史】 无基础性疾病。

【治疗经过】 曾给予抗结核治疗,症状无改善。给予 5mg/kg/d 脂质体两性霉素 B 治疗。伤后第 111 天,增加 6mg/kg/d 伏立康唑。伤后第 117 天转入感染疾病病区,患者情况恶化,伤后第 138 天脑部 MRI 提示脓肿增大、数量增多。再次穿刺引流,患者临床症状好转。从第二次脓肿标本中分离出暗色真菌,根据抗菌药物敏感性试验结果,将伏立康唑增加至 200mg/d。放置引流管用于向脑室外引流以及向脑室内给药,置管后第 20 天引流管因故障拔除。伤后第 172 天开始给予两性霉素 B 治疗,但由于出现化学性脑膜炎于伤后第 178 天终止两性霉素 B 治疗。患者逐渐恢复出院,出院后口服伏立康唑、甲基泼尼松龙和抗癫痫药物。患者逐渐恢复,伤后第 286 天出院,出院后口服伏立康唑、甲基泼尼松龙和抗癫痫药物治疗。出院后随访约 2 年直至患者死亡。

【病理学检查】 脑组织活检可见褐色真菌成分,提示为暗色丝孢霉病。

【微生物学检查】 脑组织标本和脓肿标本直接镜检见壁光滑、卵圆形分生孢子,以及少分隔的菌丝和分生孢子链。第二次脓肿液接种 SDA 于 37℃培养 5 天,可见沿接种线生长的黑色菌落。采用 E-test 法抗真菌敏感性试验,测得两性霉素 B、氟康唑、伊曲康唑、伏立康唑、泊沙康唑的 MIC($\mu$g/ml)分别为 >32、>256、1.5、1.5、0.094。

【病原学鉴定要点】

**1. 菌落特征** SDA 35℃培养 5 天可见沿接种线生长的黑色真菌菌落。马铃薯葡萄糖琼脂(PDA)、蔡氏琼脂(CZA)、燕麦琼脂(OA)平板 30℃培养 2 周可见黑色真菌菌落。

**2. 镜检特征** 卵圆形分生孢子组成较长的分生孢子链,少有分枝。

**3. 分子鉴定** 扩增转录间隔区(ITS)并测序,测序结果与 GenBank 数据库存档菌株比对,明确待检菌株为班替枝孢瓶霉。

【点评】

1. 班替枝孢瓶霉所致感染好发于中枢神经系统,引起脑部脓肿,常导致持续性脑部暗色丝孢霉病。本例患者有煤矿工作中头部外伤病史,提示煤炭粉尘很可能是感染来源。由于班替枝孢瓶霉脑脓肿临床表现不具有特异性,对于具有外伤史,特别是免疫缺陷患者,临床医师和实验室工作人员不要忽略班替枝孢瓶霉所致感染。

2. 班替枝孢瓶霉致中枢神经系统感染无标准化治疗方案,死亡率高达 70%,本患者伏立康唑体外药敏试验敏感,且伏立康唑具有良好的脑脊液渗透性,临床治疗有效。

【扩大阅读】

1. 班替枝孢瓶霉可以通过吸入而发生感染,实验室人员操作时应注意生物安全防护。怀疑该菌时,不应进行玻片法小培养。

2. 班替枝孢瓶霉(*Cladophialophora bantiana*)原称为班替木丝霉(*Xylohypha bantiana*)。可生长形成表面棕色、灰色或黑色的绒毛状菌落,菌落背面呈黑色,显微镜下可见长链状分生孢子。与其菌落和镜下形态相似的真菌有:卡氏枝孢瓶霉(*Cladophialophora carrionii*),波氏枝孢瓶霉(*Cladophialophora boppi*)以及枝孢霉属(*Cladosporium spp.*)。实验室应注意区分。卡氏枝孢瓶霉的分生孢子链通常有分枝,分生孢子卵圆形;波氏枝孢瓶霉的分生孢子呈正圆形,分生孢子链大多不分枝;枝孢霉属一般认为是污染菌,但也可导致感染发生,其镜下特征是分生孢子与分生孢子梗或其他分生孢子的连接处有暗色的"脐",有时可见具有分隔的形似"盾"的大细胞。可采用测序方法进行明确鉴定。

(王丽凤编译;鲁辛辛、沈定霞审)

## 参考文献

1. Kantarcioglua AS, Guarrob J, de Hoog GS, et al. A case of central nervous system infection due to Cladophialophora bantiana. Rev Iberoam Micol. 2016, 33(4):237-241.
2. Atalay MA, Koc AN, Koyuncu S, et al. Cladophialophorabantiana brain abscess treated with voriconazole in an immunocompetentpatient. Mikrobiyol Bul. 2014, 48:501-506.
3. Badali H, de Hoog GS, Curfs-Breuker I, et al. Use of amplified fragment length polymorphism to identify 42 Cladophialophora strains related to cerebral phaeohyphomycosis with in vitro antifungal susceptibility. J ClinMicrobiol. 2010, 48:2350-2356.

# 病例 74　球形毛壳菌致皮肤感染

【主诉】 右前臂伤后瘙痒、皮肤增厚 7 月余。

【现病史】 患者,男,63 岁,园林工人。8 个月前清理台风垃圾时不慎划伤右前臂,伤口 10cm 长,出血 20ml 左右,经简单清洗、消毒和清创包扎后,基本愈合。一月后伤口处出现瘙痒,皮肤增厚并逐渐出现瘤状凸起生长,皮屑增多,色素加深,无脓性分泌物。多次就诊他院,使用皮炎平软膏、复方酮康唑软膏涂擦,皮疹无好转,并逐渐增大。2017 年 5 月 3 日就诊皮肤科。

查体可见患者右前臂约 5cm×6cm 瘢痕状皮肤结节,界限明显,色素沉着,褐色皮屑增多,无脓性分泌物(图 1-74-1),触诊皮肤质地较硬,刮取瘤状结节表面皮屑送检真菌菌丝检测和培养,患者拒绝组织病理活检。

【既往史】 否认高血压、糖尿病、肝炎、结核、外伤、手术、传染病病史,无过敏史,预防接种史不详。

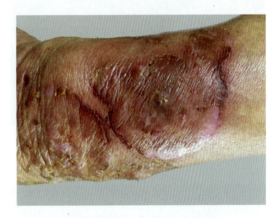

图 1-74-1　患者右前臂皮损

【治疗经过】 5 月 3 日患者标本直接镜检(10% KOH 压片)未见真菌菌丝,但培养有丝状真菌生长,鉴定为毛壳菌,临床认为毛壳菌为皮肤表面定植菌,暂不作致病菌考虑,以湿疹治疗,但未见有效。5 月 17 日再次采取皮肤标本直接镜检(荧光染色)查见真菌菌丝,并且培养出毛壳菌。此时,临床判定患者的瘤状皮损应是毛壳菌引起的暗色丝孢霉病,给予伊曲康唑 200mg/d,po,bid,牛奶送服;特比萘芬软膏涂擦患处,疗程 3 个月,定期复查,每半个月查肝功能。一个月后复诊瘤状结节开始消退,硬化皮肤开始变软,色素变浅,皮屑减少。继续伊曲康唑治疗。

【一般检查】 血常规检查 WBC 6.3×10$^9$/L,N 58%,L 34%,CRP 10.9g/L(正常参考值≤8g/L)。尿常规正常,肝肾功能正常,5 月 18 日和 6 月 2 日检查 G 试验、GM 试验均阴性。

【微生物学检查】 送检皮肤组织经荧光染色后可见有隔的真菌菌丝(图 1-74-2)。皮损组织接种至 SDA 和 PDA,置 28℃培养,两个平板均可见真菌生长。

【病原学鉴定要点】

1. **菌落特征** 3 天后可见菌落生长，初为白色棉花样菌落，颜色逐渐变灰暗，培养 14 天的菌落（图 1-74-3），菌落背面灰黄色，中心为黑色（图 1-74-4）。

2. **镜检特征** 早期培养物为弯曲成团的菌丝（图 1-74-5），成熟后见黑色球形或卵圆形的子囊壳，表面附有大量棕色毛样丝状物（图 1-74-6），压碎子囊壳可见大量的子囊孢子释放（图 1-74-7），子囊孢子单细胞，柠檬状（图 1-74-8）。

3. **分子鉴定** 经 ITS 和 D1/D2 区测序证实为球形毛壳菌（*Chaetomium globosum*）。

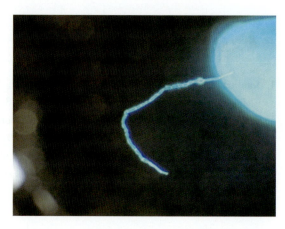

图 1-74-2　皮屑经荧光染色，可见有隔的真菌菌丝

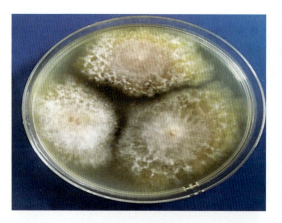

图 1-74-3　SDA 上 28℃培养 14 天的菌落

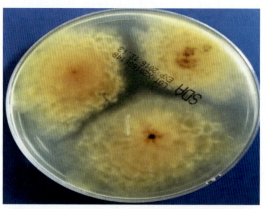

图 1-74-4　SDA 上 28℃培养 14 天的菌落背面

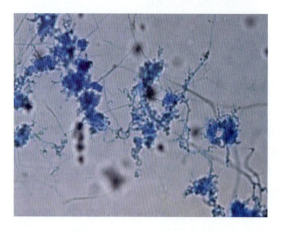

图 1-74-5　SDA 上 7 天培养物镜检见弯曲成团的菌丝（×400）

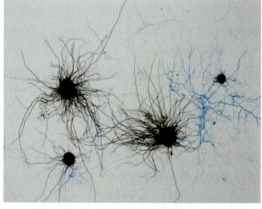

图 1-74-6　SDA 上 18 天培养物镜检见黑色子囊壳及附着的丝状物（×100）

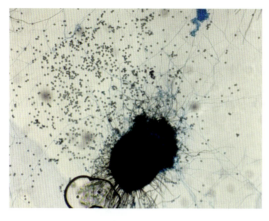 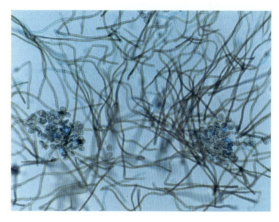

图 1-74-7　子囊壳释放大量的子囊孢子（×400）　　　图 1-74-8　单细胞、柠檬状的子囊孢子（×1000）

【点评】

1. 毛壳菌广泛存在于自然界，可定植于皮肤表面，所以对于来自开放性组织标本培养出的毛壳菌，常作为污染菌考虑。但该菌亦可引起指/趾甲、皮肤和深部组织的感染，为排除污染或定植，需要结合标本直接镜检、组织病理和临床症状综合考虑。本例患者虽然缺乏组织病理检查结果，但能多次重复分离出该菌，并且标本直接镜检看到有隔菌丝，临床针对性抗真菌治疗有效，基本可以确定毛壳菌是引起皮损的病原菌。毛壳菌引起的皮肤感染主要表现为红斑，象皮肿样改变，畸形瘤状生长，皮肤色素沉着，有的还可以引起皮下脓肿。

2. 文献报导，毛壳菌对氟康唑、氟胞嘧啶、米卡芬净耐药，对伏立康唑、两性霉素 B、伊曲康唑体外试验有着较低的 MIC 值，并且已有使用两性霉素 B、伊曲康唑治疗成功的病例报导。本例患者使用伊曲康唑治疗有明显改善。

【扩大阅读】

毛壳菌（*Chaetomium*）隶属于真菌界（Fungi），子囊菌门（Ascomycota），子囊菌亚门（Pezizomycotina），粪壳菌纲（Sordariomycetes），粪壳目（Sordariales），毛壳菌科（Chaetomiaceae）。临床上常见的毛壳菌有球形毛壳菌（*C. globosum*）、暗棕毛壳菌（*S. C.atrobrunneum*）、螺卷毛壳菌（*C. cochloides*）、巴西毛壳菌（*C. brasiliense*）、绳生毛壳菌（*C. funicola*）、少色毛壳菌（*C. perlucidum*）等。毛壳菌是一种暗色丝状真菌，广泛分布于自然界土壤、空气和腐败的植物中，临床最常见的感染是引起指/趾甲暗色丝孢霉病，亦可引起皮肤、肺部的感染，在免疫低下患者易引起血液、脑部的严重感染。

（徐和平供稿；沈定霞审）

## 参考文献

1. Hoppin EC, McCoy EL, Rinaldi MG. Opportunistic mycotic infection caused by Chaetomium in a patient with acute leukemia. Cancer. 1983 Aug 1;52(3):555-556.
2. Teixeira AB, Trabasso P, Moretti-Branchini ML, et al. Phaeohyphomycosis caused by Chaetomium globosum in an allogeneic bone marrow transplant recipient. Mycopathologia. 2003;156(4):309-312.
3. Sugiyama K, Sano A, Murakami M, et al. Three isolations of Chaetomium globosum from erythematous epilation of

canine skin. Med Mycol. 2008 Aug;46(5):505-510.
4. Wang H,Liu YL,Chen SC,et al. Chaetomium atrobrunneum and Aspergillus fumigatus in multiple tracheal aspirates. JMII.(2016)49,281e285.
5. Hattori N,Adachi M,Kaneko T ,et al. Case report. Onychomycosis due to Chaetomium globosum successfully treated with itraconazole. Mycoses. 2000;43(1-2):89-92.
6. Aru A,Munk-Nielsen L,Federspiel BH. The soil fungus Chaetomium in the human paranasal sinuses. Eur Arch Otorhinolaryngol. 1997;254(7):350-352.

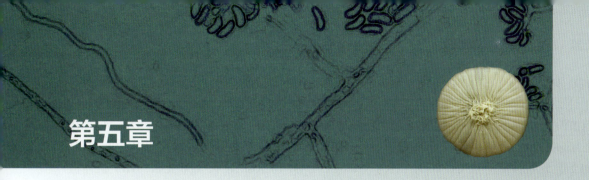

# 第五章

# 温度双相性真菌感染病例

## 病例 75　马尔尼菲蓝状菌致多部位感染

【主诉】 被诊断右肺结核 1 年余,左臀部肿物 3 月余。

【现病史】 患者,女,49 岁。2010 年 3 月无明显诱因出现咳嗽,痰少,伴气喘,入住心血管内科。肺部增强 CT:右上肺结节影,考虑结核可能,胸膜炎伴胸腔积液。抗结核治疗 4 个月,胸腔积液吸收,咳嗽、气喘好转。2010 年 8 月出现右肩酸痛无力就诊我院骨科门诊,发现右锁骨肿块约 2cm 大小,质硬,无伴肿痛,CT 检查提示"右肺上叶结节灶两侧肋骨骨质破坏",肩关节 X 片提示"可疑右锁骨肩峰端骨质破坏,右上肺野结节灶",骨扫描提示"多发骨转移瘤"。转入肿瘤内科,住院期间查胸部 MSCT 检查发现"T9-10 胸椎水平右侧背部软组织占位伴相邻骨质破坏",背部病灶病理活检,提示"背部化脓性炎性肉芽组织,并脓肿形成",考虑胸椎结核并椎旁脓肿形成,给予规律抗结核治疗,背部肿块无明显缩小,且原背部活检切口一窦道形成,持续排出脓性分泌物。2011 年 11 月曾进行胸背部肿块切除、脓肿清除、VS 冲洗、负压引流术及伤口清创缝合处理。3 月前患者左臀部无明显诱因出现约拇指大小肿物,质软,不伴有局部皮温升高、皮肤变红、肿胀、疼痛等症状。近 1 月来左臀部肿物增长迅速,出现夜间不能平卧,左脚行走不便,于 2012 年 2 月 16 日收入院。

【既往史】 "系统性红斑狼疮"病史 20 年。3 年前体检时腹部 B 超提示"肝血管瘤可能,子宫肌瘤,"血脂"CHO 7.97mmol/L,LDL-C 5.98mmol/L",考虑"高脂血症",未治疗。否认"高血压、糖尿病、冠心病"病史,否认"病毒性肝炎、伤寒"等传染性疾病史;否认食物、药物过敏史;否认其他外伤、手术史,无输血史,预防接种史不详。

【治疗经过】 于 2012 年 2 月 26 日行后路腰椎、骶骨旁臀部脓肿病灶清除、L4-S1 椎弓根钉内固定术。后经多次专科会诊后,拟定加强抗结核治疗,效果不佳。2012 年 5 月 15 日全院多学科会诊,微生物室应邀参加。经床旁采样,从组织标本中直接检出疑似马尔尼菲蓝状菌的孢子,5 天后培养结果证实为马尔尼菲蓝状菌。5 月 16 日至 26 日用伏立康唑 100mg,st。伤口逐渐好转,缩小。5 月 27 日后改用口服伊曲康唑 200mg、st,伤口愈合,脓肿消退,于 2012 年 8 月 10 日出院。

【一般检查】 2012 年 3 月 1 日查血常规:WBC $21.0×10^9$/L,NE% 87.0%,ESR 120mm/h,CRP 14.2mg/dl;2012 年 4 月 18 日复查:WBC $27.4×10^9$/L,NE% 88.5%,ESR 92mm/h,CRP 11.3mg/dl;2012 年 6 月 8 日复查:WBC $8.6×10^9$/L,NE% 68.7%,ESR $10^9$mm/h,CRP 1.98mg/dl。2012 年 5 月 24 日查血 IgG 26.3g/L,KAP 20.6g/L,LAM 14.5G/L,IgA、IgM 正常。HIV 抗体检查结果为阴性。

【骨髓细胞学】 2012 年 2 月 20 日骨髓片示:

1. 骨髓片示有核细胞增生活跃,粒系增多,红系明显减少,淋巴细胞比例大致正常,血小板成堆易见。

2. 白细胞总数增多,粒细胞比例增多,淋巴细胞比例减少,成熟红细胞轻度大小不一,点彩红未见,血小板成堆可见。

经血液科会诊排除浆细胞瘤。

【胸部 MSCT】 2011 年 7 月 21 日检查:右上肺占位伴右肺门纵隔淋巴结肿较前明显好转,右肺下叶小结节,左肺上叶舌段炎症,T9-10 胸椎水平片右侧背部软组织占位伴相邻骨质破坏。2012 年 2 月 18 日示:双肺上叶多发斑片、团片及小结节灶,边界清楚。双肺门区、气管支气管影未见明显异常。纵隔内未见肿大淋巴结,双侧腋窝多发淋巴结肿大。右侧第 5 前肋骨质吸收、破坏,边缘不清,略膨胀,局部骨皮质连续性中断,周围软组织肿胀。

【胸椎 MRI】 2011 年 8 月 2 日:T12-L2 椎体附件及背部软组织异常信号灶,结核伴冷脓肿形成? 2011 年 10 月 20 日检查示 T8-9 椎体附件及 T7-10 水平背部软组织异常信号灶,局部累及椎管内。

【腰椎 MRI】 2012 年 2 月 18 日:L5 椎体楔形变,可见斑片状长 T1 长 T2 异常信号,T2W 压脂呈高信号,边界不清,L4、5 椎体及骶椎椎体周围腰、背部皮下软组织内可见多发大小不等稍长 T1 长 T2 异常信号。L3-S1 椎间盘轻度膨出,硬膜囊受压。

【左臀部彩超】 左臀部皮下可见囊性区,厚约 7.6cm,内透声差,见点状强回声漂浮,CDFI 示且内未见血流信号。

【病理学检查】 2012 年 2 月 20 日病理示纤维脂肪组织中见化脓性脓肿及干酪样坏死并存,并见大量淋巴细胞、浆细胞、中性粒细胞及多核巨细胞浸润伴肉芽肿形成。PAS 阴性。2012 年 2 月 26 日术中送检胸背部病灶活检病理报告:背部化脓性炎性肉芽组织,并脓肿形成(图 1-75-1)。

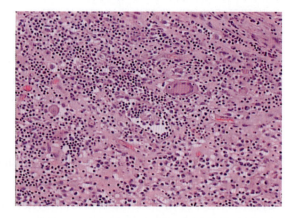

图 1-75-1 背部病变组织病理检查(×400)

【微生物学检查】 左臀脓液送检结核分枝杆菌培养阴性。臀部和左大腿内侧瘘管样伤口深部组织送检,进行革兰染色,白细胞内外均见两头钝圆、中间分隔的腊肠样孢子,疑似马尔尼菲蓝状菌。三天后血平板和 SDA(35℃和 25℃)上均见有真菌生长。

【病原学鉴定要点】

1. **菌落特征** 该菌在 SDA 平板上 35℃和 25℃培养,生长速度快,35℃(图 1-75-2)呈酵母相,初为米色,光滑膜状,后变为淡黄色或棕黄色菌落,延长培养可见脑回状皱褶。25℃呈菌丝相,初为灰白、扁平菌落,不久就变成淡黄色,有绒毛状气生菌丝,产生酒红色的色素扩散于培养基中(图1-75-3)。菌丝相和酵母相可以相互转化。

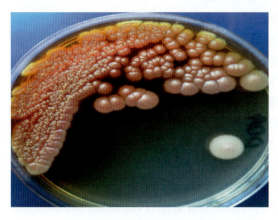 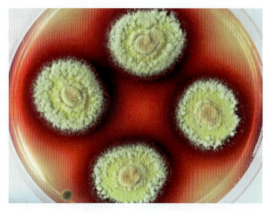

图1-75-2　SDA上35℃培养3天的酵母样菌落　　图1-75-3　SDA上25℃培养3天的丝状菌落

**2. 镜检特征**　25℃培养镜下可见分枝、分隔菌丝,分生孢子梗光滑,特征性的帚状排列,双轮生,每个梗基上4~6个瓶梗,瓶梗双层,分生孢子光滑、圆形,链状排列,可见孢间链接(图1-75-4)。35℃培养镜下酵母样孢子,光滑、球形、腊肠样,有时排列成链状(图1-75-5)。

**3. 分子鉴定**　经ITS测序进一步证实,该菌为马尔尼菲蓝状菌,鉴定率为100%。

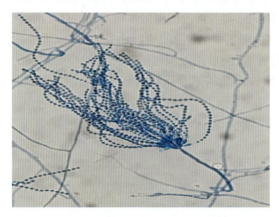 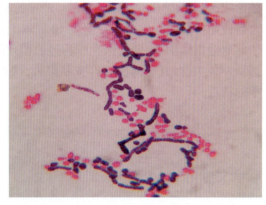

图1-75-4　25℃培养物镜检见典型的帚状枝,乳酸酚棉兰染色(×1000)　　图1-75-5　35℃培养物镜检见酵母样孢子光滑,球形或腊肠样。革兰染色(×1000)

【点评】

1. 马尔尼菲蓝状菌感染一般常见于HIV感染患者。但本病例患者为中青年女性,HIV抗体检测阴性。有漫长和复杂的临床表现和治疗过程。以往的经验认为,真菌感染往往有高危因素,如艾滋病、糖尿病、肾病综合征、肝硬化、肿瘤化疗后、血液系统疾病等免疫抑制或免疫缺陷疾病。该患者既往有系统性红斑狼疮,CT显示右上肺结节,临床考虑过结核感染,抗结核治疗有所改善,但仍逐步出现骨质破坏、背部脓肿、臀部和大腿脓肿,经过多次手术及反复抗结核均无效,术后伤口长期渗脓,多次脓液培养均未检出分枝杆菌。临床诊断虽曾经考虑过多发性骨髓瘤、细菌感染、结核分枝杆菌感染、结核菌耐药产生等,但始终未曾考虑真菌感染。经过全院多科会诊,特别是病原学检查,最终明确了全身马尔尼菲蓝状菌感染诊断,之后采取针对性抗真菌感染治疗取得了显著疗效。

2. 马尔尼菲蓝状菌主要侵犯单核吞噬细胞系统,即肺、肝、肠淋巴组织、淋巴结、脾、骨髓、肾和扁桃体等。成人因免疫组织较为健全,病原菌繁殖受到抑制,病变局限化,仅形成局部肉芽肿或脓肿,肺部表现多为间质性肺炎。病理切片可显示化脓性肉芽肿改变,有大量的单核巨噬细胞浸润。有文献报道,非HIV患者感染马尔尼菲蓝状菌多有骨损害。本例患者多次影像学检查存在骨损害,2次病理报告提示大量淋巴细胞、浆细胞、中性粒细胞及多核巨细胞浸润伴肉芽肿形成,脓肿及干酪样坏死并存。如果该患者多部位标本能及时送微生物学检查,对临床诊断多部位真菌感染有所帮助。因此,临床应重视病原检查。

【扩大阅读】

马尔尼菲蓝状菌(*Talaromyces marneffei*)原名马尔尼菲青霉菌(*Penicillium marneffei*),经分子生物学分类,该菌分类地位从青霉属调整为篮状菌属。本菌为双相型真菌,在35℃培养呈酵母相,25℃培养呈菌丝相,培养生长的菌丝相可产生酒红色色素,并且两相之间可以相互转化,温度双相性和酒红色色素是鉴定马尔尼菲蓝状菌的重要特征。

马尔尼菲蓝状菌主要分布在温热带地区,在我国的南方地区和中南亚国家流行。主要引起AIDS和免疫低下患者的感染,但近年来非HIV患者感染报道的病例增多,且患者的炎症反应比HIV患者更为剧烈和严重。

马尔尼菲蓝状菌感染,若延误诊断和治疗可危及患者生命,但明确的诊断,及时和规范的治疗,该真菌感染是可以治愈的。严重的非HIV感染者首选使用两性霉素B治疗2周后,之后改用伊曲康唑维持治疗至少10周以上。症状轻者可用伊曲康唑治疗12周以上。由于氟康唑副作用小,常被医生作为经验治疗的首选,但单用氟康唑治疗马尔尼菲蓝状菌的感染疗效欠佳,且易复发。有文献报告,伏立康唑对马尔尼菲蓝状菌有疗效良好且副作用小的特点。

(郑燕青、徐和平供稿;王凯飞、沈定霞审)

## 参考文献

1. 王澎,翟丽慧,范洪伟,等.9例非HIV感染患者马尔尼菲蓝状菌播散感染的回顾性分析报告.中国真菌学杂志,2016,11(5):261-264.
2. Ouyang Y,Cai S,Liang H,et al. Administration of Voriconazole in Disseminated Talaromyces(Penicillium) Marneffei Infection:A Retrospective Study. Mycopathologia. 2017 Jan 20. doi:10.1007/s11046-016-0107-3.
3. Supparatpinyo K1,Schlamm HT. Voriconazole as therapy for systemic Penicillium marneffei infections in AIDS patients.Am J Trop Med Hyg. 2007,77(2):350-353.
4. 何浩岚,蔡卫平,董永新,等.伏立康唑治疗艾滋病相关马尔尼菲青霉菌感染的临床观察.热带医学杂志,2011,11(7):753-755.

## 病例 76  马尔尼菲蓝状菌致肺部感染

【主诉】 胸闷、气喘 4 年,加重 10 天,痰中带血 5 天。

【现病史】 患者,男,43 岁。4 年前劳动后出现胸闷、气短,休息后可缓解,伴轻咳,咳少量白色黏痰,胸部 CT 示尘肺。进一步完善相关检查后临床确诊为尘肺,行分段支气管镜下肺泡灌洗治疗 1 周期。4 年间自觉胸闷、气短症状逐渐加重,活动耐力明显下降。10 余天前患者觉胸闷、气短症状明显加重,伴咳嗽,咳白色黏痰,夜间出汗较多,自觉有潮热症状;5 天前突现痰中带血,门诊查胸部 CT(2015 年 9 月 4 日),提示为肺尘埃沉着症,右肺下叶近胸膜下见 2.2cm 结节,边缘不规则,周围晕环征。入院查体 T 36.5℃。呼吸平稳,右肺听诊呼吸音清,左肺呼吸音减低,双肺未闻及明显干湿性啰音及胸膜摩擦音,心腹部未见异常。于 2015 年 9 月 5 日入住我院呼吸科。

【既往史】 无结核病史及结核病家族史,粉尘接触史 10 余年。

【治疗经过】 入院后行左氧氟沙星 500mg/次,1 次/天,抗感染治疗。9 月 6 日,临床给患者行 CT 引导下右肺占位组织穿刺活检术,病变部位穿刺组织送病理及微生物检测。9 月 8 日,病理报告为慢性炎症。9 月 12 日,微生物培养报告为马尔尼菲蓝状菌。9 月 14 日开始使用两性霉素 B 抗真菌治疗,至 9 月 18 日,药物从 5mg/d 逐渐加量至 35mg/d 后维持治疗。9 月 27 日更换伊曲康唑口服(200g/次,2 次/天)。9 月 28 日,患者出院,继续口服伊曲康唑。2016 年 1 月 18 日复查胸部 CT 提示肺尘埃沉着症,右肺下叶近胸膜下见 0.4cm 软组织结节,边缘清楚,未见其周的晕环征。

【一般检查】 WBC $6.0×10^9$/L,N 61.4%;CRP 4.2mg/L;真菌 1,3-β,D-葡聚糖 293.8pg/ml;HBSAg、HCV 抗体、TP 抗体及 HIV 抗体均阴性;CEA、CA125、CA199、NSE 检查均阴性;结核 T 细胞斑点试验结果为阴性。

【影像学检查】 2015 年 9 月 4 日胸部 CT 示肺尘埃沉着症病灶同前,右肺下叶近胸膜下见 0.9cm 结节,边缘不清,周边见晕环征(图 1-76-1)。2016 年 1 月 18 日复查胸部 CT,在近胸膜下见 0.4cm 结节,边缘清楚,其周晕环征不明显(图 1-76-2)。

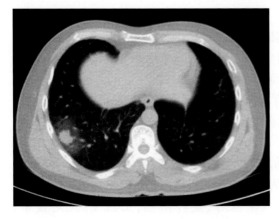

图 1-76-1  2015-9-4 胸部 CT 图像

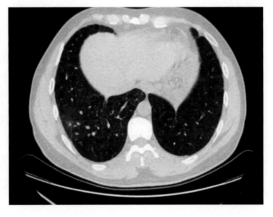

图 1-76-2  2016-1-18 胸部 CT 图像

【病理学检查】 肺穿组织显示慢性炎症。

【微生物学检查】 微生物室将送检的穿刺组织标本部分用组织研磨器研磨成匀浆,部分剪碎,将两者混合物分别接种血琼脂平板、厌氧琼脂平板、沙保罗琼脂斜面、土豆葡萄糖琼脂平板(PDA)以及罗氏培养基,72 小时后,血琼脂平板、SDA 及 PDA 上均生长出真菌菌落。其中 SDA 培养基 25℃培养 72 小时呈丝状真菌菌落,且背面呈淡红色,血琼脂平板 35℃培养 72 小时呈酵母样菌落。

【病原学鉴别要点】

**1. 菌落特征** 在 25℃ SDA 平板上 72 小时后生长出淡黄色绒毛状菌落,中央气生菌丝呈白色绒毛状,向周围扩展,逐渐形成淡灰褐色微带淡红色绒毛状。有红葡萄酒色色素扩散到菌落周围(图 1-76-3)。35℃培养菌落为酵母相,生长缓慢,奶酪色或浅灰褐色、湿润。

**2. 镜检特征** 25℃霉菌相可见无色透明分隔菌丝,分生孢子梗光滑而无顶囊,帚状枝双轮生,散在,稍不对称,有 2~7 个散开、不平行的梗基,其上有 2~6 个瓶梗,顶端狭窄,可见单瓶梗,其顶端有单链分生孢子,散乱(图 1-76-4)。35℃酵母相可见圆形、椭圆形、长形酵母样菌体。

**3. 分子鉴定** 经 ITS 测序分析确定为马尔尼菲蓝状菌。

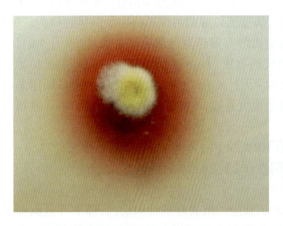

图 1-76-3　SDA 平板上 25℃培养 72 小时,菌落周围有明显的酒红色色素

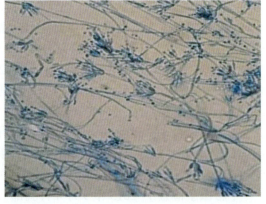

图 1-76-4　25℃培养物镜检见"帚状枝",乳酸酚棉兰染色(×400)

【点评】

1. 病原学检查是该例患者诊治的关键。肺部影像学考虑占位病变为肿瘤可能大,病理学检查为肺组织慢性炎症,病原学培养有真菌生长,经鉴定为马尔尼菲蓝状菌,先后采取两性霉素 B 和伊曲康唑抗真菌治疗,患者感染灶完全吸收,效果良好。

2. 马尔尼菲蓝状菌,以前称为马尔尼菲青霉菌,是艾滋病患者第三种最常见的机会感染病原菌,一般认为吸入空气中马尔尼菲蓝状菌的孢子而致病。免疫力低下或应用免疫抑制剂是感染该菌的易感因素。该例患者 HBV、HCV 和 HIV 感染标志检查结果为阴性,但多年的肺尘埃沉着症,使呼吸道功能受损,提示马尔尼菲蓝状菌感染的群体可能不仅局限于免疫功能低下的患者,呼吸道功能异常也可能成为感染该菌的机体因素。

(辜依海、侯轩供稿;王凯飞、沈定霞审)

## 参考文献

1. 王端礼. 医学真菌学-实验室检验指南. 北京：人民卫生出版社，2005.
2. Larone DH. 医学重要真菌鉴定指南. 沈定霞译. 5版. 北京：中华医学电子音像出版社，2016.

## 病例 77　马尔尼菲蓝状菌致胸壁脓肿

【**主诉**】　前胸部红肿，疼痛伴发热 3 月，切开引流术后 1 月。

【**现病史**】　患者，女，60 岁。3 月前患者无明显诱因出现左乳局部红肿，并有胀痛，伴发热，最高体温达 39℃，至上海某医院就诊，查 PET-CT，考虑胸壁脓肿，予以抗感染治疗（具体不详），症状无明显缓解；1 月前当地县人民医院予以切开引流，无明显缓解。为求手术治疗，于 2016 年 8 月 27 日入住我院创伤外科。

【**既往史**】　无结核病史。

【**治疗经过**】　患者入院后予抗感染、补液等对症支持治疗，积极完善相关检查，做好术前准备。2016 年 8 月 28 日 B 超提示：左侧胸壁皮下异常回声伴脓肿形成；CT 提示：左肺上叶前段及前胸壁皮下团片影伴肋骨破坏，左腋下及纵隔可见多发淋巴结肿大，左胸腔少量积液。行"左前胸坏死组织清创术、慢性溃疡修复术、带蒂皮瓣移植术、负压引流术"，手术顺利，术中见前胸组织明显坏死（图 1-77-1）。并将术中脓液标本送检，进行涂片培养，在检出马尔尼菲蓝状菌后，加用伏立康唑抗真菌治疗。2016 年 10 月 12 日，患者左前胸壁创口对合整齐，周围皮肤无明显红肿疼痛。出院带药为伏立康唑片 0.2g，每天 2 次。

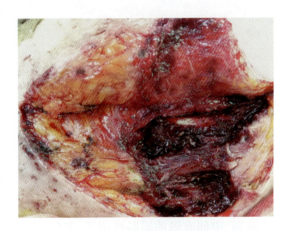

图 1-77-1　乳房切开后的组织

【**一般检查**】　白细胞 $20.61×10^9/L$；红细胞 $2.83×10^{12}/L$；血小板 $384×10^9/L$。C-反应蛋白：43.60mg/L；降钙素原定量 0.097ng/ml；HIV 抗体阴性。

【**微生物学检查**】　送检伤口脓液标本，两次均有马尔尼菲蓝状菌生长。多套血培养均无细菌及真菌生长。

【**病原学鉴定要点**】

**1. 菌落特征**　菌落在 SDA 上 35℃可生长，生长缓慢；SDA 上生长 9 天的菌落为白色略带粉色、干燥、突起的酵母样菌落，无红色可溶性色素扩散入培养基中（图 1-77-2）。在马铃薯葡萄糖琼脂平板（PDA）上 25℃菌落生长较快，第 9 天的 PDA 上的菌落为深红色、干燥、扁平的霉菌相菌落，有明显的红色色素扩散入培养基中（图 1-77-3）。

**2. 镜检特征**　伤口脓液标本直接涂片，行革兰染色（图 1-77-4）、瑞姬染色（图 1-77-5）、

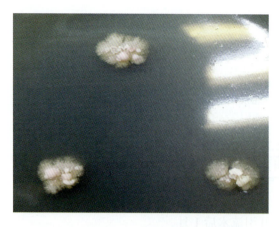

图 1-77-2　SDA 上 35℃培养 9 天的菌落

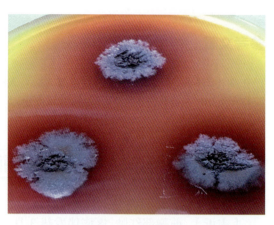

图 1-77-3　PDA 上 25℃培养 9 天的菌落

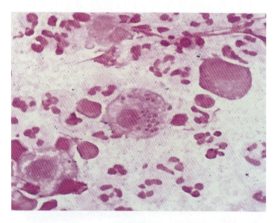

图 1-77-4　脓液标本镜检见吞噬细胞内的真菌孢子。革兰染色

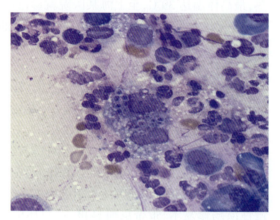

图 1-77-5　术中脓液标本镜检见吞噬细胞内的真菌孢子，瑞姬染色

六胺银染色（图 1-77-6）及抗酸染色，可见两头钝圆，中间有隔的腊肠样孢子，多位于吞噬细胞内。

**3. 分子鉴定**　ITS 测序鉴定结果为马尔尼菲蓝状菌。

【点评】

1. 该例患者以胸部红肿伴发热为主要症状。脓液抗酸染色未见抗酸阳性的分枝杆菌，但革兰染色、瑞姬染色、六胺银染色和抗酸染色均在吞噬细胞内见到两头钝圆，中间有隔的腊肠样真菌孢子。

2. 该真菌具有温度双相性，在 SDA 上 35℃生长缓慢，培养 9 天菌落为白色略带粉色、干燥、突起的酵母样菌落。在 PDA 上于 25℃培养，产生明显的红色色素，形成干燥、扁平

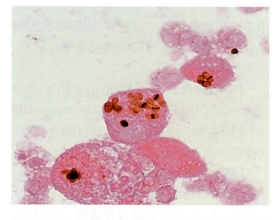

图 1-77-6　术中脓液标本镜检见吞噬细胞内的真菌孢子，六胺银染色

的霉菌相菌落,具有马尔尼菲蓝状菌的菌落特征,经序列分析获得明确鉴定结果。

3. 马尔尼菲蓝状菌是一种致病性真菌,主要感染 HIV 阳性的患者,但也可出现在非 HIV 患者中,患者最初通过吸入而致肺部感染,随后进入血流引起菌血症,并随血流播散引起其他部位感染。通常侵犯淋巴系统、肝脏和骨骼。本案例为非 HIV 患者感染的马尔尼菲蓝状菌,导致了患者胸壁脓肿。此种病例临床上比较少见。

(吴庆供稿;沈定霞审)

## 病例 78　马尔尼菲蓝状菌致 HIV 阴性患儿肺部感染

【主诉】 反复发热、咳嗽 20 天。

【现病史】 男,患儿,2 岁。于 20 天前无明显诱因出现咳嗽,为阵发性非痉挛性连声咳,有痰不易咳出,无气促,无口唇发绀,伴有发热,无畏寒、寒战,无呕吐、腹泻及意识障碍,当地医院诊断为"支气管肺炎",予抗感染等对症支持治疗(具体不详),病情好转后出院。3 天后再次出现发热、咳嗽就诊于当地医院,给予哌拉西林/他唑巴坦及头孢呋辛钠抗感染治疗,效果不佳,转入我院。患者入院时体温 37.6℃,脉搏 163 次/分,呼吸 50 次/分,体重 12kg。胸部 CT 可见右肺上叶大片致密影,内可见气体密度影,边界欠清,左肺下叶可见少许点片状高密度影,提示右肺上叶感染及左肺下叶少许感染。

【既往史】 患儿出生时 3.5kg,健康状况良好。患儿父母身体状况良好,否认曾去过马尔尼菲蓝状菌流行区。

【治疗经过】 在当地医院曾针对"支气管肺炎"抗感染对症支持治疗(具体不详)有所好转,后再次出现发热、咳嗽,于当地医院使用派拉西林/他唑巴坦及头孢呋辛钠抗感染治疗,效果不佳,2015 年 11 月 11 日转入我院后,送检痰标本进行微生物培养,并使用头孢噻肟/舒巴坦钠、阿奇霉素抗感染治疗(11 月 11~26 日),11 月 20 日痰培养发现马尔尼菲蓝状菌生长,加用两性霉素 B 脂质体 2mg/(kg·d),使用至 12 月 10 日,无发热、咳嗽等症状,复查痰培养未再培养出马尔尼菲蓝状菌,患者出院。

【一般检查】 入院时血常规:WBC $13.26 \times 10^9$/L,中性粒细胞 78.2%。肝肾功能正常,HIV 抗体:阴性,PCT 0.06ng/ml,超敏 CRP 1.3mg/L,T-spot:无反应性。流式细胞:总 T 淋巴细胞(CD3+CD19-)2712 个/μl;总 B 淋巴细胞(CD3-CD19+)549 个/μl;NK 细胞(CD3-/CD16+CD56+)171 个/μl。

【微生物学检查】 血培养 2 次均为阴性。痰革兰染色镜检发现大量孢子,中间有一横隔(图 1-78-1),也可见吞噬细胞内的腊肠样真菌孢子(图 1-78-2)。痰液标本在 PDA 上于 25℃真菌培养,3 天时可见具有水溶性红色色素的丝状真菌菌落(图 1-78-3),35℃培养为酵母样菌落(图 1-78-4),25℃培养菌落的镜下形态可见典型的帚状枝结构(图 1-78-5),最终鉴定为马尔尼菲蓝状菌。痰培养除马尔尼菲蓝状菌生长外,还可见其他口腔正常菌群。

【病原学鉴定要点】

**1. 菌落特征** 双相真菌,在 25~30℃ SDA 上,菌落扁平、粉末状到绒毛状,黄褐色,后变为有黄色或白色边缘的深黄色形态,3~7 天后可产生深红色水溶性色素,在 35~37℃菌落为柔软、白色至褐色、干燥的酵母样形态。

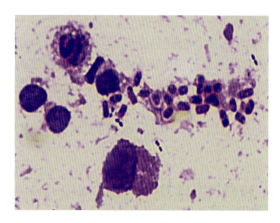

图 1-78-1 痰标本革兰染色可见大量带横隔的孢子(×1000)

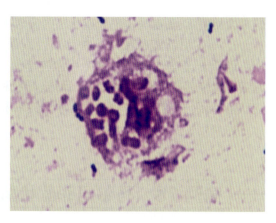

图 1-78-2 痰标本革兰染色可见吞噬细胞内的腊肠样真菌孢子(×1000)

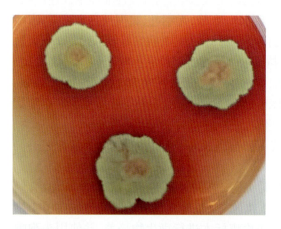

图 1-78-3 PDA 上 25℃培养后见黄绿色菌落周围的红色色素

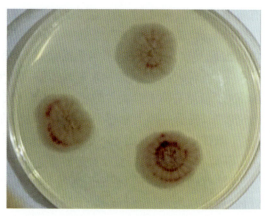

图 1-78-4 PDA 上 35℃培养见有脑回样皱褶的酵母样菌落

**2. 镜检特征** 在体内以孢子形态存在,单细胞、圆形到卵圆形,直径 3~5μm,常被巨噬细胞吞噬,孢子生殖方式为分裂生殖。在 25~30℃,可形成典型"帚状枝"结构,即光滑的分生孢子梗上有 4 个或 5 个终端梗基,每个梗基上具有 4~6 个瓶梗。

【点评】

1. 马尔尼菲蓝状菌(*Talaromyces marneffei*)以前被称为马尔尼菲青霉菌(*Penicillium marneffei*),是一种双相真菌,主要流行于亚洲的热带地区,是 HIV 感染者常见的病原菌。HIV 感染者中发生的播散性感染主要侵袭皮肤、肺、肝脏和关节,多数有发热、体重减轻、淋巴结肿大和皮肤损伤的表现,

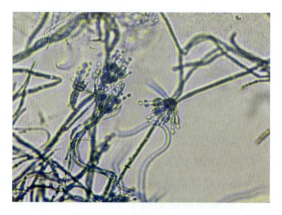

图 1-78-5 25℃培养物镜检见"帚状枝"

皮肤损伤多发于面部、颈部和口腔，但也可发生于其他部位如生殖器，皮肤损伤的典型表现是形成脐状、中心坏死的皮疹。该例患儿以发热和咳嗽为主要临床症状。

2. 病原菌可分离自皮损、血液、骨和骨髓，在皮损的瑞特染色涂片或其他部位活检组织标本中观察到马尔尼菲蓝状菌酵母样细胞即可进行初步诊断。培养依然是诊断的金标准，分子生物学技术已用于临床标本中马尔尼菲蓝状菌的直接检测和鉴定，但多为自建方法。本例患儿马尔尼菲蓝状菌病的诊断依靠痰液标本涂片镜检、真菌培养和鉴定。

3. 早期治疗是降低感染死亡率的关键因素。尽管马尔尼菲蓝状菌对抗真菌药还没有正式的临床折点，但体外敏感性试验有助于治疗的指导。体外试验表明马尔尼菲蓝状菌对伊曲康唑、酮康唑、氟胞嘧啶和伏立康唑较为敏感，对氟康唑不敏感。第44版桑福德手册中对于青霉菌病的首选治疗方案为两性霉素B[0.5~1mg/(kg·d)]×2w，再用伊曲康唑400mg/d×10w，然后200mg/d po；HIV感染者需长期使用，此患者为儿童，且为HIV阴性，抗真菌治疗时间约为4周，症状已好转，病原学转阴，但4周时间是否足够还需更多的数据支持。

4. 马尔尼菲蓝状菌病应被视为一个HIV阴性个体的免疫缺陷指标，应对此类患者进行免疫学方面的检查。此患儿是HIV阴性患者，其总T淋巴细胞、总B淋巴细胞和NK细胞数量均为正常，但后续对CD4 T淋巴细胞、CD8 T淋巴细胞和NK细胞的功能进行检测发现其CD4 T淋巴细胞、CD8 T淋巴细胞和NK细胞的活化和杀伤功能比正常对照降低（图1-78-6），这也是免疫力降低的表现。

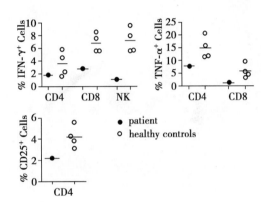

图1-78-6　患者CD4、CD8 T淋巴细胞和NK细胞的活化功能和杀伤功能

（陈中举供稿；王凯飞、沈定霞审）

## 参考文献

1. Sanford JP. The Sanford guide to antimicrobial therapy. 范洪伟等译. 北京：中国协和医科大学出版社，2014.
2. Lee PP, Chan KW, Lee TL, et al. Penicilliosis in children without HIV infection--are they immunodeficient?. Clin Infect Dis. 54(2): e8-e19. 2012.

# 病例79　皮炎芽生菌致脑脓肿

【主诉】　癫痫大发作，于2014年9月的一天急诊入院。

【现病史】　患者，男，73岁，突发癫痫，查体左上肢肌力减弱，根据脑部磁共振检查结果，考虑原发性或继发性恶性肿瘤，并建议进行脑活检。随后给予抗癫痫药物和全身类固醇。

【既往史】　患者有糖尿病和前列腺癌病史，于2000年接受前列腺切除术并进行放射治疗,目前处于缓解期。

【治疗经过】 入院后行开颅术,取脑组织活检。术中发现一严重坏死脓肿,从切口处抽出 5ml 非恶臭、脓性液体,送病理和微生物检查。由于病变部位特殊,肿块不能完全切除。根据病理及微生物检查结果,提示有酵母样真菌。术后 13 天有双相真菌生长,并于第 20 天明确鉴定为皮炎芽生菌。临床给予患者 8 周静脉注射两性霉素 B 治疗后,其左侧肢体肌力逐渐改善,复查脑磁共振,结果显示脑损害的面积较前减少。

【病理学检查】 活检脑组织的病理学分析结果显示为坏死性肉芽肿性炎症,PAS 染色可显示不同大小(直径为 7~10mm)的、退化的真菌形态(图 1-79-1),湿片可见酵母细胞,缺乏荚膜(图 1-79-2)。黏蛋白卡红和 Fontana-Masson 对该菌染色较弱,怀疑为隐球菌感染。

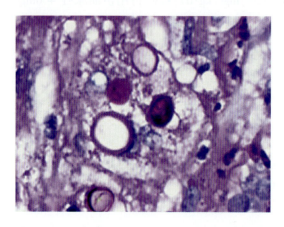

图 1-79-1 大脑组织 PAS 染色显示坏死组织及真菌

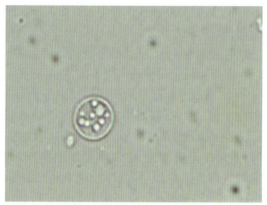

图 1-79-2 脑组织活检湿片

【微生物学检查】 脑组织进行微生物学检测,可见一圆形、厚壁但缺少荚膜的酵母样细胞。术中所取脑组织经过 5 天培养仍为阴性。在脑心浸液琼脂(BHI)30℃培养和血液琼脂 35℃培养 13 天后,获得了菌丝和酵母两种形态的真菌菌落。术后第 20 天根据形态特征确定该病原菌为皮炎芽生菌。

【免疫学检查】 进行了芽生菌和球孢子菌属的血清抗体免疫固定电泳试验,二者均获得了阳性结果,但由于在组织病理学或微生物学检查中没有发现球孢子菌属感染的证据,球孢子菌被认为是假阳性结果。

【病原学鉴定要点】

1. **菌落特征** 脑心浸液琼脂(BHI)30℃培养和血液琼脂 35℃培养 13 天后,获得了菌丝和酵母两种形态的双相真菌,该菌生长明显较其他菌缓慢。

2. **镜检特征** 在活检的脑组织中发现有中性粒细胞(++),并可见一圆形、厚壁、缺少荚膜的酵母样细胞。

3. **分子鉴定** 由于早期培养结果为阴性,在入院第 10 天,决定从活检的脑组织石蜡标本中进行基因扩增。针对真菌核糖体 RNA 位点的内部转录间隔区 2(ITS2)和 D2 区进行了 PCR,PCR 扩增和测序结果表明,该患者的 D2 序列与 UAMH 3604 同源性为 100%(289/289);ITS2 序列(349/349)与皮炎芽生菌的有性态 UAMH 10592 同源性为 100%。从而最终鉴定为皮炎芽生菌。

【点评】

1. 芽生菌的诊断具有一定的挑战性,利用福尔马林固定的石蜡包埋组织进行形态学观察一直是真菌病原早期鉴定的有力工具。但很难根据组织学进行真菌的准确分类。虽然真菌培养仍然是金标准,但该菌生长缓慢,本例患者的病原菌在其术后 13 天才生长,限制了其早期诊断的价值。

2. 分子检测技术包括 PCR 和测序,这些技术对于早期诊断真菌感染具有一定的优势。ITS1 和 ITS2 是最可靠和常用的真菌鉴定的生物标记物。常规培养阴性时可对新鲜组织、福尔马林固定和石蜡包埋组织进行 PCR 扩增,以帮助早期诊断,有助于及时、有针对性的抗真菌治疗。

3. 血清学试验在诊断芽生菌病方面亦存在缺陷,如检测芽生菌抗原抗体的免疫扩散方法特异性强、敏感性差,而且皮炎芽生菌抗体也被证明与组织胞浆菌属、副球孢子菌、青霉菌、曲霉属和隐球菌等存在交叉反应。

(汤一苇供稿;曹敬荣译;沈定霞审)

## 参考文献

1. Morjaria S, Otto C, Moreira A, et al. Ribosomal RNA gene sequencing for early diagnosis of Blastomyces dermatitidis infection. International Journal of Infectious Diseases 37:122-124,2015.
2. Moncada PA, Budvytiene I, Ho DY, et al. Utility of DNA sequencing for direct identification of invasive fungi from fresh and formalin-fixed specimens. Am J Clin Pathol 2013;140:203-208.
3. Lemos LB, Baliga M, Guo M. Blastomycosis:The great pretender can also be an opportunist. Initial clinical diagnosis and underlying diseases in 123 patients. Annals of Diagnostic Pathology 2002;6:194-203.
4. Sangoi AR, Rogers WM, Longacre TA, et al. Challenges and pitfalls of morphologic identivication of fungal infections in histologic and cytologic specimens:a ten-year retrospective review at a single institution. Am J Clin Pathol 2009;131:364-375.
5. Schoch CL, Seifert KA, Huhndorf S, et al. Nuclear ribosomal internal transcribed spacer(ITS) region as a universal DNA barcode marker for Fungi. Proc Natl Acad Sci USA 2012;109:6241-6246.
6. Bialek R, Gonzalez GM, Begerow D, et al. Coccidioidomycosis and blastomy- cosis:advances in molecular diagnosis. FEMS Immunol Med Microbiol 2005;45:355-360.

## 病例 80  皮炎芽生菌致肺部感染

【主诉】 发热、咯血半年,加重 1 月。

【现病史】 患者,女性,17 岁,半年前无明显诱因出现发热、咯血,口服阿奇霉素 1 周无效,后服中药自述稍改善,症状消失。1 月前再次出现咯血,且较上次加重。于 2015 年 2 月 27 日就诊并入院。入院时体温 37.5℃,脉搏 120 次/分,呼吸 25 次/分,双肺呼吸音粗,左下肺可闻及少量湿啰音,全身皮肤及巩膜未见黄染,浅表淋巴结未见肿大。

【既往史】 无,否认结核病史。长期生活于加拿大。

【治疗经过】 入院后先后使用过头孢哌酮/他唑巴坦 4.5g q12h(2 月 27 日~3 月 5 日)、

盐酸莫西沙星 400mg qd(3月3日~3月22日)、头孢哌酮/舒巴坦 1g q8h(3月6日~3月22日)、替考拉宁 400mg qd(3月10日~3月22日)抗感染,同时使用酚磺乙胺对症治疗,期间3次痰培养均为口腔正常菌群,3次痰涂片找抗酸杆菌均为阴性。由于抗细菌治疗效果不佳,其间体温达39.1℃。考虑患者长期生活于北美,地方性真菌感染的可能性较大。3月23日停用抗细菌药物,予以伊曲康唑 200mg po qd,同时祛痰、止咳、止血、护肝及营养支持治疗,当天在CT引导下经皮肺穿取肺组织进行病理学及微生物学检查,病理结果怀疑有真菌孢子。继续使用伊曲康唑治疗至3月27日,咯血好转。患者在4月9日症状好转办理出院,出院后继续伊曲康唑治疗。持续用药至7月份,症状完全消失。

【一般检查】 入院时血常规结果为:WBC $14.72×10^9$/L,中性粒细胞75.8%;肝肾功能正常;自身免疫项目指标检查均正常;PCT 0.08ng/ml,超敏CRP 22.3mg/L,T-spot:无反应性。

【影像检查】 2月28日胸部CT示左下肺斑片影(图1-80-1)。3月16日胸部CT(图1-80-2)与2月28日胸部CT比较,病变有加重的趋势。

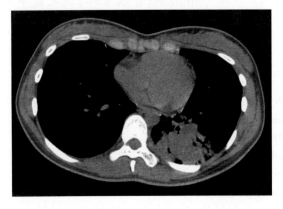

图1-80-1 2015-2-28胸部CT图像

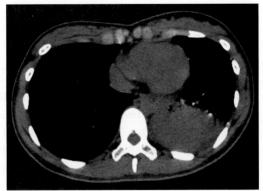

图1-80-2 2015-3-16胸部CT图像

【病理学检查】 病理PAS染色报告为炎性肉芽肿病变,巨噬细胞及多核浆细胞内可见小圆形红染颗粒,疑似真菌孢子(图1-80-3)。

【微生物学检查】 3次痰找抗酸杆菌均为阴性,3次痰培养未见真菌生长。肺组织进行真菌培养,3周后培养出双相真菌。

【病原学鉴定要点】

**1. 菌落特征** 在SDA琼脂培养基上,25~30℃时,形成刺状到有白色气生菌丝的棉毛状菌落,随着培养时间延长变为黄褐色或棕色,背面为黄褐色;35~37℃培养时,菌落为酵母样,奶油色到褐色,聚生或皱褶样、蜡样的外观(图1-80-4)。在脑心浸液(BHI)或其他营养丰富的琼脂上生长较好。

**2. 镜检特征** 25℃培养物镜下可见有隔菌丝和小的、长的分生孢子梗,在分生孢子梗的顶端形成直径2~10μm圆形或梨形的分生孢子(图1-80-5),在37℃ BHI或其他营养丰富的琼脂培养基上可形成酵母样细胞(直径通常8~15μm),酵母样细胞呈宽基底(4~5μm宽)出芽繁殖(图1-80-6)。

**3. 分子鉴定** 通过ITS测序,确定为皮炎芽生菌。

第五章 温度双相性真菌感染病例

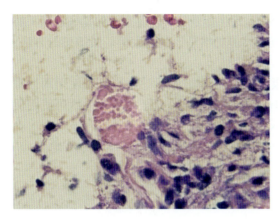

图 1-80-3 肺穿组织病理 PAS 染色（×400）

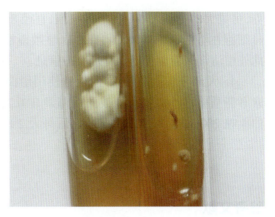

图 1-80-4 肺穿组织 25℃（左）和 35℃（右）培养的菌落

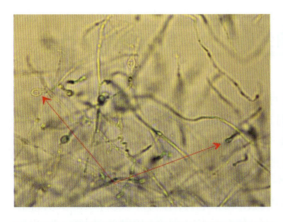

图 1-80-5 25℃培养物镜检见长分生孢子梗及其顶端的分生孢子

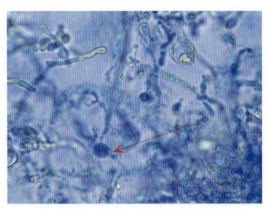

图 1-80-6 35℃培养物镜检见厚壁、单个芽生的孢子，乳酸酚棉兰染色（×400）

【点评】

1. 本例患者以发热、咯血为主要症状，虽经积极抗细菌治疗，但无明显效果。由于未从痰液标本中检查到抗酸杆菌，且结核分枝杆菌斑点试验为阴性，不考虑结核病。CT 检查提示肺部炎症，肺组织病理报告为炎性肉芽肿病变，并在巨噬细胞及多核浆细胞内发现疑似真菌孢子的小圆形红染颗粒。微生物学检查从肺组织中培养出皮炎芽生菌，从而使该患者肺炎芽生菌病的诊断得以明确。

2. 芽生菌病报道最多的是北美，但也流行于非洲和美国的中部和南部。在美国，最常见的报道来自于密西西比河及俄亥俄河流域。在加拿大，芽生菌病主要流行于与五大湖相邻的省。吸入孢子是导致芽生菌病常见的感染方式。潜伏期通常 4~6 周，但有些患者在暴露几个月后才出现症状。急性肺芽生菌病通常表现为非特异性流感样疾病的症状，与社区获得性肺炎、原发性组织胞浆菌病和球孢子菌病的症状类似。皮肤和骨骼是肺外最常见的受累部位。

3. 皮炎芽生菌是双相真菌。在室温条件下培养可见白色羊毛状菌丝，镜下可见小分生孢子椭圆形或梨形，直径 2~10μm，不产大分生孢子。在组织中或 37℃于合适的培养基中培

179

养,可见大的、圆形、厚壁的酵母细胞,直径 8~15μm,芽生孢子与母体有宽大的基底连接。酵母细胞在吞噬细胞内外均可存在。显微镜检查和培养仍然是诊断芽生菌病最敏感的方法,此外血清学试验也可提供有价值的信息。

4. 大部分病例需要治疗,通常使用伊曲康唑。对肺部中、重度感染也可先使用两性霉素 B 脂质体 3~5mg/(kg.d) 或两性霉素 B 0.7~1mg/(kg.d),1~2 周,直至症状改善后再使用伊曲康唑 200mg po 每天 3 次 ×3 天,后每天 2 次 ×(6~12 个月)。

(陈中举供稿;沈定霞审)

## 参考文献

Sanford JP. The Sanford guide to antimicrobial therapy. 范洪伟等译. 北京:中国协和医科大学出版社,2014.

# 病例 81  皮炎芽生菌致肺部及软组织感染

【主诉】 咳嗽、咳痰,发热伴皮肤破溃 11 月余。

【现病史】 患者,男,21 岁。2008 年 11 月底无诱因出现咳嗽、咳痰,咳少量白黏痰。咽喉部不适,按咽炎口服咽炎片无缓解,于 2008 年 12 月在当地医院查胸片后诊断大叶性肺炎,给予头孢类抗生素输液治疗 5 天,症状无改善,并出现发热,伴畏寒,最高体温 39.0℃,遂到某地区医院就诊。在该院住院治疗 1 月余(具体用药不详),仍有发热症状,体温波动在 37.3~38.0℃。2009 年 3 月患者左下肢及臀部皮肤出现脓疱,并有局部破溃,颈部及肩部相继出现类似脓疱并破溃。之后到北京某医院就诊,住院治疗 1 月余,诊断为结核感染,出院回当地传染病医院按肺结核继续治疗 3 月余,效果差,之后相继到西安和北京的多家医院诊治,均按结核治疗,无缓解。在某医院行支气管镜肺活检提示芽生菌感染,为进一步治疗于 2009 年 9 月 23 日收住入院。

【既往史】 患者在加拿大居住 2 年。

【治疗经过】 入院后查体见右下肢、臀部、前颈部及左背部存在多处皮肤破溃面,右下肢两处破溃深达肌层,大小约 6cm×4cm、4cm×4cm,表面可见淡黄色黏稠分泌物(图 1-81-1);CT 发现肺部片状阴影(图 1-81-2)。给予利奈唑胺、亚胺培南西司他丁钠抗感染,同时应用两性霉素 B 脂质体抗真菌治疗,起始剂量 10mg,观察患者有无发热等不良反应,适当调整,并最终增加至 150mg/天静滴。给予保肝、对症、支持治疗。20 日后,停用两性霉素 B 脂质体,改为静滴伊曲康唑 250mg/12 小时,使用一周后,改为口服伊曲康唑 200mg,3 次/日。经过治疗后症状消失,感染控制好,臀部、前颈部及左背部多处皮肤已愈合,右下肢两处破溃处可见鲜红色肉芽组织,边界清楚,无红肿,皮温不高,双肺呼吸音清,未闻及干湿性啰音,患者要求出院。

【一般检查】 白细胞计数 33.31×10$^9$/L 中性粒细胞 0.91,C 反应蛋白 10.2mg/dl,红细胞沉降率 59mm/h。

【病理学检查】 支气管镜下取主支气管灰白色软组织 2 块,病理学检查提示鳞状上皮

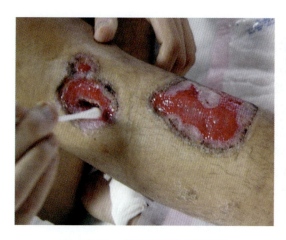

图 1-81-1　右下肢两处病损部位

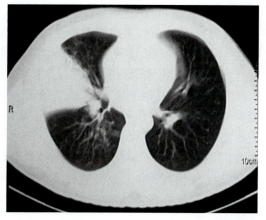

图 1-81-2　肺 CT 图像

黏膜假上皮瘤样增生伴急性炎症及小脓肿形成，并见多核巨细胞反应及少量散在真菌孢子（图 1-81-3），PAS 染色（+）。

【微生物学检查】　气管吸物涂片找到真菌孢子，脓液及皮肤溃疡组织接种至 SDA 培养基，25℃ 5 天后长出丝状菌落，将其转种于脑心浸液琼脂培养基，分别置于 25℃ 和 35℃ 进行培养，7 天后可见真菌菌落。

【病原学鉴定要点】

1. **菌落特征**　菌落具有温度双相性，在 25℃ 时，形成刺状菌落，最终形成有白色气生菌丝的棉毛状菌落，随培养时间延长变为黄褐色或棕色，背面为黄褐色；在 35℃ 时，菌落为奶油色至褐色，堆聚生长或呈皱褶样、蜡样外观（图 1-81-4）。

2. **镜检特征**　25℃ 培养的丝状菌落镜下可见有隔菌丝、小的或长的分生孢子梗，在分生孢子梗的顶端形成圆形的分生孢子（2~10μm）。35℃ 培养的酵母样菌落显微镜下可见厚壁、大的圆形细胞（8~15μm）和宽基（4~5μm）单极出芽的孢子。

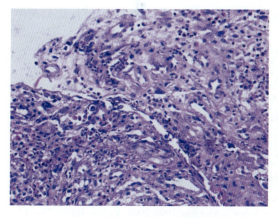

图 1-81-3　支气管组织病例检查

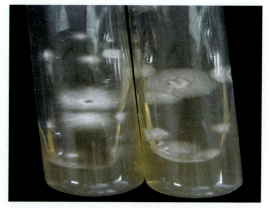

图 1-81-4　在脑心浸液琼脂上分别于 25℃（左）和 35℃（右）培养 7 天的菌落

**【点评】**

1. 皮炎芽生菌病又称为北美芽生菌病，是由皮炎芽生菌引起的一种慢性肉芽肿性及化脓性疾病，有地域性，多发生于美国的俄亥俄-密西西比河谷地区和加拿大，我国也有个别报道，可侵犯皮肤、肺脏、骨骼、泌尿生殖系统及中枢神经系统等。吸入是主要感染途径，偶尔可通过皮肤的接触感染。痰、支气管灌洗液、肺组织等标本都可以用于显微镜检查和病原菌培养。皮肤损伤可能表现为溃疡或者疣，类似皮肤癌或者慢性感染，病理显示为假上皮瘤样增生、棘皮病、表皮和真皮的溃疡，涂片能找到皮炎芽生菌的出芽分生孢子。该患者因咳嗽、咳痰、发热伴皮肤破溃 11 个月，曾辗转国内多家医院，先后进行抗普通细菌和抗结核治疗，均无效。通过支气管组织的病理学检查、皮肤破溃处的病原学检查及患者有两年在加拿大的居住史，明确了皮炎芽生菌是导致患者肺部和皮肤软组织感染的病原菌。

2. 在病原学鉴定的基础上，给予患者两性霉素 B 脂质体静脉给药 24 天后，改为伊曲康唑静脉给药，治疗 7 天后改为口服给药，患者体温恢复正常，肺部呼吸音清，臀、颈、肩部皮肤破溃愈合，下肢皮肤破溃有肉芽组织生长、无红肿。

3. 通常一些免疫力强的急性肺部芽生菌病患者可自愈，但所有免疫受损患者和有进行肺部或肺外疾病者均需治疗。对有生命威胁、中枢神经系统受累、唑类治疗无效、免疫受损患者、孕妇等应首选两性霉素 B，推荐剂量 0.5~1mg/（kg.d）、疗程 10 周，病情稳定后也可改服伊曲康唑维持治疗。

**【扩大阅读】**

1. 皮炎芽生菌可表现为缓慢生长，菌丝相在 14 天发育成熟，某些菌株生长更慢，因此如果怀疑皮炎芽生菌病，至少应培养 8 周。

2. 鉴定有赖于该菌具有的温度双相性的特点，采用脑心浸液琼脂培养基有助于观察菌丝相（或酵母相）到酵母相（或菌丝相）的转变。该菌具有的厚壁、大的、圆形细胞和宽基底单极出芽孢子的镜检特征也是鉴定的要点。血清学检测假阳性和假阴性都较高，因此诊断价值有限，只能作为参考。非典型的皮炎芽生菌有时需与单极或非出芽的其他酵母型真菌相鉴别，如隐球菌可有发芽孢子，但芽颈较细；副球孢子菌有多个发芽孢子；组织胞浆菌杜波变种有发芽孢子，但芽颈比皮炎芽生菌为细，发芽孢子可生长到母细胞大小，外观犹如两个孢子相连。

（郭玲、陈刚供稿；沈定霞、王凯飞审）

## 参考文献

1. 陈刚，沈定霞，罗燕萍，等．皮炎芽生菌致肺部及皮肤感染一例．中华检验医学杂志．2010，33（5）：467.
2. Smith JA, Gauthier G. New Developments in Blastomycosis Semin Respir Crit Care Med. 2015 Oct;36(5):715-728. doi: 10.1055/s-0035-1562898. Epub 2015 Sep 23.
3. Morris SK, Brophy J, Richardson SE, et al. 2006. Blastomycosis in Ontario, 1994-2003. Emerg. Infect. Dis. 12: 274-279.
4. 沈定霞主译．医学重要真菌学鉴定指南 5 版．北京：中华医学电子音像出版社，2016.

## 病例 82　荚膜组织胞浆菌致嗜血细胞综合征

【主诉】 发热1月余。

【现病史】 患者，男，34岁。2014年10月初无明显诱因出现发热，体温波动在37.6~39.6℃，伴大汗，多以午后和傍晚为甚，未做特殊处理可自行消退。无畏寒、寒战。偶单声咳嗽，不剧烈，无明显咳痰，无咯血，无呼吸困难、声嘶，无胸闷、胸痛。于某县人民医院治疗(具体不详)，无明显好转，2014年10月15日至某三甲医院，予莫西沙星静滴10天，并抗病毒、降温(具体不详)等对症处理，仍间歇发热，多于每日14:00~22:00发热，体温在38℃左右。2014年10月25日使用伏立康唑(剂量不详)治疗，患者诉耳鸣不适，发热呈进一步加重趋势，最高39.1℃，3天后停用伏立康唑。于2014年11月6日转至我院诊治。

【查体】 肝脾大，肝脏大至肋缘下3横指，脾大至脐平面。

【既往史】 20年前患"肺结核"，已治愈。长期献血史(每年献血浆400ml/次，每年3~4次，近3年连续献血)。甲醛接触史3年。数月前曾在施工工地上生活、工作。

【治疗经过】 入院后给予更昔洛韦抗病毒治疗10天，同时查找发热原因。三系血细胞出现降低时给予升白细胞、升血小板治疗。地塞米松、大剂量丙种球蛋白处理后，患者嗜血现象有所缓解。12月3日起采用两性霉素B抗真菌治疗，两性霉素B剂量由12.5mg/d逐渐增加，患者无不良反应，直至加量到37.5mg/d。患者在两性霉素B治疗3天后，体温逐渐降到37℃以下。血常规三系逐渐恢复至正常范围内，肝脾逐渐缩小。出院后继续抗真菌治疗，两性霉素B 37.5mg/d。在两性霉素B总量达到1.5g时停药，3个月后复查胸部CT、腹部彩超、血常规均正常。

【一般检查】 分别于2014年11月11日，12月5日，12月9日和12月15日检测真菌1,3-β-D-葡聚糖，结果分别为<10pg/ml，494.60pg/ml，500.50pg/ml和47.41pg/ml。血清铁蛋白543.30ng/ml；AST 70U/L，ALT 82U/L，ALP 222U/L，LDH 352U/L，TG 1.63mmol/L。其他项目多次检查结果如表1-82-1。

表1-82-1　实验室部分检查结果

| 日期 | PLT ($\times 10^9$/L) | WBC ($\times 10^9$/L) | NE (%) | Hb (g/L) | PCT(ng/ml) | CRP(mg/L) | ESR(mm/h) |
| --- | --- | --- | --- | --- | --- | --- | --- |
| 2014-11-6 | 114 | 3.33 | 66 | 114 | / | / | / |
| 2014-11-8 | / | / | / | / | 0.4 | 43 | 14 |
| 2014-11-11 | 97 | 2.61 | 66 | 97 | / | / | / |
| 2014-11-18 | 100 | 1.54 | 70 | 98 | 0.34 | 33.5 | 20 |
| 2014-11-21 | 9 | 1.86 | 66 | 98 | / | / | / |
| 2014-11-22 | 6 | 3.12 | 86 | 94 | / | / | / |
| 2014-11-26 | / | / | / | / | 0.19 | 47 | 22 |

【影像学检查】 胸部CT提示左肺上叶后段及右肺中叶内侧段少许慢性炎症(图1-82-1)。腹部CT提示肝、脾大;肝内淋巴瘀滞,腹腔及腹膜后见增大淋巴结(图1-82-2)。

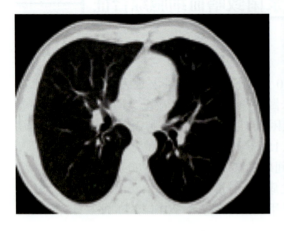

图1-82-1 胸部CT图像

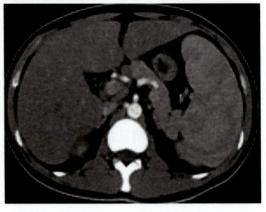

图1-82-2 腹部CT图像

【骨髓检查】 前两次骨髓活检、涂片、LPD免疫分型未见明显异常。骨髓疟原虫阴性。骨髓铁染色:铁粒幼细胞0.05,细胞外铁2+,Ⅰ型铁粒幼细胞0.05。12月1日第三次骨髓检查,涂片查见噬血细胞,部分吞噬细胞吞噬物疑为荚膜组织胞浆菌(图1-82-3);PAS及六胺银染色见少量散在分布的真菌孢子(图1-82-4)。

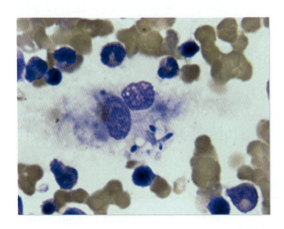

图1-82-3 骨髓涂片查见噬血细胞,吞噬物疑为荚膜组织胞浆菌

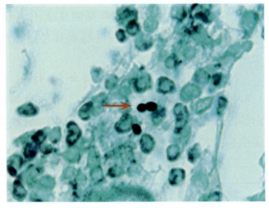

图1-82-4 骨髓六胺银染色见真菌孢子

【微生物学检查】 5次血培养及3次骨髓培养均为阴性。取骨髓培养物涂片行革兰染色,查见少量真菌孢子(图1-82-5)。骨髓培养物转至SDA平板,25℃孵育12天后有细小白色丝状菌落生长(图1-82-6)。

【病原学鉴定要点】

**1. 菌落特征** 生长缓慢,25~30℃在SDA上缓慢形成丝状菌落,菌丝形成通常需要15~20天,有时甚至需要8周,菌落开始为白色,逐渐变为棕黄色。35~37℃孵育,在脑心浸

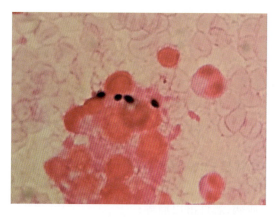

图 1-82-5　骨髓培养物革兰染色,查见真菌孢子

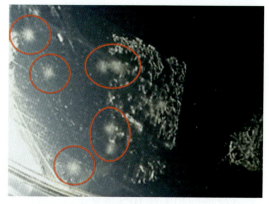

图 1-82-6　骨髓培养物转至 SDA 平板 25℃ 12 天后有细小白色丝状菌落生长

液平板上,经多代转种可形成湿润有光泽、白色、表面皱褶的细小酵母样菌落。

**2. 镜检特征**　25℃培养可产生菌丝样分生孢子梗,分生孢子梗与菌丝成直角或平行(图 1-82-7)。可形成大、小两种分生孢子,小分生孢子单个、透明,椭圆形或圆形,直径约 2~5μm,具有光滑或粗糙的外壁。次代培养产生特征性大分生孢子,大分生孢子呈结节状,直径约 7~15μm,壁厚、表面可有均匀间隔的手指样凸起,称为齿轮状大分生孢子(图 1-82-8)。

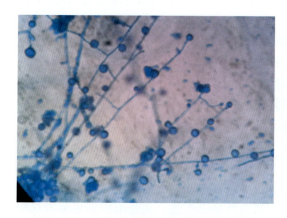

图 1-82-7　25℃培养物乳酸酚棉兰染色镜检

图 1-82-8　齿轮状大分生孢子

【点评】

1. 嗜血细胞综合征(hemophagocytic syndrome, HPS)是一组单核巨噬细胞系统反应增生性疾病,HPS 的出现往往标志着疾病恶化,为临床少见综合征。HPS 的确诊依靠分子诊断,即发现 HPS 相关的分子遗传学异常,并结合临床诊断。临床诊断必须满足下列 8 条中的 5 条:

(1) 发热持续 7 天,最高体温 ≥38.5℃;

(2) 脾大 ≥肋下 3cm;

(3) 血细胞减少(两系或三系):WBC<$1.0×10^9$/L,HB<90g/L(新生儿,100g/L),PLT<$100×10^9$/L;

(4) 高甘油三酯(≥3.0mmol/L 或 ≥2.65mmol/L)血症和(或)低纤维蛋白(≤1.5g/L)血症;

(5) 骨髓脾或淋巴结发现嗜血细胞,无恶性病证据;

(6) NK 细胞活性降低或完全缺失;

(7) 血清铁蛋白增高(≥500μg/L);

(8) 可溶性 CD25(IL-2 受体)增高(≥2400U/mL)。

本病例满足上述标准中的第(1)(2)(3)(5)(7)条,符合 HPS 的诊断。

2. HPS 分为原发性和继发性两类。原发性 HPS 为常染色体隐性遗传病,绝大多数发病于 2 岁以下的婴幼儿。继发性 HPS 可分为三类:

(1) 感染相关性 HPS 大多与病毒感染有关,尤其是 EB 病毒感染,也可由细菌、真菌、原虫等感染所致,其中病毒感染较细菌感染的死亡率高;

(2) 肿瘤相关性 HPS 多见于急性淋巴细胞白血病,恶性淋巴瘤等;

(3) 其他原因的 HPS,如巨噬细胞活化综合征等相关 HPS。

本病例考虑为真菌感染引起的继发性 HPS,经抗真菌治疗,原发真菌感染好转后 HPS 随之缓解。

3. 骨髓检查对荚膜组织胞浆菌病的诊断非常重要,很多病例均是在骨髓涂片中首次发现病原体,从而怀疑为荚膜组织胞浆菌感染。一旦从骨髓中发现荚膜组织胞浆菌,应尽早使用抗真菌药物治疗,在治疗过程中等待骨髓培养结果,以期达到尽快、有效控制感染的目的。

4. 骨髓及血液标本中的荚膜组织胞浆菌在血培养瓶中能生长,但是全自动血培养仪通常不会有阳性报警,盲转和涂片的意义重大。该例患者虽行 5 次血培养和 3 次骨髓培养,均未报阳,但骨髓培养物涂片革兰染色见真菌孢子,骨髓培养物转至 SDA 平板经 25℃孵育 12 天后有丝状菌落生长。

5. 该患者前期的真菌 G 试验为阴性,后期为阳性,抗真菌治疗后 G 试验检测结果明显降低,说明动态监测真菌 G 试验对于侵袭性真菌感染的诊断和疗效判断具有重要参考价值。

6. 该例患者入院时巨细胞病毒及单疱病毒抗体Ⅰ/Ⅱ型的 IgM 均有轻度上升。一方面,经过抗病毒治疗后,再次检查结果为阴性,不排除患者入院时有伴发病毒感染的可能;另一方面,病毒 IgM 值仅略高于参考值,也可能与患者处于特殊的感染免疫状态引起的假阳性有关。故病毒感染的诊断在此例中不能明确。

【扩大阅读】

荚膜组织胞浆菌病是由荚膜组织胞浆菌(*Histoplasma capsulatum*)所致的具有传染性的深部真菌病,也是 AIDS、自身免疫缺陷等患者的机会性感染疾患。荚膜组织胞浆菌为双相型真菌,鸟或蝙蝠粪便污染的土壤是其最常见的自然栖息地。多见于热带地区,如中非各国,在美国田纳西—俄亥俄州—密西西比河流域存在地方性流行,在我国较少见。荚膜组织胞浆菌主要侵犯网状内皮系统和淋巴系统,可使肺、肝、脾、肾及皮肤黏膜等脏器受累。临床特点可分为 4 种类型:无症状型(95%)、急性肺型、慢性肺型、播散型。据报道成年人组织胞浆菌病患者中约有 0.05% 可发展成播散型组织胞浆菌病,而婴幼儿及免疫功能减退者发生率可高达 4%~27%。临床症状与黑热病相似,极易误诊,且病原体形态又极易与马尔尼菲蓝状菌、杜氏利什曼原虫等相混淆。

(肖玉玲供稿;沈定霞、王凯飞审)

## 参考文献

1. 陈东科,孙长贵.实用临床微生物学检验与图谱.北京:人民卫生出版社,2011.
2. Antinori S,Wheat LJ. Histoplasmosis infections worldwide:thinking outside of the Ohio River valley. Curr Trop Med Rep. 2015 Jun 1;2(2):70-80.
3. Antinori S. Histoplasma capsulatum:more widespread than previously thought. Am J Trop Med Hyg. 2014 Jun;90(6):982-983.
4. Henter JI,Horne A,Aricó M,et al. HLH-2004:Diagnostic and therapeutic guidelines for hemophagocytic lymphohistiocytosis. Pediatr Blood Cancer,2007 Feb;48(2):124-131.

## 病例83　荚膜组织胞浆菌致肺部感染

【主诉】　咳嗽、胸闷、乏力半月余。

【现病史】　两位男性患者,分别为66岁(甲)和63岁(乙),均为地质大队高级工程师,同时于2012年12月10日进入墨西哥山高林茂、阴暗潮湿、蚊虫和蝙蝠栖息的采矿旧洞采集标本。2013年1月7日左右,两位患者均身感不适、气短、乏力,继而出现头痛、发热、咳嗽、恶心呕吐等症状。墨西哥当地医院以"感冒"治疗,退热后于2013年1月25日回国。由于咳嗽、胸闷、乏力症状持续存在,2013年2月4日,甲患者入院。

【既往史】　两位患者既往体健,无特殊病史。

【治疗经过】　甲患者入院查体,体温37.2℃,临床给予左氧氟沙星联合2美洛西林抗感染治疗。症状未见好转,体重持续下降。2月7日行CT引导下肺部穿刺术,肺穿组织送细胞学和微生物学检查。肺穿组织培养至10天时,在25℃孵箱中的SDA上可见微小、白色干燥菌落,涂片行革兰染色见真菌菌丝并有垂直出芽,报告有真菌生长。2月21日,患者转入北京某医院呼吸科住院治疗。给予患者伊曲康唑200mg/日静脉输注,2周后改为伊曲康唑40mg/日口服100天。

乙患者于2013年2月初,在吉林某三甲医院诊治,胸部CT报告:"病毒感染;双肺多发转移瘤"。2月25日该院对该患者行胸腔镜下右肺肿物活检术,用腔镜下闭合器切除患者右肺上叶及下叶结节4块。3块送术中快速病理学检查,病理学回报"结核性肉芽肿";1块送细菌学培养,回报"未找到病原菌"。考虑流行病学相似,该患者2013年3月中旬也转至北京同一医院呼吸科接受相同抗真菌治疗,病情得以控制。

【一般检查】　甲患者结核抗体检测阳性;红细胞沉降率测定(ESR):53.00mm/h;C反应蛋白(CRP):63.00mg/L;降钙素原(PCT):0.35ng/ml。支气管镜检查提示镜下支气管树炎症。

【影像学检查】　甲患者2013年2月4日胸部CT报告:"纵隔多发淋巴结肿大,双肺多发转移瘤"。2月14日胸部CT报告:"双肺多发结节状、斑片状高密度影(图1-83-1)。对比2月4日检查,改变不明显,小片状病状增多,左侧见少量胸腔积液"。7月3日胸部CT报告:"对比2013年2月14日,双肺多发结节改变不明显,小片状病灶明显减少,左侧少量胸腔积液基本吸收,纵隔多发淋巴明显减少"。11月29日复查胸部CT:"双肺结节明显缩小,部分吸收"。

【病理学检查】 甲患者肺穿组织病理报告：左肺和右肺下叶穿刺物涂片镜下见大量化生的纤毛柱状上皮细胞、大量炎细胞和坏死碎片，未见恶性肿瘤细胞。

【微生物学检查】 两次痰涂片未见抗酸杆菌，两次送检痰培养无致病菌生长。将肺穿组织标本剪碎制成涂片，进行革兰染色、抗酸染色和六胺银染色。革兰染色未见细菌，抗酸染色未见抗酸杆菌，六胺银染色见真菌大分生孢子，有瘤状、管型和柱型的突起（图1-83-2）。肺穿组织标本碾碎后，常规进行需氧、厌氧及真菌培养。培养至10天时，在25℃孵箱中的SDA上可见微小、白色、干燥菌落。最初接种的血琼脂35℃孵育20天后长出酵母样菌落。将SDA上生长出来的菌落，分别点种两块SDA，放置25℃孵箱和35℃普通孵箱培养，10天后，25℃孵箱中的SDA上生长出绒毛状白色菌落，35℃培养的SDA上始终未见真菌生长。再将SDA上的菌落点种于血琼脂平板35℃孵育，10天时生长出微小，白色菌落，16天时菌落呈干燥，表面有皱褶的白色酵母样菌落（图1-83-3）。2013年3月1日，真菌培养鉴定报告为荚膜组织组织胞浆菌。

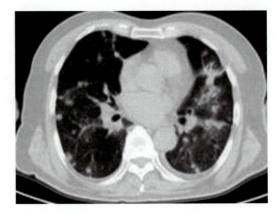

图1-83-1　胸部CT图像

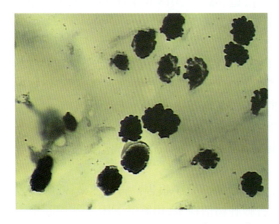

图1-83-2　肺穿组织六胺银染色（×1000）

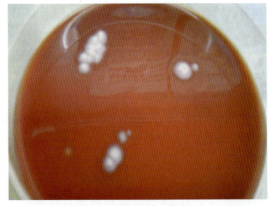

图1-83-3　血平板上35℃培养16天的菌落

【病原学鉴定要点】

**1. 菌落特征**　该菌初代接种于SDA在25℃孵箱中培养至10天时，可见到微小、白色干燥菌落，至16天时为典型白色绒毛状菌落；SDA置35℃普通孵箱培养1月始终未见真菌生长，但是最初接种的血琼脂平板在35℃孵箱孵育至20天时见到酵母样菌落。

**2. 镜检特征**　肺穿组织剪碎后直接涂片行革兰染色未见任何病原体，但六胺银染色却找见具有管状和柱状突起的大分生孢子。初代生长在SDA上的丝状菌进行乳酸酚棉兰染色和革兰染色均未见典型的瘤状、管型和柱型突起的大分生孢子。经次代培养在SDA上25℃生长的菌落通过两种方法染色，50%以上的菌株可见具有管状或柱状突起的大分生孢子(图 1-83-4)。对血琼脂平板上酵母样菌落涂片行革兰染色,见真菌孢子和粗大菌丝。

**3. 分子鉴定** 经测序比对分析,该菌为荚膜组织胞浆菌荚膜变种。

【点评】

1. 两位患者具有相同病史:同时到墨西哥蚊虫、蝙蝠栖息的采矿旧洞采集标本,均出现身感不适、气短、乏力,继而出现头痛、发热、咳嗽,恶心呕吐,下肢肌肉持续痉挛等感冒及呼吸道症状。影像学诊断早期均怀疑有"双肺多发转移瘤"。

2. 病原学检查是正确诊断和治疗的重要依据。其中一位患者根据病原学检查结果进

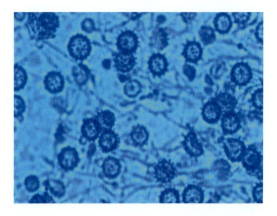

图 1-83-4　在 SDA 上 25℃ 10 天培养物镜检见大分生孢子表面有柱状突起。乳酸酚棉兰染色(×1000)

行抗真菌治疗,另一位患者虽未进行病原学检查,但根据相同病史、临床症状和流行病学史,同样给予抗真菌治疗,肺部感染得以控制。从而使两位患者所患荚膜组织胞浆菌病得到明确的诊断和有效的治疗。后期跟踪 2 年,两位患者均未再发病。

3. 该菌在 SDA 上 25℃培养 10 天后呈微小、白色、干燥丝状真菌,在血琼脂培养基上 35℃培养 20 天后为白色、皱褶、干燥酵母样菌落,在 SDA 上 35℃培养此菌不生长。此菌在 SDA 上 25℃初代培养经乳酸酚棉兰染色和革兰染色很少见到典型的管型和柱型突起的大分生孢子,但是次代培养在 SDA 上 25℃生长的菌落,染色后 50% 以上的孢子为典型的管型、柱型、瘤状突起的大分生孢子。根据菌落特点和显微镜下形态,可将此菌鉴定到种。

4. 该菌生长缓慢,对有过流行区居住史的患者,其微生物培养时间至少应在 2 周以上,甚至应延长至 8 周,并要同时考虑接种 SDA、血琼脂、脑心浸液多种培养基,于 25℃和 35℃环境下培养。

【扩大阅读】

1. 组织胞浆菌是在土壤中以丝状真菌形态生长,在机体组织中以酵母样真菌形态生长的双相真菌。组织胞浆菌分为 3 个变种:荚膜变种、杜波变种和腊肠变种。已发现前两个变种的有性型为皮炎阿耶洛霉。三个变种分别引起不同的组织胞浆菌病即荚膜组织胞浆菌病、杜波组织胞浆菌病和腊肠组织胞浆菌病。

2. 该菌培养和鉴定非常困难。初代 SDA 上 25℃培养 2~4 周才可见菌落生长,开始为白色至棕色,继代培养常为白色,血琼脂 37℃可转为酵母相。早期阶段,该菌易与皮炎芽生菌(Blastomycetes)的小菌落混淆,经过传代,可形成大的、厚壁的大分生孢子,通常有管型、柱型、瘤状突起;大分生孢子与瘤孢菌属的大分生孢子相似,但瘤孢菌属(Sepedonium)不能产生小分生孢子。

3. 组织病理学方面,用苏木精、伊红和其他特殊染色方法,如 PAS(periodic acid schiff) 和吉姆萨染色,可在巨噬细胞和多形核巨大细胞中见到 2~4μm 的椭圆形、芽生孢子,周围有一个拟荚膜的亮圈。此形态学特点是荚膜组织胞浆菌起名的来源。后来有研究者用银染技术和电子显微镜发现荚膜组织胞浆菌并没有荚膜,巨噬细胞中见到的孢子周围的亮圈只是真菌细胞壁的结构,由真菌细胞壁的颗粒物质所填充。

4. 与组织胞浆菌病的鉴别诊断包括利什曼病，以及马尔尼菲蓝状菌、新型隐球菌和光滑念珠菌感染性疾病。利什曼病由于缺乏围绕孢子的透亮圈可以与组织胞浆菌病相鉴别。马尔尼菲蓝状菌的酵母样菌落可见内有横隔的菌体，马尔尼菲蓝状菌通过二分裂复制，而组织荚膜胞浆菌以出芽方式繁殖。隐球菌是固缩的、球形或椭圆形酵母细胞，直径 5~10μm，而荚膜组织胞浆菌直径大约 2~4μm。光滑念珠菌可能会表现出比组织胞浆菌更多大小不同的菌体。

5. 由于荚膜组织胞浆菌具有较强的致病性，操作时必须谨慎处理。为实验室安全起见，疑为组织胞浆菌、芽生菌、副球孢子菌或马尔尼菲蓝状菌的分离株不要在平板培养基上培养，应使用斜面培养基，也不可进行玻片培养，可在精心制备的湿片上观察其鉴定特征。

6. 在自动化血培养系统中分离荚膜组织胞浆菌，培养仪可能不报警，可用以下方法分离荚膜组织胞浆菌：从常规培养 5 天的培养瓶中移取 5ml 培养液，离心后将沉淀物划线接种于支持性琼脂培养基上，孵育至 8 周。

7. 由于一些温度单向性真菌与温度双相性真菌的菌丝相非常相似，因此需要通过在 35~37℃培养形成典型的酵母样形态来进行确认。此外，一些温度双相性真菌菌丝相的镜下形态不典型，可通过酵母相的转化对其进行鉴定。

（辛依海供稿；沈定霞、王凯飞审）

## 参考文献

1. Mignogna MD, Fedele S, Lo Russo L, et al. A case of oral localized histoplasmosis in an immunocompetent patient. Eur J Clin Microbiol Infect Dis. 2001; 20: 753-755.
2. Patil K, Mahima VG, Prathibha Rani RM. Oral histoplasmosis. J Indian Soc Periodontol. 2009; 13: 157-159.
3. Elder DE, Elenitsas R, Johnson BL, et al. Lever's Histopathology of the Skin. 9th ed. Philadelphia, PA: Lippincott Williams and Wilkins; 2005. Fungal diseases; pp. 623-624.
4. Golda N, Feldman M. Histoplasmosis clinically imitating cutaneous malignancy. J Cutan Pathol. 2008; 35: 26-28.
5. Larone DH. 医学重要真菌鉴定指南. 沈定霞译. 5 版. 北京：中华医学电子音像出版社，2016.

# 病例 84　申克孢子丝菌致皮肤感染

【主诉】 右手腕部划伤 6 月余，右上肢多处皮损。

【现病史】 患者，男，55 岁，福建省厦门市农民。6 个月前在田间劳作时不慎划伤右手腕部，未及时进行伤口清洗、消毒和清创处理。3 天后伤口愈合，2 周后在原伤口处出现绿豆大小的红色硬结，轻微瘙痒，无触痛。自行使用红霉素软膏、999 皮炎平软膏涂擦，皮疹无好转，并逐渐增大，中央坏死形成溃疡，挤压有黏稠脓性分泌物排出，化脓，结痂后又破溃出血，反复不愈。一个月后患肢连续出现多个皮损、硬结，呈向心性排列，硬结可自行破溃出血，结痂。2014 年 5 月 12 日就诊皮肤科。查体可见患者右上臂呈向心性分布数个 0.5~3.5cm 大小圆形或类圆形结节、脓肿、溃疡伤口，结节呈红棕色，质地较硬，脓肿有波动感，溃疡表面有结痂及脓性分泌物渗出、中心凹陷,边缘隆起,边界清晰(图1-84-1)。取分泌物作真菌培养,并送组织病理检查。

【既往史】 高血压5年余,否认肝炎、结核、手术及传染病病史,无过敏史。预防接种史不详。

【治疗经过】 伊曲康唑200mg/d,po,bid;特比萘芬500mg/d,po,bid;疗程3个月,每半个月查肝功能。3个月后复查皮损消退,继续伊曲康唑200mg/d,po,bid,2个月痊愈。

【一般检查】 血常规检查WBC 8.3×10⁹/L,N 62%,L 35%,CRP 3.9g/L。尿常规:尿蛋白阳性,肝肾功能正常。

【病理学检查】 皮损组织HE染色可见大量中性粒细胞、淋巴细胞及浆细胞浸润,真皮层内多形核细胞构成慢性炎性肉芽肿改变,浸润细胞以中性粒细胞、淋巴细胞为主。PAS染色(图1-84-2)与银染色分别可见紫红色及淡红色真菌孢子,周围病变组织中见大量炎症细胞浸润。

【微生物学检查】 送检组织标本研磨后接种至真菌培养基,分别置25℃和35℃培养,两个温度均可见真菌生长,35℃为酵母样菌落,25℃为丝状真菌菌落。

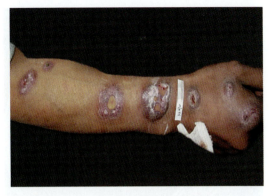

图1-84-1 成串排列、向心性分布的皮损

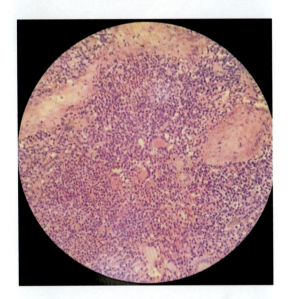

图1-84-2 PAS染色见紫红色真菌孢子(×400)

【病原学鉴定要点】

1. **菌落特征** 35℃培养,3天后可见菌落生长,逐渐长成灰白色酵母样菌落(图1-84-3);25℃培养,生长较快,2~3天可见白色湿润菌落,菌落颜色逐渐变深为咖啡色或深褐色,中央有少许皱褶,表面气生菌丝发达,灰白色短绒状,边缘不整齐(图1-84-4)。

2. **镜检特征** 25℃培养物镜下可见分枝、分隔菌丝,分生孢子梗直立,顶端有3~5个梨形或圆形的小分生孢子,呈"梅花瓣状"(图1-84-5),亦可见小分生孢子沿菌丝两侧排列呈"袖套状",产孢方式为合轴产孢。35℃培养物镜检可见革兰染色阳性的卵圆形孢子(图1-84-6)。

3. **分子鉴定** 经测序分析证实该病原菌为申克孢子丝菌。

【点评】

1. 孢子丝菌广泛分布于自然界,尤其是热带和亚热带地区。为土壤、植物、木材等的腐生菌。孢子丝菌病通常是由于外伤后孢子丝菌引起皮肤、皮下组织和附近淋巴系统的亚急性和慢性感染,偶可播散至骨骼和内脏。本病例是典型的淋巴管型皮肤孢子丝菌病,皮损沿着淋巴管呈向心性排列,连成一长串结节,旧的结节可自行愈合,新的结节又不断出现,经久不愈。根据本病的临床特点结合真菌检测不难诊断。

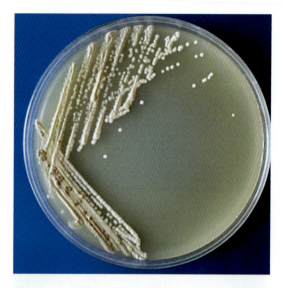

图 1-84-3　PDA 上 35℃ 培养 14 天的灰白色酵母样菌落

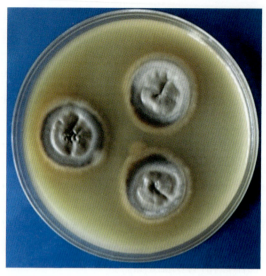

图 1-84-4　PDA 上 25℃ 培养 14 天的深褐色、短绒状菌落

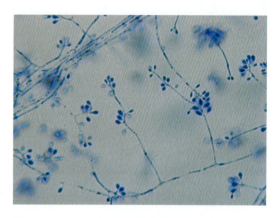

图 1-84-5　25℃ 14 天培养物镜检见直立分生孢子梗顶端有"梅花瓣状"的小分生孢子（×1000）

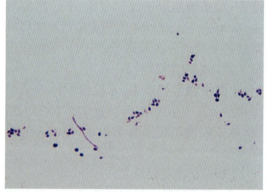

图 1-84-6　35℃ 14 天培养物镜检见革兰阳性卵圆形孢子（×1000）

2. 申克孢子丝菌是双相性真菌，其形态学变化取决于生长温度。从霉菌相转换成酵母相是鉴定申克孢子丝菌的决定性试验之一，可与其他孢子丝菌相区别。

3. 皮肤孢子丝菌病的治疗通常首选口服碘化钾，但在治疗过程中常遇到以下问题：

（1）对碘过敏者、孕妇不能服用；

（2）此药可造成肺结核播散；

（3）碘化钾对胃肠道有刺激作用；

（4）口服过程中副作用较多，皮疹、发热、刺激性味道、甲状腺肿大等；

（5）饱和碘化钾需要现配现用，由于服药不及时或药量不足等原因，往往拖延治疗，影响其疗效，皮损完全消退后还需服药 1 个月。

《热病》推荐伊曲康唑 100mg-200mg/d，连用 3~6 月，在皮疹消退后还应继续用药 1 个月以上，用牛奶送服，餐后或餐中服用；或口服特比萘芬 500mg，bid，达到临床治愈。伊曲康唑和（或）特比萘芬联用，口服方便，疗效好，疗程短，副作用小。伊曲康唑对骨关节孢子丝菌病为首选药物，碘化钾对骨关节的孢子丝菌病无效。播散型孢子丝菌病，用两性霉素 B 1.0mg/(kg·d)，iv，qd，用药 4~6 周，总量可达 1~2g，若改善，用伊曲康唑 200mg/d，po，bid，总疗程 12 个月。

【扩大阅读】

孢子丝菌（*Sporothrix*）隶属于真菌界（Fungi）。有性期隶属于子囊菌门（Ascomycota），子囊菌亚门（Pezizomycotina），粪壳菌纲（Sordariomycetes），长喙壳目（Ophiostomatales），长喙壳科（Ophiostomataceae），长喙壳属（*Ophiostoma*）；无性期隶属于孢子丝菌属（*Sporothrix*）。临床上常见的孢子丝菌有申克孢子丝菌（*S. schenckii*）、球形孢子丝菌（*S. globosa*）、巴西孢子丝菌（*S. brasiliensis*）、卢里孢子丝菌（*S. luriei*）、墨西哥孢子丝菌（*S. mexicana*）等。申克孢子丝菌为双相真菌，球形孢子丝菌、巴西孢子丝菌、墨西哥孢子丝菌是通过分子生物学鉴定的方法从申克孢子丝菌分离出来的新种，也具有双相性。我国皮肤型孢子丝菌病以球形孢子丝菌为主。

（徐和平供稿；沈定霞、王凯飞审）

## 参考文献

1. 张建东，林俊萍．皮肤型孢子丝菌病 316 例临床分析．中国真菌学杂志，2008，3（4）：207-210．
2. 李珊山，刘鹤松，郑华，等．皮肤型孢子丝菌病 585 例临床分析．中华皮肤科杂志，2011，44（3）：161-164．
3. 景东云，王学军，彭琳琳，等．临床分离 99 株孢子丝菌病原体的分子和表型鉴定．中国皮肤性病学杂志，2015，29（3）：231-234．
4. 贺羽，黄梦雅，胡青碧，等．中国南北方地区临床孢子丝菌菌种鉴定．中国真菌学杂志，2015，10，（5）：279-282．

# 第六章

# 皮肤癣菌及其他真菌感染病例

## 病例 85　犬小孢子菌致脸部外伤感染

【主诉】 脸部外伤后感染一周。

【现病史】 患者,女,65岁,农民,一周前不慎摔倒,一5cm长的竹签贯穿右脸颧区皮下,出血10ml左右,自行拔除竹签,碘酊消毒伤口,未包扎。2天后伤口痒感强烈,伤口周围出现轻微鳞屑,并有逐渐扩大、边界清晰的红斑(图1-85-1)。皮肤科以"面部皮肤真菌感染"诊断收治。

【既往史】 既往体健,否认高血压、糖尿病、冠心病史,无病毒性肝炎、结核等传染性疾病史;否认其他外伤、手术史,无输血史,无药物过敏史,否认食物、药物过敏史;预防接种史不详。

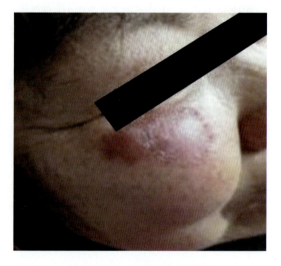

图 1-85-1　脸部外伤后红斑

【治疗经过】 伊曲康唑250mg,qd,po,2周,联苯苄唑乳膏涂擦患处。期间检测肝肾功能。2周后皮损消除,停药。

【一般检查】 血常规:WBC $6.7×10^9$/L,N 66%,L 28%,HGB 135g/L,CRP 11.6mg/L。肝功能检查 ALT 26Ul/L,AST 20/L,AKP 69U/L,总蛋白79g/L,白蛋白49g/L。尿粪常规正常,余正常。

【微生物学检查】 刮取环形皮损边缘皮屑,镜检可见大量有隔的真菌菌丝(图1-85-2),接种SDA平板可见大量丝状真菌生长,经鉴定为犬小孢子菌。

【病原学鉴定要点】

**1. 菌落特征**　在PDA(图1-85-3)和SDA(图1-85-4)上快速生长,接种后2~3日开始生长，开始为稀疏白色羊毛样菌落，一周后成熟菌落呈棉絮状。淡黄色，背面黄色到黄橘色。在米饭培养基上生长良好，白色菌丝，黄色色素，可见大量大小分生孢子的形成。

**2. 镜检特征**　在 SDA 上初代培养时，常不产生大分生孢子和（或）小分生孢子，传代到 PDA 或米饭培养基上可促进大、小分生孢子的产生。小分生孢子棒形，罕见。大分生孢子数量多、梭形、纺锤形，厚壁和棘状突起，有 4~12 个分隔，在顶端稍微弯曲呈喙样（图 1-85-5 和图 1-85-6）。

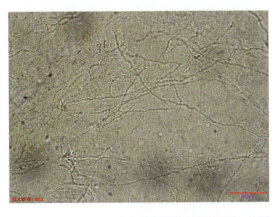

图 1-85-2　KOH 压片大量有隔的真菌菌丝（×400）

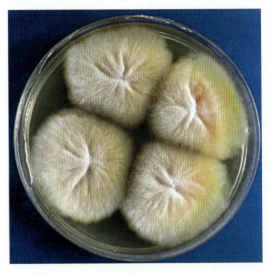

图 1-85-3　PDA 上 28℃培养 7 天的浅黄色菌落

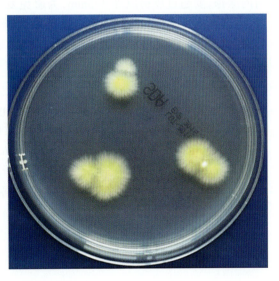

图 1-85-4　SDA 上 28℃培养 7 天的菌落

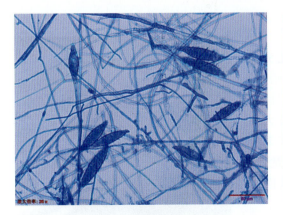

图 1-85-5　纺锤形，厚壁大分生孢子（×400）

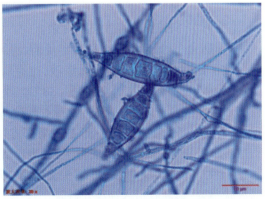

图 1-85-6　分隔的大分生孢子，顶端稍微弯曲呈喙样（×1000）

【点评】

犬小孢子菌是亲动物性皮肤癣菌,呈世界性分布,常从猫和狗身上分离出,亦可引起人类的皮肤和指甲感染。引起体癣的临床表现为环状红斑、炎症明显、皮损边缘活跃,痒感强烈。根据临床症状、皮屑镜检找到有隔菌丝、菌落和镜下特点,犬小孢子菌引起的体癣不难诊断。

犬小孢子菌鉴定要点:①菌落特点及颜色:扁平绒毛状,浅黄色色素;②大分生孢子厚壁、有棘、顶端膨大;③37℃生长;④毛发穿孔试验阳性;⑤生长不需要补充维生素 $B_1$;⑥米饭培养基上生长良好。本菌需要和奥杜盎小孢子菌(M.audoiuni)相鉴别,奥杜盎小孢子菌在菌丝末端或中间产生厚壁孢子,在米饭培养基上生长不良,仅见色素改变,体外毛发穿孔试验阴性,大分生孢子少见。

皮损面积不大、数目不多时,治疗以外用药为主,可用复方苯甲酸酊剂、益康唑软膏、咪康唑软膏、复方酮康唑软膏、联苯苄唑软膏、特比萘芬软膏等涂搽皮损处。洗净鳞屑后,自外向内涂搽,要超过皮损以外 3~5mm,为避免复发,损害消退后再涂药 1 周。皮损广泛且难治者,可选择内外结合的治疗方法。近年来,口服伊曲康唑(0.2~0.4g/d,qd,7d)、特比萘芬(0.25g/d,qd,14d)、氟康唑(150mg,每周一次,3~4 周)在治疗犬小孢子菌引起的体癣方面取得了良好的效果。

【扩大阅读】

犬小孢子菌属无性期属子囊菌门(Ascomycota),子囊菌亚门(Pezizomycotina),散囊菌纲(Eurotiomycetes),散囊菌目(Onygenales),裸囊菌科(Arthrodermataceae)。常见有两个变种:犬小孢子菌歪斜变种(*Microsporum canis var. distortum*)和马小孢子菌变种(*Microsporum canis var. equinum*)。犬小孢子菌歪斜变种主要见于新西兰、澳大利亚和北美等地区,引起罕见的头癣。马小孢子菌变种是引起马癣的罕见病原体,有来自澳大利亚、欧洲和北美感染的病例报道,很少感染人类或其他动物。

(徐和平供稿;沈定霞审)

## 病例 86　断发毛癣菌致头皮脓癣

【主诉】　头皮脓疱伴发热半月余。

【现病史】　患者,男,5 岁。半月前,患儿头顶部及枕部出现黄豆大小脓疱,无渗液,边缘清晰,无压痛,无破溃,高热三次,体温高达 38℃。半月来,肿物逐渐增大。查体见头约 4cm×4cm×2cm 大小包块,可见破溃和出血(图 1-86-1)。局部皮肤无擦伤及渗出,轻微触压痛,局部皮温不高,边界清楚,波动感阳性。2016 年 8 月 2 日以"头皮血肿,头面颈部皮肤感染"诊断收治入神经外科院。

【既往史】　否认"病毒性肝炎、结核"等传染性疾病史;否认食物、药物过敏史;否认其他外伤、手术

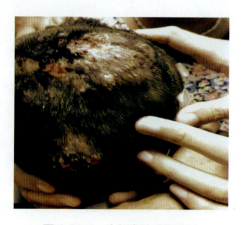

图 1-86-1　头部皮肤感染病灶

史,无输血史,否认家族类似病史、遗传病,预防接种史不详。

【治疗经过】 8月2日头颅彩超和头颅CT示:头皮感染。排除脑内出血、农药中毒、颅内肿瘤等疾患后,局麻下行帽状腱膜下脓肿切开引流术,术中抽吸皮下脓液约10ml,抽吸脓液送微生物学检查。无菌盐水将术区内彻底清洗干净,再次消毒无菌敷料加压包扎,术毕患儿安返病房。同时使用美罗培南(0.46g,q8h,iv)治疗,8月8日微生物报告脓液培养有丝状真菌生长,改用氟康唑注射液(115mg,qd,iv)和头孢呋辛注射液(1.15g,q12h,iv)治疗,8月14日微生物室鉴定结果为断发毛癣菌,使用特比萘芬(125mg,qd,po)和伊曲康唑(125mg,qd,po)治疗,疗程4周。感染伤口明显好转,8月25日患儿带药出院。

【一般检查】 入院后血常规检查 WBC $9.5×10^9$/L,N 76%,HGB 137g/L,CRP 8.4mg/L。肝功能检查 ALT 34Ul/L,AST 23U/L,AKP 112U/L,总蛋白72g/L,白蛋白47g/L。尿粪常规正常。

【影像学检查】 头颅彩超和头颅CT均提示:头皮感染。

【微生物学检查】 8月2日送检脓液和8月8日送检伤口周边的病发,用10% KOH处理后镜检,均可见分隔菌丝。血平板、SDA平板上可见丝状菌落,转种SDA和PDA平板分纯,经鉴定为断发毛癣菌(*Trichophyton tonsurans*),菌株后送ITS测序鉴定率为100%。

【病原学鉴定要点】

**1. 菌落特征** 初代培养菌落生长缓慢,SDA上菌落呈粉红色,粉状,扁平有中心凸起、淡酒红色,火山口状,菌落周边呈纤毛样浸润生长(图1-86-2)。传代培养菌落生长较快,呈浅褐色绒毛样菌落,在PDA上28℃培养10天的菌落呈白色绒状(图1-86-3)。

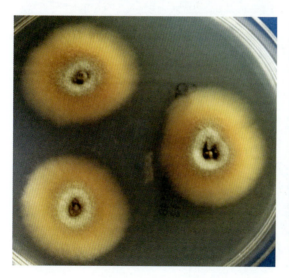

图1-86-2 在SDA上28℃培养7天的菌落

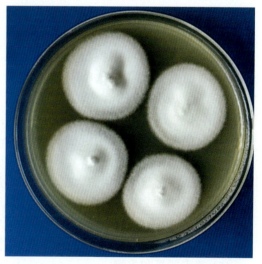

图1-86-3 在PDA上28℃培养10天的菌落

**2. 镜检特征** 早期主要是单个侧生杵状小分生孢子,个别的小分生孢子可肿胀成气球样(图1-86-4),后期菌丝膨大、厚壁孢子增多(图1-86-5)。通常小分生孢子量多,具有不同形态(梨形、棒状或球形)和大小,在菌丝两侧呈蜈蚣样排列(图1-86-6)。菌丝较宽,不规则,多分枝,有众多分隔。光滑、薄壁、不规则大分生孢子少见。乳酸酚棉兰染色可见孢子呈深蓝色,菌丝或分生孢子柄不着色或着色甚淡。

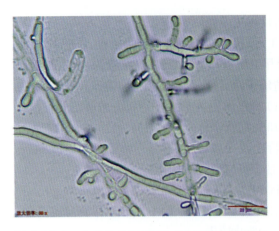
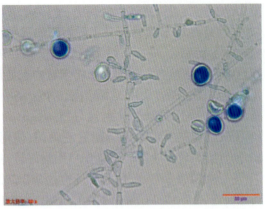

图 1-86-4　小分生孢子肿胀成气球样，未染色（×1000）

图 1-86-5　膨大的菌丝及厚壁孢子，乳酸酚棉兰染色（×1000）

【点评】

1. 断发毛癣菌是亲人性皮肤癣菌，呈世界性分布，可引起人体皮肤、指甲和头皮感染，可致脓癣、体癣。可引起头发出头皮即断，形似黑点，故名断发毛癣菌。病发镜检可见发内孢子，皮屑或脓液中可见分隔菌丝或关节孢子。

2. 本例患儿脓液中检出分隔真菌菌丝，培养有断发毛癣菌生长，临床症状、实验室检查结果以及后续的治疗效果均符合断发毛癣菌引起脓癣的特点。

3. 治疗断发毛癣菌引起的脓癣五条关键：

（1）口服特比萘芬或伊曲康唑。

（2）可用5%或10%硫黄软膏擦拭伤口。

（3）剃头，用镊子把所有的病发拔出。

（4）洗头，硫黄肥皂每天洗头。

（5）消毒器具和衣帽。

后四条和口服药物应同时进行。

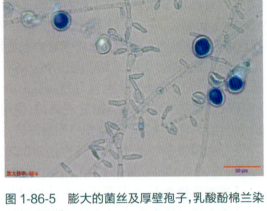

图 1-86-6　小分生孢子量多，在菌丝两侧呈蜈蚣样排列（×400）

4. 皮肤癣菌引起的脓癣，主要是变态反应所致，治疗上严禁外科切开引流，外科切开对变态反应是强刺激信号，会引起伤口的不愈合，感染伤口进一步扩大。为控制严重的变态反应，可以适当使用激素治疗。该病例幸未完全切开皮肤，只是皮下引流，尚未引起不良后果。

【扩大阅读】

断发毛癣菌鉴定要点：生长缓慢，菌落具有高度可变性，正面可为白色、黄色、玫瑰色或褐色；小分生孢子量多，形态多样，沿菌丝分布，可扩大成气球状；大分生孢子稀少，薄壁；陈旧培养物中可见菌丝膨大及厚壁孢子增多；37℃生长；放线菌酮耐受；毛发穿孔试验阴性，有时阳性;尿素水解试验阳性;生长需要维生素 $B_1$ 刺激生长,可见棒状大分生孢子和更多的小分生孢子。

由于培养时能产生色素,因此必须与红色毛癣菌(T.rubrum)和须癣毛癣菌(T.mentagrophytes)鉴别。在含有盐酸硫胺(10mg/L)的培养基中,断发毛癣菌能促进生长,而红色毛癣菌和须癣毛癣菌则不能。

(杨俊文、徐和平供稿;沈定霞审)

## 病例 87　絮状表皮癣菌致钱币样体癣

【主诉】　颈部、躯干红斑,瘙痒 1 月余。

【现病史】　患者,女,29 岁。1 月前无明显诱因出现胸前淡红色斑块,伴轻度瘙痒,自行外用"皮炎平"后皮疹有缓解,停药后又复发,且逐渐扩散增多,瘙痒加剧,胸前及颈部均有延及。到当地医院皮肤科就诊,诊断为"钱币样湿疹",给予外用"卤米松乳膏",口服"依巴斯汀片"治疗,患者自觉用药 1 周后皮疹无明显变化,仍瘙痒剧烈。遂到我科进一步就诊。查体见患者胸前及颈部散在钱币大小红斑,界限清,表面有轻度脱屑(图 1-87-1)。

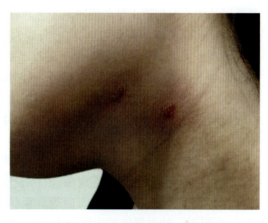

图 1-87-1　颈部皮肤感染病灶

【既往史】　否认"病毒性肝炎、结核"等传染性疾病史;否认食物、药物过敏史;否认其他外伤、手术史,无输血史,否认家族类似病史、遗传病,预防接种史不详。

【治疗经过】　完善检查、明确诊断后,给予患者局部外用萘替芬酮康唑乳膏,嘱每日两次外用,1 个月以后电话回访患者,皮疹基本消退,嘱继续用药、2 周后停药。

【一般检查】　血常规、生化常规、凝血检查正常。

【微生物学检查】　门诊刮取患者皮损表面皮屑送镜下真菌检查,并将皮屑接种于 SDA 培养基,同时原始标本行乳酸酚棉兰染色镜检。

【病原学鉴定要点】

**1. 菌落特征**　在 SDA 培养基上生长快,菌落呈蜡状,高出斜面,表面有不规则折叠,上覆盖粉末状菌丝群落,呈黄绿色或草绿色,渐变成灰褐色,背面呈黄棕色。较大菌落外围可见放射状沟纹,最外围有不整齐平滑圈,老的菌落表面长出白色绒毛菌丝,菌落下沉明显,培养基常裂开(图 1-87-2 右)。

**2. 镜检特征**　海狸尾样大分生孢子,壁光滑,游离端圆形,单个或成簇,无小分生孢子,厚壁孢子较多(图 1-87-2 左)。菌丝细,分枝、分隔,可见球拍、结节、螺旋菌丝。

【点评】

絮状表皮癣菌是一种亲人性皮肤癣菌,可侵犯人的皮肤和甲板。是我国当前第三位常见的皮肤癣菌,也是除红色毛癣菌以外最常见引起体癣的菌种。本例患者以钱币样、湿疹样皮疹为临床表现,在外院误诊为钱币样湿疹,外用激素治疗后症状无缓解,到我科门诊初步真菌镜检明确为体癣,进一步真菌培养鉴定为絮状表皮癣菌所致。絮状表皮癣菌一般不侵犯毛发,国内仅李竹英等人报道过1例表现为头皮脓癣的絮状表皮癣菌感染,说明它也可以侵犯毛发,而且引起的症状可能较重。作为皮肤癣菌菌种中的一种,一般认为絮状表皮癣菌和其他皮肤癣菌一样,具有嗜角蛋白性,所以一般只侵犯表皮角质层和甲板,很少出现深部真菌感染。但是在有免疫缺陷的患者中,可能会出现由絮状表皮癣菌引起的深部感染。国内章强强等曾首次报道1例免疫缺陷的患者,由

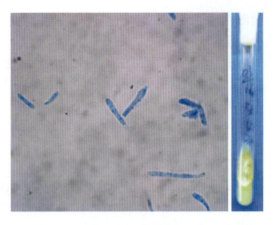

图 1-87-2 在 SDA 上 25℃培养 48 小时的菌落(右);镜检见海狸尾样大分生孢子(左)

絮状表皮癣菌引起的疣状增生,皮损表现为脓皮病样、疣状皮炎样及疣状皮肤结核样等三种皮损表现。另外国内沈威敏等也报道过1例由絮状表皮癣菌和西弗念珠菌共同引起的皮肤疣状增生。这些都提示我们,絮状表皮癣菌虽然常见,除了引起常见的体癣或足癣外,它还可以引起一些特殊表现的皮肤真菌病。本例患者虽然也是由絮状表皮癣菌引起的体癣,但是其特殊易误诊的皮疹表现,还是进一步丰富了由絮状表皮癣菌感染引起的皮肤表现。

【扩大阅读】

絮状表皮癣菌属于表皮癣菌属,也叫絮状单端孢,或者根据不同的感染部位来源以前也曾称之为趾间毛癣菌、股部毛癣菌、股部表皮癣菌,也曾结合其感染部位和菌群形态特点称之为折劈表皮癣菌、股部假镰刀菌等。絮状表皮癣菌引起的皮肤感染在热带和温带较为多见,但它属于一种世界性的疾病。皮屑真菌直接镜检可以看到皮屑内的菌丝或者孢子。

(陈奇权、郝飞供稿;杨继勇审)

## 参考文献

1. 王端礼. 医学真菌学-实验室检验指南. 北京:人民卫生出版社,2005.
2. 章强强,秦立模,秦启贤. 絮状表皮癣菌引起的疣状增生一例. 中华皮肤科杂志,1995,第6期.
3. Larone DH. 医学重要真菌鉴定指南. 沈定霞译.5版. 北京:中华医学电子音像出版社,2016.
4. 李竹英,刘斌,虞红,等. 絮状表皮癣菌引起脓癣1例报告. 中国皮肤性病学杂志,1999,第4期.
5. 沈威敏,王家俊,章强强,等. 絮状表皮癣菌和西弗念珠菌引起皮肤疣状增生:一例报告. 中华皮肤科杂志,2001,第5期.

## 病例 88 普通裂褶菌致鼻窦炎

【主诉】 打喷嚏、鼻塞、流清涕1年,加重半年。

【现病史】 患者,女,41岁。双侧间断性鼻塞、打喷嚏(常年)、流清涕伴脓性1年余,加

重半年,嗅觉丧失半年。鼻旁窦螺旋 CT 显示双侧额窦、筛窦、右侧上颌窦、蝶窦炎(图 1-88-1);鼻功能检测示右侧鼻腔完全阻塞,无法进行鼻阻力测定。

【既往史】 体健。

【治疗经过】 完善检查后行鼻内镜下鼻息肉切除术 + 全组鼻窦开放术 + 改良 Lothrop 手术。

【一般检查】 双侧中鼻道见黏稠分泌物及多发息肉样新生物;鼻内镜见鼻中隔右偏。

【病理学检查】 右中鼻道鼻息肉,间质内见大量嗜酸性粒细胞浸润;另见大量炎性渗出物,其内可见真菌菌丝;右上颌窦的炎性渗出物内可见真菌菌丝;左中鼻道鼻息肉,炎性渗出物内可见真菌菌丝;左上颌窦炎性渗出物内可见真菌菌丝(图 1-88-2)。

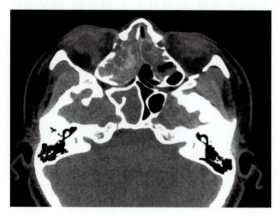

图 1-88-1　鼻窦 CT 图像

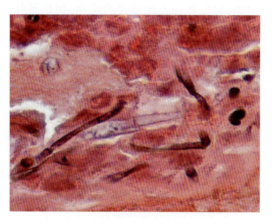

图 1-88-2　鼻窦组织病理检查,六胺银染色

【微生物学检查】 鼻窦组织标本真菌接种 SDA、液体和斜面培养基。培养出普通裂褶菌。

【病原学鉴定要点】

1. **菌落特征**　在 SDA 上形成白色棉絮状菌落(图 1-88-3),生长速度较快。

2. **镜检特征**　显微镜下只见无隔菌丝,未见孢子(图 1-88-4)。小培养仍只见菌丝,未见有孢子生长。

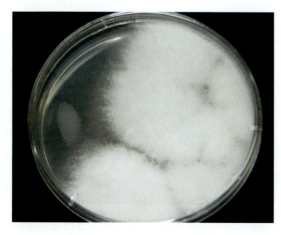

图 1-88-3　白色棉絮状菌落

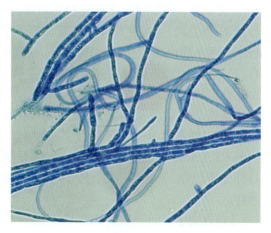

图 1-88-4　镜检仅见菌丝,未见孢子

**3. 分子鉴定** 经 MALDI-TOF MS 鉴定为普通裂褶菌。

【点评】

患者既往身体健康,免疫功能正常,普通裂褶菌仅是鼻窦局部感染,临床也是在症状严重时才用手术治疗。

【补充阅读】

普通裂褶菌广泛分布于自然界,属于担子菌亚门伞菌目裂褶菌科裂褶菌属;有菌丝体和子实体两种形态,菌丝体只有菌丝,无分生孢子;子实体为白色扇形或水母状。临床上以吸入其孢子引起过敏反应比较常见。近年来临床上由普通裂褶菌感染引起人类和犬体表或深部组织真菌病的病例报道日渐增多。普通裂褶菌为条件致病菌,可侵犯人体多个器官多种组织,导致各种表现形式的疾病,如脑脓肿、脑膜炎、鼻窦炎、肺部真菌球、蜂窝肺、肺结节和甲真菌病等;1950 年 Kligman 首次从 1 名甲真菌病患者甲碎屑中分离出普通裂褶菌。该菌对两性霉素 B、氟康唑和伊曲康唑等敏感。

(王玫、朱敏供稿;沈定霞审)

## 参考文献

1. 王端礼. 医学真菌学-实验室检验指南. 北京:人民卫生出版社,2005.
2. 张金芳,万力,林元珠. 普通裂褶菌真菌学及实验室研究进展. 中国真菌学杂志,2016,6(4):252-256.

# 病例 89 耶氏肺孢子菌致肺炎

【主诉】 确诊非霍奇金淋巴瘤 5 个月,反复发热、干咳 12 天。

【现病史】 患者,女,36 岁。2013 年 7 月下腹部剧痛起病,于当地医院就诊,腹部 CT 示"小肠占位",遂在全麻下行"部分小肠切除术",术后病理诊断为"弥漫大 B 细胞淋巴瘤(DLBCL)生发中心 B 细胞样(GCB)型"。骨髓无浸润。诊断:DLBCL Ⅲ期 AGCB 型。行 R-CHOP(利妥昔单抗、环磷酰胺、多柔比星脂质体、长春地辛、泼尼松)方案化疗 4 个疗程。第 4 疗程结束后 1 周出现发热,体温波动于 39℃左右,最高 40.9℃,热前伴畏寒,无寒战。第 5 次化疗间歇第 7 天再次出现高热、干咳。于当地医院先后接受头孢哌酮/舒巴坦钠、伏立康唑、两性霉素 B 等抗感染治疗未见好转,胸部 CT 示双肺间质性改变(图 1-89-1),呈进行性加重趋势,于 2013 年 12 月 21 日入我院治疗。

【既往史】 否认结核、伤寒等传染病史,否认过敏、外伤及输血史,无血吸虫疫水接

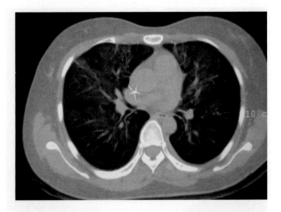

图 1-89-1 2013-12-17 胸部 CT 图像见两肺弥漫性间质性改变

触史。

【治疗经过】 患者入院后即给予经验性抗细菌治疗,3 天后仍有持续发热,体温在 39~40℃。胸部 CT 示两肺渗出较前增多(图 1-89-2),给予患者伏立康唑 0.2g/12h 与美洛培南 0.5g/6h 静脉滴注,患者体温仍未下降。2013 年 12 月 26 日于支气管镜下进行肺泡灌洗,送支气管肺泡灌洗液标本进行微生物学检查,见到肺孢子菌,调整治疗方案为:卡泊芬净 0.7g 首剂,0.5g/d 维持治疗;莫西沙星 0.4g/d;复方磺胺甲噁唑 100mg/kg/d,分次口服。治疗 7 天后患者体温恢复正常,胸闷、气急较前好转。治疗 10 天后的胸部 CT 仍然显示双肺明显病变(图 1-89-3);治疗第 14 天患者再次出现发热,最高 39℃,再次进行支气管镜下灌洗,灌洗液中仍可见肺孢子菌,但数量较前次明显减少。胸部 CT 可见肺部广泛间质性改变,以纤维化为主(图 1-89-4)。在治疗肺孢子菌有效的前提下,考虑治疗过程中出现发热和肺部间质性改变有关。加用地塞米松 7.5mg/d 治疗后体温逐步恢复正常,胸部 CT 见图 1-89-5。治疗 32 天后患者恢复正常,胸部 CT 见图 1-89-6。

【一般检查】 血细胞分析:WBC $2.7×10^9$/L,Hb 97g/L,PLT $132×10^9$/L。生化:白蛋白 36g/L,球蛋白 27g/L,ALT 14U/L,AST 47U/L,碱性磷酸酶 68U/L;乳酸脱氢酶 409U/L。肾功能及电解质正常。免疫:IgG 9.47g/L,IgA 0.75g/L,IgM 0.65g/L。2 次 G 试验,结果分别为:

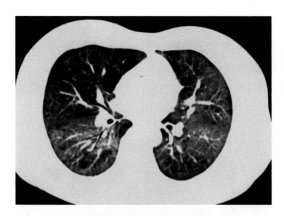

图 1-89-2 2013-12-26 抗细菌治疗后胸部 CT 图像示两肺渗出较前增多

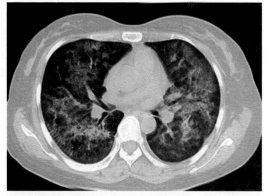

图 1-89-3 2014-1-6 复方磺胺治疗 10 天后胸部 CT 图像

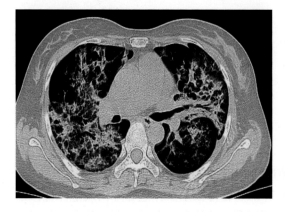

图 1-89-4 2014-1-14 胸部 CT 图像示肺部广泛纤维化改变

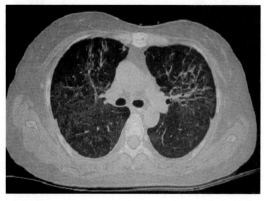

图 1-89-5 2014-2-4 加用地塞米松治疗后胸部 CT 图像

453.3pg/ml 和 216.4pg/ml（参考值 0~60pg/ml）。支气管肺泡灌洗液常规：无色，微浊，细胞总数 $220\times10^9$/L，白细胞 $130\times10^9$/L，淋巴细胞 14%，巨噬细胞 85%，中性粒细胞 1%。支气管肺泡灌洗液脱落细胞学检查，见异型淋巴细胞，不能除外淋巴瘤细胞浸润。瑞特-吉姆萨染色查见耶氏肺孢子菌。

【骨髓细胞学检查】 大致正常骨髓象，外周血中性粒细胞比例增高。骨髓活检：未见淋巴瘤累及。

【全身 PET-CT】 空肠 NHL 术后，两肺弥漫性 FDG 摄取增高，考虑 NHL 肺内浸润及炎症。

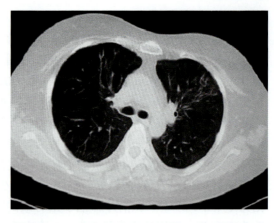

图 1-89-6　2014-3-10 经治疗恢复正常后胸部 CT 图像

【微生物学检查】 肺炎支原体抗体 IgM（乳胶法）阴性，GM 试验阴性；T-SPOT 阴性，多次血培养（需氧、厌氧、真菌）无阳性结果。支气管肺泡灌洗液细菌培养：未见细菌生长，未见酵母样真菌生长，浓缩涂片未查见抗酸杆菌。

【病原学鉴定要点】

支气管肺泡灌洗液经瑞特-吉姆萨染色，见滋养体形态呈圆、椭圆或不规则形，直径约 1~5μm，胞质呈灰蓝至蓝色，核紫红色，多呈云絮斑片状（图 1-89-7）。包囊直径约 5~8μm，形态呈圆、类圆形，囊壁不着色，囊内见 4~8 个囊内小体，呈玫瑰花状或不规则排列。每个囊内小体含 1 个核，呈紫红色，囊内小体胞质染浅蓝色，不易观察（图 1-89-8）。

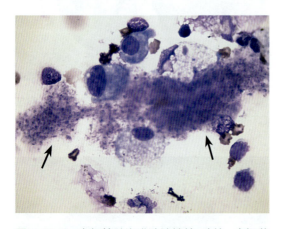

图 1-89-7　支气管肺泡灌洗液镜检，瑞特-吉姆萨染色（×1000）

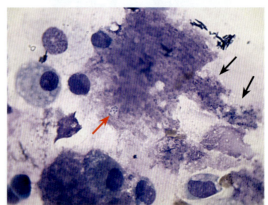

图 1-89-8　支气管肺泡灌洗液镜检，瑞特-吉姆萨染色（×1000）

【点评】

1. 由于免疫抑制剂、靶向药物等的广泛使用，肺孢子菌感染发生概率增加。

2. 症状重而体征轻是肺孢子菌病的特点，肺部显著特征是在肺泡腔中出现泡沫样渗出物。从肺组织活检和支气管肺泡灌洗液标本中观察到这些泡沫有助于诊断。许多病例可有黏液痰。

3. 由于肺孢子菌在常规培养基上不生长,涂片、染色、显微镜下观察是诊断肺孢子菌病的重要依据。也可采用荧光定量 PCR 检测肺泡灌洗液中的肺孢子菌。

4. 六胺银、钙荧光白及甲苯胺蓝是常用的染色法,可以使肺孢子菌的包囊着色,而滋养体不着色。传统的六胺银染色法耗时、耗财。本文介绍的瑞特-吉姆萨染色法,即瑞特-吉姆萨复合染色法,结合了瑞特染色和吉姆萨染色的优点,对细胞质和细胞核均有较好的显色效果,能够使肺孢子菌的滋养体和囊内小体胞质着浅蓝至灰蓝色,核染紫红色,便于观察和鉴别,具有便捷、经济、易推广的优点。形态学观察时,先低倍镜扫描,寻找斑片云雾状分布的不规则团块,此团块通常是由滋养体及包囊聚集而成,呈灰蓝色或灰红色,调节小螺旋可见许多针尖样大小的紫红色或紫灰色颗粒,分布于团块之中;再用油镜进行形态学辨认鉴定,发现典型的包囊结构方可诊断。

【扩大阅读】

1. 耶氏肺孢子菌(*Pneumocystis jirovecii*)为单细胞生物,曾属原生动物门单孢子虫纲弓形虫目,原称为卡氏肺孢子(囊)虫(*Pneumocystis carinii*)。1988 年通过对其核糖体小亚基 rRNA 的序列分析证实其属于真菌,更名为肺孢子菌。可广泛的寄生于人和哺乳动物的肺组织内,是一种机会致病菌。肺孢子菌主要有包囊和滋养体两种形态。滋养体直径为 1~5 微米,可变多形体,含有单核。包囊呈圆形,直径 5~8 微米,囊壁内含有囊内小体,完全成熟的包囊内一般为 8 个囊内小体,包囊是重要的诊断形态。

2. 瑞特-吉姆萨复合染色试剂可采用商品化试剂,也可自行配制,具体配制方法如下:

(1) 配制Ⅰ液:瑞特染粉 1g、吉姆萨染粉 0.3g,置洁净砚钵中,加少量分析纯甲醇,研磨片刻,吸出上层染液。再加少量甲醇,继续研磨,再吸出上液。如此连续几次,共用甲醇 500ml。收集于棕色玻璃瓶中,每天早、晚各振摇 3 分钟,共 5 天,以后存放一周能使用。

(2) 配制Ⅱ液:pH 为 6.4~6.8 的 PBS 磷酸盐缓冲液,室温保存,长期有效。

(3) 瑞特-吉姆萨复合染色步骤:

1) 取Ⅰ液 3~5 滴于干后的标本涂片上,使其迅速盖满,约 1 分钟;

2) 加约 2 倍体积的Ⅱ液于玻片上,轻轻摇动玻片,使两染液充分混匀,染色 5~10 分钟;

3) 平端玻片,用小股流水冲去染液,镜检。

(孙懿供稿;王凯飞、沈定霞审)

## 参考文献

1. Stringer JR, Beard CB, Miller RF, et al. A new name (Pneumocystis jiroveci) for Pneumocystis from humans. Emerg Infect Dis. 2002 Sep;8(9):891-6.
2. Larone DH. 医学重要真菌鉴定指南. 沈定霞译. 5 版. 北京:中华医学电子音像出版社,2016.

# 病例 90 暗球腔菌致肺部感染

【主诉】 咳嗽、间断咯血 1 月余。

【现病史】 患者,男,66 岁。因受凉后出现咳嗽、咯鲜红色血,每日咯血量约 200ml,于

2013年10月14日,在当地医院就诊,具体治疗过程不详。因病情持续加重,10月15日到我院进一步诊治。以"左上肺占位"入住呼吸科。入院后,于10月21日对患者行CT引导下左肺上叶病变穿刺活检术,顺利取出病灶穿刺组织,分别送病理科行细胞学检查和微生物室行微生物学检查。细胞学示:肺组织慢性炎症伴少许凝固性坏死,未见恶性肿瘤细胞。微生物检查结果均为阴性。临床给予患者止咳、抗感染治疗,抗生素选用为:头孢唑肟钠(2g,q8h)联合左氧氟沙星(500mg/d)。10月25日,为明确病情,临床对患者行第二次CT引导下左肺上叶病变穿刺活检术,病灶穿刺组织再次行细胞学检查和微生物学检查。细胞学示:未见恶性肿瘤细胞。11月1日,患者转诊他院对症治疗(具体用药不详)。由于第二次肺穿组织微生物学培养至21天,在25℃真菌孵箱中的马铃薯葡萄糖琼脂平板(PDA)上生长出丝状真菌,患者于11月28日再次入住本院呼吸科。

【既往史】 2型糖尿病。

【治疗经过】 结合患者病情和微生物室发出肺穿组织真菌培养出丝状真菌的报告,临床诊断为:

1. 左肺上叶侵袭性真菌感染;
2. 原发性支气管肺癌;
3. 慢性阻塞性肺疾病合并肺部感染。

予以氟康唑联合头孢唑肟钠抗感染治疗,胰岛素泵强化控制血糖,直至12月9日,停用头孢唑肟钠。12月12日,氟康唑治疗12天后,换用两性霉素B(25mg,1次/日,静脉滴注)抗真菌治疗。治疗后患者未再咯血,12月17日出院,嘱患者:

1. 口服伊曲康唑继续抗感染治疗;
2. 不适随诊,1月后复诊;
3. 继续胰岛素降糖治疗。

后续随访,患者家属告知,出院后患者服用了一段时间伊曲康唑,继续在外院住院诊疗(治疗情况不详),但是一直未得到肺癌病理诊断。已于2016年1月病死于家中。

【一般检查】 入院检查:中性粒细胞比例为83.40%,红细胞为$2.61×10^{12}$/L,血红蛋白87.00g/L;红细胞沉降率为91.00mm/h;C反应蛋白为115.00mg/L;连续三次痰查找抗酸杆菌、结核感染T细胞检测均为阴性;自身抗体、血管炎抗体检测阴性。

【胸部CT】 共进行3次胸部CT检查。10月21日胸部CT报告左肺上叶见5.6cm肿块影,中心囊变性坏死,周围见斑片及索条影,边缘模糊(图1-90-1)。10月28日复查胸部CT:病灶无明显变化,左肺上叶尖后段见团片状实变影,内可见小点状气泡影。12月16日再次复查胸部CT,报告为:左肺上叶见3.8cm肿块影,中心囊变性坏死,周围见斑片及索条影,边缘模糊,较10月21日CT检查吸收缩小(图1-90-2)。

【病理学检查】 两次病理学检查报告:肺组织慢性炎症伴少许凝固性坏死,未见恶性肿瘤细胞。

【微生物学检查】 微生物室对2次送

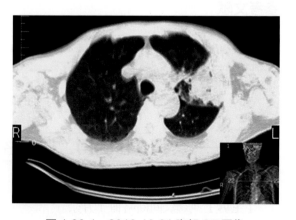

图1-90-1 2013-10-21胸部CT图像

检的肺穿组织标本,在无菌操作下将其研磨和剪碎,并接种于血琼脂平板、不含抗生素巧克力平板、SDA、PDA 平板、罗氏培养基及厌氧平板,分别置于 35℃ 普通孵箱、$CO_2$ 孵箱、25℃ 真菌孵箱及厌氧孵箱中,行一般细菌培养、苛养菌培养、放线菌培养、真菌培养及结核分枝杆菌培养。肺穿标本剪碎涂片,行革兰染色检查、六胺银染色检查及抗酸菌检查。第一次送检的肺穿组织标本,病原学检查均为阴性。第二次送检的肺穿组织标本,21 天时,马铃薯葡萄糖琼脂平板上生长出丝状真菌。其他不同环境中培养的各类培养基观察 1 周后,均以"无菌生长"发出报告。将患者肺穿组织病理切片进行 PAS 染色,见真菌菌丝(图 1-90-3)。

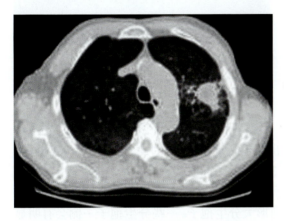

图 1-90-2　2013-12-16 胸部 CT 图像

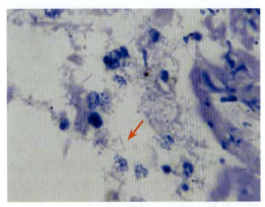

图 1-90-3　肺穿组织病理切片 PAS 染色见真菌菌丝

【病原学鉴定要点】

**1. 菌落特征**　此菌在 PDA 培养基上培养 21 天时才见菌落生长,培养至 30 天后菌落为烟灰色、毛毯状,继续观察菌落变为褐色。其他培养基上未见此菌生长。37℃ 培养菌落形态同 25℃ 培养菌落形态。

**2. 镜检特征**　PDA 培养 21 天时,乳酸酚棉兰染色只见真菌菌丝,未见孢子。继续观察至 30 天时,乳酸酚棉兰染色后镜下可见有部分菌丝体肿胀(图 1-90-4),菌丝有分隔,也可见穿插于菌丝中间的圆形、厚壁、椭圆形大分生孢子(图 1-90-5),一些分生孢子一侧见有明显的喙样附属物(图 1-90-6)。

**3. 分子鉴定**　经扩增 ITS 区序列,测序分析,结果为暗球腔菌属(*Phaeosphaeria*)。

【点评】

1. 该例患者有糖尿病史,出现咳嗽、咯血 1 月余,胸部 CT 发现左肺上叶病灶,临床高度怀疑患者为肺部肿瘤。但 2 次肺穿刺组织细胞学检查均未找到恶性肿瘤细胞,病理检查提示为慢性炎症。

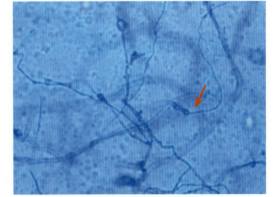

图 1-90-4　肿胀的菌丝体,乳酸酚棉兰染色

2. 第二次肺穿刺组织培养有丝状真菌生长,再将病理切片进行 PAS 染色,发现真菌菌丝。通过 2 周氟康唑和 1 周两性霉素 B 抗真菌治疗,患者未再咯血,CT 检查提示肺部占位

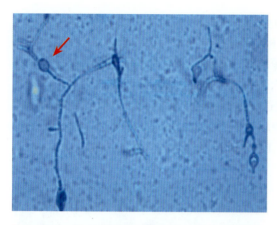

图 1-90-5　位于菌丝中间的圆形、厚壁、椭圆形大分生孢子

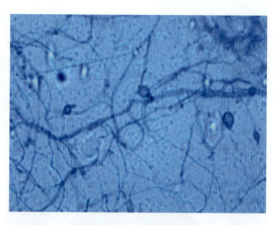

图 1-90-6　分生孢子侧面的喙样附属物

吸收缩小,说明该患者为真菌感染。

3. 该真菌在 PDA 上 25℃孵育 21 天才长出绒毛状真菌菌落,因此,为了发现少见的、生长缓慢的真菌病原,培养时间应尽可能不少于 30 天,并且同时接种多种培养基。

4. 该真菌成熟的菌落为烟灰色、毛毯状。显微镜下可见部分菌丝体肿胀,菌丝有分隔,也可见很多穿插于菌丝中间的圆形、厚壁、椭圆形大分生孢子,一些分生孢子一侧会有明显的喙样附属物。最终通过分子生物学方法鉴定为暗球腔菌。尚未见此真菌引起人感染的报道。

【扩大阅读】

暗球腔菌常寄居在海藻和禾本植物等枯死茎叶,暗球腔菌属子囊座散生或聚生,球形至扁球形,色泽为褐色至黑色;子囊为圆柱形、棍棒形,双囊壁,列囊壁,顶端圆钝含有 8 个子囊孢子,2~4 列;子囊孢子为棒状至纺锤形,直或稍弯曲,黄色至褐色。研究发现,海藻来源的暗球腔菌能够产生 A~F 的毒素,这些毒素能在溶酶体中聚集,从而在体外杀死肿瘤细胞。研究也发现,禾本植物来源的暗球腔菌能够阻碍细胞系的生长。

（辜依海、董可为供稿;沈定霞审）

## 参考文献

1. Li,G. Phaeosphaerins A-F,cytotoxic perylenequinones from an endolichenic fungus,Phaeosphaeria sp. Journal of natural products 2012;75,142-147.
2. 于辉霞,迟胜起,李秀岚,等 . 暗球腔菌属三个中国新记录种 . 菌物学报 .2013;32,136-141.
3. Mead GC. Combined effect of salt concentration and redox potential of the medium on the initiation of vegetative growth by Clostridium welchii. The Journal of applied bacteriology.1969.32,468-475.
4. Santiago IF. Leishmanicidal and antitumoral activities of endophytic fungi associated with the Antarctic angiosperms Deschampsia antarctica Desv. and Colobanthus quitensis (Kunth) Bartl. Extremophiles:life under extreme conditions. 2012;16,95-103.

## 病例91 东方伊蒙菌致播散性感染

【主诉】 反复咳嗽、发热和颈部脓点12周。

【现病史】 患者,男,64岁。2004年10月出现夜间发热,反复咳嗽,颈部有脓点,并在一周内蔓延至面部、头皮和躯干,同时存在皮下结节(图1-91-1)。胸部CT检查显示左下肺大量结节影(图1-91-2)。在当地医院使用青霉素加头孢曲松治疗5天,症状无改善,随后就诊于北京某三甲医院,经CT引导下进行肺组织穿刺,显示慢性肉芽肿性改变。皮下结节的病理切片进行PAS染色后发现大量真菌孢子、可疑隐球菌,但黏蛋白卡红染色阴性。患者被初步诊断为播散性隐球菌感染,使用氟康唑(200mg bid)治疗3周,病情仍未好转。为进一步诊治,患者就诊于我院感染内科并于2005年1月收入院。入院查体发现红色斑丘疹遍及全身,丘疹直径1cm,表面结痂;左侧颈部及双侧腋窝可触及直径1cm左右肿大的淋巴结,左锁骨下皮下结节与皮肤组织粘连。体温最高达38℃。发病以来患者体重明显减轻。

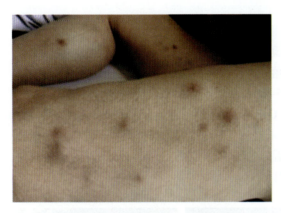

图1-91-1 患者腿部皮下结节样红斑

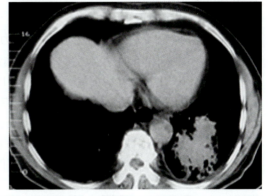

图1-91-2 肺部CT见左下肺结节影

【既往史】 患者既往有2型糖尿病。否认肝炎、梅毒等传染病史。否认冠心病、糖尿病、肾病等病史。否认手术、外伤、输血、中毒史。否认其他药物、食物及接触过敏史。

【治疗经过】 入院后调整治疗方案,采用两性霉素B联合氟康唑治疗。3周后,实验室报告痰培养中一种双相真菌生长,初步鉴定为伊蒙菌属。将抗真菌治疗方案调整为两性霉素B联合伊曲康唑(200mg tid)。随着治疗时间的延长,临床症状有一定改善,皮疹部分消退,多次高分辨CT(HRCT)提示左下肺病变逐渐吸收。治疗8个月后,两性霉素B累计剂量达到6.099g。患者于当年9月出院,继续口服伊曲康唑治疗(200mg tid)。10年后随访,该患者身体状况无异常。

【实验室检查】 白细胞 $20.26×10^9$/L,中性粒细胞 $17.07×10^9$/L。生化:肝肾功能正常。隐球菌抗原检测结果为阴性。

【病理学检查】 皮疹组织病理切片PAS、GMS染色阳性,见大量球形、厚壁真菌孢子,直径4~10μm,偶见宽基出芽(图1-91-3)。隐球菌荚膜多糖的特异性染色(黏蛋白卡红染色)阴性。孢子直径4~8μm,绝大多数孢子无宽基出芽,仅有个别孢子可见宽基出芽、壁厚。中性

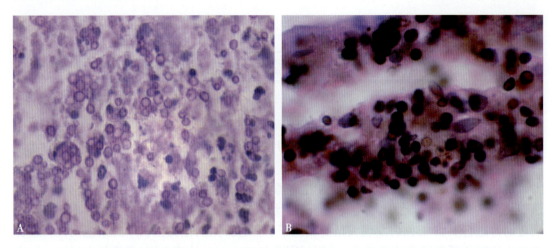

图 1-91-3 皮疹部位组织病理检查见大量球形、厚壁真菌孢子。PAS 染色(A);GMS 染色(B)(×1000)

粒细胞内见有被吞噬的真菌孢子。

【微生物学检查】 将痰标本直接接种于 SDA 培养基、BHI 培养基、巧克力琼脂等,分别于 28℃和 37℃培养。

【病原学鉴定要点】

**1. 菌落特征** 28℃培养 20 天后,巧克力琼脂、BHI 培养基上生长出灰色短绒状菌落,30 天后菌落直径达 10mm,类似丝状真菌的菌落;28℃培养 30 天后,SDA 培养基上生长白色、毛毡样菌落,中央有放射状沟纹,菌落直径 15~20mm,培养基背面为米色至黄色。将 28℃培养物转种到巧克力琼脂和 BHI 琼脂,于 37℃培养,10 天左右,生长一种酵母样菌落。20 天后菌落直径可达 2~6mm,培养基表面生长,未嵌入琼脂。将酵母样菌落转到 BHI 琼脂上 40℃培养,此真菌不生长。在 PDA 琼脂上室温培养 2 个月左右的菌落为蜡膜样,菌落中央有绳状的气生菌丝,并可见同心圆样的圆环(图 1-91-4)。

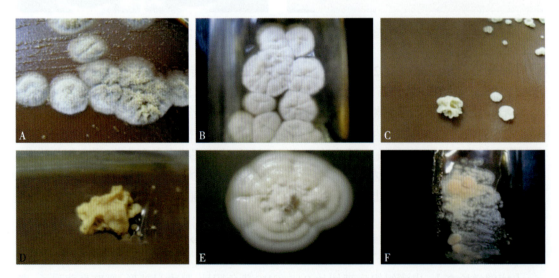

图 1-91-4 痰标本在 28℃培养 30 天后巧克力(A)和 SDA(B)培养基上的丝状真菌菌落;在 37℃培养 30 天后巧克力(C)和 BHI(D)培养基上的酵母样菌落。该菌在 PDA 培养基上 28℃生长 60 天(E)及在 BHI 培养基上 28℃生长 30 天后(F)的丝状真菌菌落

**2. 镜检特征** 采用小培养，在 PDA 培养基上于 28℃培养 1 个月左右，见菌丝纤细（2~3μm）、透明，菌丝的侧面生出分生孢子梗，分生孢子梗上生长椭圆形或梨形的环痕孢子（直径 3~5μm）（图 1-91-5）。37℃ BHI 肉汤培养物显微镜下观察见大量的薄壁球形酵母样细胞，直径 4~10μm，且有厚壁的酵母样细胞。随着培养时间的延长，50 天后，菌丝膨大变形，成为大的分生孢子（直径 10~25μm），呈球形，光滑，同时内部产生许多内生孢子（图 1-91-6）。偶见宽基出芽的酵母样孢子。在透射电镜下，可见出芽的酵母样细胞，为非宽基出芽，峡部直径 1~2μm（图 1-91-7）。

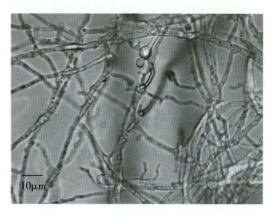

图 1-91-5 PDA 上小培养镜检见菌丝侧面的分生孢子梗及其上的椭圆形或梨形的环痕孢子

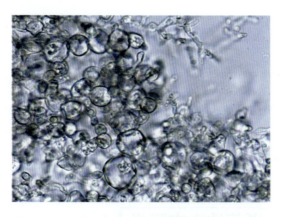

图 1-91-6 BHI 肉汤 50 天，培养物镜检显示酵母样孢子，大分生孢子内有细小的内生孢子

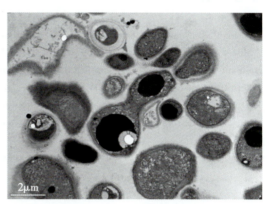

图 1-91-7 透射电镜下可见非宽基出芽的酵母样细胞

**3. 分子鉴定** 提取该菌 DNA 后进行 ITS 和 D1/D2 测序。将 ITS 区 -D1/D2 区序列在 GenBank 数据库比对后发现，该菌种与小伊蒙菌和巴斯德伊蒙菌同源性较高，但序列存在差异。通过进化树分析，确定该种为伊蒙菌属的一个新种，被命名为东方伊蒙菌（*Emergomyces orientalis*）。该菌株的 ITS 区和 D1/D2 区序列已被收录在 GenBank 中，登录号为 EU853309 和 EU853308。

【点评】

1. 该患者以咳嗽、发热和颈部脓包起病，皮疹蔓延至面部、头皮和躯干。肺组织病理显示慢性肉芽肿性改变并见大量真菌孢子，前期曾考虑隐球菌感染。但用于检测隐球菌荚膜多糖的黏蛋白卡红染色结果为阴性，氟康唑治疗 3 周未见明显改善。后在皮疹组织病理检查中再次发现大量真菌孢子，从痰标本中培养出真菌，经分子鉴定确定为伊蒙菌属的新种，即北京伊蒙菌。两性霉素 B 和伊曲康唑联合治疗，患者病情缓解，皮疹消退。

2. 伊蒙菌通常引起不育大孢子菌病，这种因吸入孢子而导致的肺部真菌病可以是自限性疾病，也可以导致严重感染。吸入体内的孢子通常仅在体内变大，但不繁殖。该例患者从颈部脓点扩散至身体多部位形成皮疹，是伊蒙菌导致了播散性感染。

3. 本病例中分离的东方伊蒙菌具有温度双相性的特征,即在28℃生长为菌丝相,在37℃生长为酵母相。在37℃培养的早期(大约10~15天)出现大量的球形、厚壁的酵母样细胞。在体外培养50天后可以见到大的厚壁分生孢子及其内的内生孢子。

【扩大阅读】

1. 伊蒙菌属主要有新月伊蒙菌、小伊蒙菌和巴斯德伊蒙菌。新月伊蒙菌和小伊蒙菌分别在37℃和40℃产生厚壁大分生孢子,巴斯德伊蒙菌在37℃形成芽生细胞,但不产生厚壁大分生孢子。

2. 由于东方伊蒙菌具有的温度双相性和形态相似性,应与皮炎芽生菌、荚膜组织胞浆菌等进行鉴别。皮炎芽生菌通常为单个、宽基底芽生;荚膜组织胞浆菌通常在酵母细胞表面有柱状或指状突起。

(王澎供稿;张丽整理;鲁辛辛、沈定霞审)

## 参考文献

1. Wang P, Kenyon C, de Hoog S, et al. A novel dimorphic pathogen, Emergomyces orientalis (Onygenales), agent of disseminated infection. Mycoses, 2017, 60 (5): 310-319.
2. Chantrey JC, Borman AM, Johnson EM, et al. Emmonsia crescens infection in a british water vole (Arvicola terrestris). Medical Mycology, 2006, 44: 375-378.
3. Drouhet E, Guého E, Gori S, et al. Mycological, ultrastructural and experimental aspects of a new dimorphic fungus Emmonsia pasteuriana sp. Nov. Isolated from a cutaneous disseminated mycosisin AIDS. J. Mycol. Med, 1998, 8: 64-77.
4. Guarro J, Gene' J, Stchigel MA. Developments in Fungal Taxonomy. Clin. Micro. Rev., 1999, 12: 454-500.

## 病例92  三角孢小囊菌致心内膜炎

【主诉】 起搏器植入术后3年,反复咳嗽半年,胸闷、晕厥1天。

【现病史】 患者男,46岁。2006年患者心电图提示"窦性心动过缓",心率最慢达30~40次/分,当地医院就诊后行起搏器植入术治疗,术后患者心率在60次/分左右,以自主心率为主。半年前无明显诱因出现反复咳嗽、咳痰,痰量不多,色白,伴有发热,心率较前明显增快,无晕厥、心慌、憋气等不适。1天前患者无明显诱因出现胸闷后晕厥,伴有乏力,头晕,遂来我院就诊。超声心动图提示右心内起搏器电极表面形成赘生物,右心比例稍小,三尖瓣口梗阻(赘生物所致)。为进一步治疗于2009年8月28日入院。9月2日下午在全麻深低温体外循环下行手术治疗。术中见赘生物包绕起搏电极,从上腔静脉向内延伸至右心室(图1-92-1)清除右心内赘生物,因右心室起搏电极无法拔

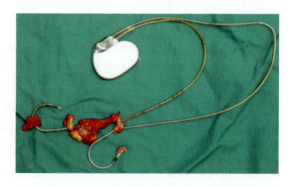

图1-92-1  附着在起搏器上的心内膜赘生物

除,于心室面钳断电极,取出右心起搏器,植入心外膜起搏电板。术后入 ICU 病房,9 月 3 日顺利撤除机械通气,9 月 8 日转出 ICU 病房。9 月 14 日复查 UCG 显示轻到中度三尖瓣关闭不全,局限少量心包积液。

【既往史】 无特殊传染病史。

【治疗经过】 手术后患者有低热,体温在 37.5℃左右,经验性给予万古霉素和哌拉西林/他唑巴坦抗感染治疗。术中赘生物送病原学检查,2 周后在赘生物中分离出真菌,但未鉴定到种。采用两性霉素 B 脂质体抗真菌治疗,患者用药后即出现寒战、高热,遂换用两性霉素 B 治疗,两性霉素 B 剂量由 1mg/d 逐渐增加,患者无不良反应。体外药敏显示两性霉素 B 耐药。后根据药敏结果进行调整,采用伏立康唑首剂 6mg/kg,给予 400mg、qd、静脉滴注。患者仍有发热,血培养提示有苯唑西林耐药的表皮葡萄球菌。考虑赘生物较大,可能存在混合感染,联用哌拉西林/他唑巴坦和万古霉素治疗,患者体温降至正常。1 周后将哌拉西林/他唑巴坦改为依替米星。2009 年 10 月 9 日停用万古霉素及依替米星。

术后 Holter 检查正常,未再安装起搏器。2009 年 10 月 28 日出院。患者出院后继续伏立康唑 200mg、qd 治疗,体温正常。12 月初来门诊随诊,患者状况良好,无不适主诉。胸部 CT 显示双肺多发小结节影吸收,UCG 未见心内膜炎复发。

【一般检查】 G 试验和 GM 试验均阴性。

【病理学检查】 赘生物中见大量真菌菌丝(图 1-92-2)。

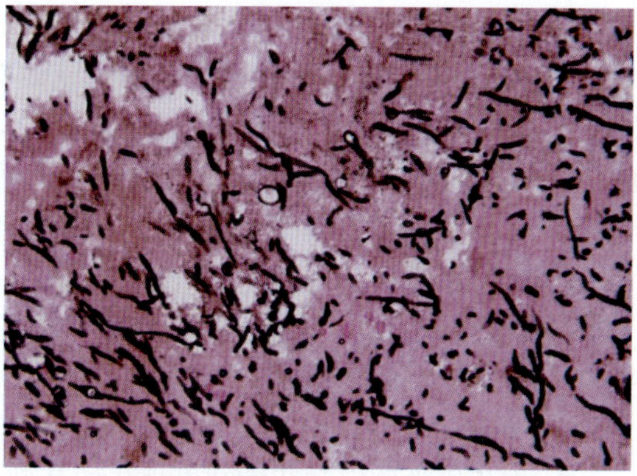

【微生物学检查】 赘生物经过研磨后接种于 5% 羊血平板和 SDA 平板。在血平板上培养 3~5 天及 SDA 平板上培养 7 天后可见真菌菌落。采用 Etest 法抗真菌敏感性试验,伊曲康唑、伏立康唑和两性霉素 B 的 MIC 分别为 ≥32μg/ml、4μg/ml 和 ≥32μg/ml。

图 1-92-2 赘生物病理切片六胺银染色见大量黑色深染的菌丝体

【病原学鉴定要点】

**1. 菌落特征** 在血平板上培养 5 天生长出短绒状菌落(图 1-92-3),2 周后,菌落中央出现黑色细颗粒(图 1-92-4)。在 SDA 平板上

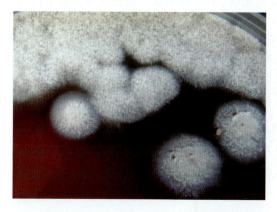

图 1-92-3 在 BAP 上生长 5 天的菌落

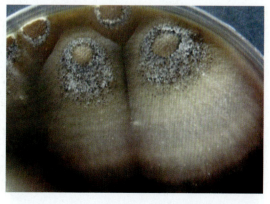

图 1-92-4 在 BAP 上生长 2 周的菌落,呈暗灰色,菌落中央有肉眼可见的黑色颗粒

培养 7 天后可见灰白色菌落,光滑,质地坚韧,蜡皮样(图 1-92-5),培养一个月后菌落呈暗黑色疣状(图 1-92-6),此时开始有丰富的子囊果形成。

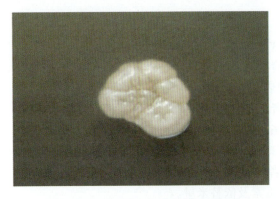

图 1-92-5　在 SDA 上生长 7 天的菌落

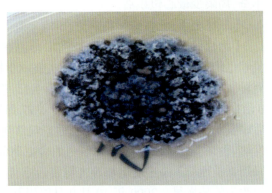

图 1-92-6　在 SDA 上生长 30 天的菌落,呈疣状,黑色,有短绒

**2. 镜检特征**　分生孢子梗(6~13)μm×(2.0~3.5)μm 呈柱形,顶端变窄,环痕产孢(图 1-92-7)和(图 1-92-8)。分生孢子浅黄色或浅棕色,随着菌龄的增长部分细胞膨大,分生孢子(3.5~5.0)μm×(3~4)μm 连续生出呈链状排列,倒卵形,基部平截。在瓶梗产孢的同时形成子囊果,子囊果球形带有柱形的,短或长的颈,暗棕色。子囊壳呈暗棕色,厚壁。子囊倒卵形,枪筒形或球形,通常含 8 个子囊孢子(图 1-92-9 和图 1-92-10)。

【点评】

1. 该患者在植入心脏起搏器半年后出现咳嗽、咳痰,伴发热,心率快,并有胸闷、乏力,头晕。超声心动图提示起搏器电极表面赘生物形成。通过血培养和手术取赘生物进行病原学检查,明确了表皮葡萄球菌和真菌的混合感染是导致患者心内膜炎的病原菌。

2. 在病原学鉴定和药敏结果报告的基础上,采用联合抗细菌(哌拉西林/他唑巴坦和万古霉素)及抗真菌(将两性霉素 B 调整为伏立康唑)治疗,效果良好,症状、体征消失。经复查未见心内膜炎复发。

3. 该真菌在血平板上培养 3~5 天即长出短绒状真菌菌落,但在 SDA 平板上培养一个月后才显现出三角孢小囊菌的菌落特点:暗黑色疣状菌落,子囊果形成。根据其显微镜下的特

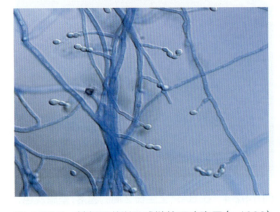

图 1-92-7　基部平截以及成链的环痕孢子(×1000)

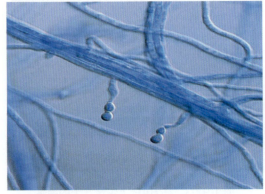

图 1-92-8　典型的环痕孢子(×1000)

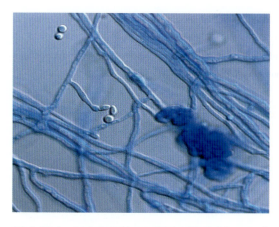 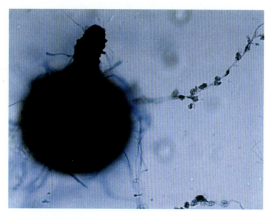

图 1-92-9　环痕产孢以及子囊果开始形成(×1000)　　　图 1-92-10　成熟的子囊果(×1000)

征将其鉴定到种；如环痕产孢，分生孢子为倒卵形，基部平截，浅黄色或浅棕色，呈链状排列。子囊果球形，带有柱形的颈，暗棕色。子囊壳呈暗棕色，壁厚，通常含 8 个子囊孢子。

4. 该病例为罕见真菌病，为了发现罕见的、生长缓慢的真菌病，提醒常规组织标本真菌培养时间不能低于 30 天。

【扩大阅读】

小囊菌属(*Microascus*)是子囊菌类真菌，鉴定主要根据梗基的大小和形状以及有性阶段子囊果(perithecium)和子囊孢子(ascospores)的特点。小囊菌属有几个种扮演帚霉属(*Scopulariopsis*)的有性形态。根据基部平截、环痕孢子的形成，容易地被鉴定为帚霉(*Scopulariopsis*)。但要注意与均为瓶梗产孢的拟青霉(*Paecilomyces*)或青霉(*Penicillium*)区别。常见的小囊菌属是帚霉的有性形态，包括：灰小囊菌(*M. cinereus*)、硬变小囊菌(*M. cirrosus*)和三角孢小囊菌(*M. trigonosporus*)。与之不同的是勃龙帚霉菌(*S. brumptii*)未发现与之相应的有性阶段的小囊菌。这一点很重要，当发现帚霉菌，应该分析与之相应的有性阶段。如果考虑为短帚霉(*Scopulariopsis brevicaulis*)要延长培养到 6 周，观察是否有相应的有性阶段出现。三角孢小囊菌不同于灰色小囊菌和硬变小囊菌，在于其子囊果的形态和子囊孢子的形态。灰色小囊菌通过子囊果较短的颈部和橘子瓣样的子囊孢子区别于硬变小囊菌，而硬变小囊菌的子囊孢子类似心形。有条件的实验室可采用分子鉴定技术与形态学相结合，有利于鉴定至种。

(王澎供稿；徐英春、王凯飞、沈定霞审)

## 参考文献

1. Sandoval-Denis M, Sutton DA, Fothergill AW, et al. Scopulariopsis, a poorly known opportunistic fungus: spectrum of species in clinical samples and in vitro responses to antifungal drugs. Journal of clinical microbiology. 2013 Dec;51(12):3937-3943.

2. Sandoval-Denis M, Guarro J, Cano-Lira JF, et al. Phylogeny and taxonomic revision of Microascaceae with emphasis on synnematous fungi. Studies in mycology. 2016;83:193-233.

3. Gavril D, Woerther PL, Ben Lakhdar A, et al. Invasive cutaneous infection due to Scopulariopsis brevicaulis unsuccessfully treated with high-dose micafungin in a neutropenic patient. Infection. 2016 Dec 01.

4. Sandoval-Denis M, Gene J, Sutton DA, et al. Redefining Microascus, Scopulariopsis and allied genera. Persoonia. 2016 Jun;36:1-36.
5. Skora M, Bulanda M, Jagielski T. In vitro activities of a wide panel of antifungal drugs against various Scopulariopsis and Microascus species. Antimicrobial agents and chemotherapy. 2015 Sep;59(9):5827-5829.

# 下 篇
## 真菌的实验室检测

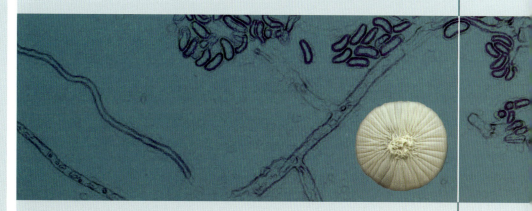

# 第1章

## 臨床药理学的研究

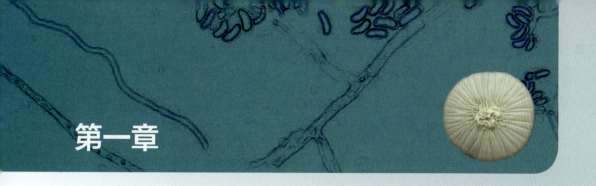

# 第一章

# 真菌检测标本的采集、运送与处理

## 第一节 基本原则

1. 疑似真菌感染患者和真菌感染高危患者(如免疫低下、入住 ICU 病房等)应考虑进行真菌病原学检测。

2. 尽量在感染的急性期、使用抗真菌药物治疗前或伤口局部治疗前采集真菌检测样本。

3. 采样时应严格按检验申请单所列出的检验项目的要求采集相应部位的标本,并执行无菌操作,防止样品受到正常菌群或环境中微生物的污染。

4. 根据标本和检验项目的不同,使用正确的容器盛放和运送标本。

5. 标本采集后应尽快送检。

6. 标本的送检过程中,应保持容器的密闭。怀疑有强传染性病原的标本要特别注明并使用专用运输工具。

7. 若临床怀疑某种特殊真菌,应与实验室联系,以便准备特殊培养基和采取特殊培养程序。

8. 标本对应的检验申请单,应注明患者信息(如姓名、病区、ID 号等)、申请医生姓名、临床诊断、标本类型、送检目的,以及标本采集时间等信息。

9. 实验室人员收到标本后,应核对申请单信息是否准确、完整,检查送检标本是否合格。

10. 对于不合格的标本应按程序拒收,不得进行后续检验。同时,应当联系标本送检的临床科室相关人员,重新按要求留取合格的标本送检。

11. 实验室收到合格的待测标本后应按不同检验项目的要求及时进行处理。

12. 对于完成检验的标本,实验室应当按照满足生物安全防护要求的消毒处理程序进行处理。

## 第二节　各种标本的采集与运送

### 一、血液标本

**1. 采集指征**
(1) 血流感染高危患者(如免疫低下、入住ICU病房、有其他部位明确感染等)。
(2) 一般患者出现以下一种体征时可作为进行血液真菌培养的重要指征：
a) 体温≥38℃，并伴有寒战；
b) 长期大剂量使用广谱抗菌药物治疗的患者；
c) 皮肤黏膜出血，伴有昏迷、多器官衰竭、血压降低；
d) 血液病患者出现粒细胞减少、血小板减少等；
e) 其他怀疑有真菌血症可能发生的情况。

**2. 采集方法**
(1) 用手掰开血培养瓶顶盖，露出金属圈固定的橡皮塞。用75%乙醇消毒橡皮塞。
(2) 按程序进行皮肤消毒，然后使用无菌注射器抽取血液。
(3) 将抽取的血液从橡皮塞处注入血培养瓶内，记录采集时间。
(4) 立即送检。

**3. 标本运送**　采血后应该立即送检，如不能立即送检，须室温保存，切勿冷藏。

**4. 注意事项**
(1) 成人采血量为10~15ml/瓶，儿童为2~4ml/瓶。建议采集双倍血量，然后平均分配至两个培养瓶中，以提高检出率。
(2) 对新入院危重感染患者应在未进行抗菌药物治疗之前，及时做血液培养。
(3) 从静脉采血。
(4) 用注射器无菌穿刺取血后，勿换针头直接注入瓶盖消毒后的血培养瓶。
(5) 可在30~60分钟内或同时于不同部位采集2~3份血进行培养以提高检测阳性率；多次采血应在不同部位的血管穿刺以排除皮肤菌群污染的可能。除非无法作静脉穿刺取血，否则不应从留置导管内取血。
(6) 如通过静脉植入管采集血液，不用弃去起始部分的血液，应同时(两次采血间隔≤15分钟，两瓶尽量采集相同体积血量)自外周静脉再采集血液进行血真菌培养，以便判读是否导管相关性感染。
(7) 应尽量在使用抗真菌药之前采血，以发热高峰前1小时内或患者寒战和发热开始时或患者寒战和发热开始后1小时内采集为最宜。

### 二、骨髓标本

取至少0.5ml(儿童)或3ml(成人)穿刺的骨髓液放入血培养瓶中在全自动血培养系统中进行培养，但由于骨髓与血培养瓶中的培养液比例不合适，采用儿童瓶是更好的选择。也可将骨髓穿刺标本直接接种于适当的真菌培养基上进行培养。

### 三、脑脊液标本

**1. 采集指征**

(1) 未知原因引起的头痛、脑膜征象、颈部僵直、脑神经征象、发热、体温过低、易受刺激等临床症状。

(2) 血液培养有隐球菌生长,或者血液检查隐球菌抗原阳性,怀疑播散性隐球菌感染时。

(3) 临床医生怀疑患者有真菌性脑膜炎感染时,影像学检查(颅脑 CT 或 MRI 等)提示脑水肿、脑积水和脑的局灶性异常。

**2. 采集方法**

(1) 按照临床操作规程,抽取脑脊液。

(2) 送检量应≥2ml,标本量多可提高阳性率。

(3) 将脑脊液注入无菌试管,立即送检。

(4) 做脑脊液真菌培养时,建议同时做血真菌培养。

**3. 标本运送**

(1) 脑脊液标本采集后应置于无菌试管内立即送检。

(2) 实验室收到标本后应立即接种,不可冷藏。

(3) 脑脊液标本送检的理想时间为 15 分钟内,半小时送检是可接受的。如果送检时间超过 1 小时,则会影响结果,在结果报告时,在备注处注明此情况。

### 四、无菌体液标本

无菌体液是指除血液、骨髓和脑脊液以外的体腔液,包括羊膜腔液、后穹隆穿刺液、透析液、心包液、关节液、胆汁、胸腔穿刺液、腹膜穿刺液和滑膜液等。正常的穿刺液是无菌的,在感染的情况下,只要检出病原,通常都可视为病原菌。

**1. 采集指征** 怀疑以上无菌体液相关部位有真菌感染时,应进行真菌的培养和涂片。

**2. 采集方法**

(1) 由临床医生进行无菌体液标本采集的相关操作。

(2) 胆汁的采集方法:可采用十二指肠引流法、胆囊穿刺法及手术采取法。取约 2ml 左右放入无菌密封容器立即送检。

(3) 其他穿刺液的采集方法:2% 碘酊消毒要穿刺的皮肤后,由临床医生穿刺采集标本(2~5ml),注入血培养瓶中立即送检。如需真菌涂片类检查,另外再留约 1~2ml 于无菌带盖试管内。

(4) 留取标本时,为防止体液凝固,可在无菌试管内先加入灭菌肝素 0.5mg(可抗凝 5ml 标本),再注入各种穿刺液,轻轻混合后送检。

(5) 如穿刺液明显混浊、有异味,也可直接留于无菌带盖试管内(约 2~5ml)。

**3. 标本运送** 采集后应置于无菌容器内立即送检。

## 五、尿液标本

**1. 采集指征**

(1) 有典型的尿路感染症状(如尿频、尿急、尿痛等)。

(2) 肉眼脓尿或血尿时。

(3) 其他临床医生认为有必要做尿真菌培养时。

**2. 采集方法**

(1) 中段尿：

a) 患者睡前适量饮水；

b) 清晨起床后清洗会阴部及尿道口周围；

c) 排出前段尿,然后使用专用无菌瓶直接留取中段尿,盖上盖子；

d) 立即送检。

(2) 耻骨上膀胱穿刺尿：

a) 患者适量饮水以使膀胱充盈；

b) 严格皮肤消毒后用装有 19 或 20 号针头的注射器在耻骨联合距脐 1/3 处穿刺,抽取尿液；

c) 立即送检。

(3) 直接导尿：

a) 按常规方法对会阴局部进行消毒；

b) 用导尿管直接经尿道插入膀胱,获取膀胱尿液；

c) 一般插入导管后先让尿液流出 15ml 再留取尿液标本；

d) 立即送检。

**3. 标本运送**

(1) 尿液标本采集后应立即送检。

(2) 如不能立即送检,应在 2 小时内送达实验室。

**4. 注意事项**

(1) 清洗会阴时,男性应翻上包皮,女性应分开大阴唇。

(2) 成人留取用于真菌检验的尿液量为 5~10ml。

(3) 直接导尿极易将下尿道细菌引入膀胱,导致继发感染,非不得已使用时不提倡使用。

(4) 禁止把导尿管与尿袋直接拔开后收集尿液。

(5) 诊断症状明显的患者(如尿急、尿频、尿痛),一份标本就已足够,治疗 48~72 小时后再采集第二份标本。对于症状不明显的患者,需采集 2~3 份标本。

(6) 多次收集在一个无菌瓶中的尿液或 24 小时尿不能用作真菌培养。

## 六、呼吸道标本

**1. 采集指征**

(1) 有典型的呼吸道感染症状(发热、咽部发红、疼痛、咳嗽、喉部有脓样分泌物等临床症状)。

(2) 存在鼻窦炎症状,如流脓涕、涕倒流、鼻塞、头痛、面部肿胀疼痛麻木感,伴有或不伴有视力下降;鼻窦内镜检查或影像学提示鼻窦内有软组织密度影,黏膜增厚,或有钙化,或有骨质侵袭。

(3) 有以下症状及体征患者,可留取痰标本进行真菌检测:
a) 咳嗽、咳痰是下呼吸道感染最常见的症状。
b) 咯血:包括泡沫血痰、鲜血和痰中带血等。
c) 呼吸困难:呼吸急促或哮喘,常伴有胸痛。
d) 发热伴白细胞增高尤其是中性粒细胞或 CRP 明显增高。
e) 胸部影像学检查提示有感染可能。

(4) 其他临床医生认为有真菌感染的患者。

**2. 采集方法**

(1) 鼻窦术中取材:用被无菌盐水湿润的拭子插入鼻孔约 2cm,对鼻黏膜适当用力旋转。

(2) 鼻咽拭子:用无菌拭子经鼻轻轻插入鼻咽后部,慢慢旋转拭子 5 秒以吸收分泌物。

(3) 咽部拭子:采集前患者应使用清水反复漱口,由检查者将舌向外拉,使腭垂尽可能向外牵引,将棉拭子通过舌根到咽后壁或腭垂的后侧,涂抹数次,但拭子要避免接触口腔和舌黏膜。

(4) 痰液收集:
a) 自然咳痰法:以晨痰为佳,24 小时痰液不合适,因为其中的细菌及真菌会大量繁殖,影响结果。采集标本前应用清水、冷开水漱口或用牙刷(不用牙膏)清洁口腔和牙齿,有义齿者应取下义齿。尽可能在用抗菌药物之前采集标本。用力咳出呼吸道深部的痰,痰液直接吐入痰盒中,标本量应≥1ml。咳痰困难者可用雾化吸入加温至 45℃的 10%NaCl 水溶液,使痰液易于排出。对难于自然咳痰患者可用无菌吸痰管抽取气管深部分泌物。
b) 支气管镜采集法、支气管肺泡灌洗法:均由临床医生按相应操作规程采集,但必须注意采集标本时尽可能避免咽喉部正常菌群的污染。

(5) 肺组织:确需留取肺组织进行检验时,可通过肺穿刺进行标本采集,但操作应当由具有资质的临床医生进行。在 CT 或 B 超的精确引导下,使用穿刺针收集肺组织标本后,可直接压片镜检,或者经组织研磨器处理后,接种相应的培养基进行真菌培养。

**3. 标本运送**

(1) 采集标本后,将其放入无菌容器中。
(2) 室温下应在 2 小时内送达实验室。

## 七、粪便标本

**1. 采集指征**  因为人体肠道中通常有酵母菌定植,采集粪便标本进行真菌培养的意义不大。只有当粪便中存在大量酵母菌,或仅有酵母菌时可能有临床意义。以下情况时,可采集粪便标本进行真菌培养:

(1) 腹泻,便中有黏液或脓液,粪便涂片镜检白细胞≥5 个/HP。
(2) 便中有脓液。
(3) 长期使用广谱抗菌药物,反复腹泻,临床怀疑真菌感染。
(4) 其他临床医生怀疑有消化道真菌感染的患者。

**2. 采集方法**

(1) 自然排便法：直接留置粪便标本于清洁、干燥广口容器中送检。本法为常规方法。注意若有脓血、黏液、组织碎片，则取有脓血、黏液、组织碎片部分的粪便 1~3g，液体粪便则取絮状物，一般取 1~3ml，直接装入粪便容器送检。

(2) 直肠拭子法：先以肥皂、温水清洁肛周部位，然后用经无菌盐水湿润的棉拭子插入肛门超越肛门括约肌约 2.5cm，与直肠黏膜表面接触，轻轻旋转，可在拭子上明显见到粪便，必须将棉拭子置于运送真菌培养基中送检。本法只适用于排便困难患者或婴幼儿，不推荐使用拭子做常规性病原菌真菌培养。

**3. 标本运送**

(1) 标本采集后应正确盖好，防止泄漏或容器外部留有残留物。

(2) 粪便和直肠拭子室温下均应在 1 小时内送至实验室。

## 八、生殖道标本

**1. 采集指征** 怀疑有生殖道真菌感染时，可取标本进行真菌培养、涂片检查，或进行其他相应病原的快速检测。

**2. 采集方法**

(1) 女性生殖道标本应由临床医师采集。扩阴后用棉拭子或棉球去除外宫颈处表层的黏液，用新的无菌棉拭子伸入阴道或子宫颈内 1~2cm 滚动 10~30 秒取出，取出时避免与阴道表面接触。

(2) 男性生殖道标本可使用专用拭子自行采集。将拭子插入尿道口内约 1.5~3cm 处轻轻旋转取出，1 次以上的取样，取样深度应在上述范围自浅至深依次递增，避免相同部位重复取样。

(3) 男性尿道分泌物、脓：清洁、消毒尿道口，挤压前端尿道或自阴茎根部依次向前推动挤压尿道，使脓或分泌物排至尿道口，用无菌棉签头部滚动蘸取样本。

(4) 前列腺液：清洁、消毒尿道口，通过按摩前列腺，以无菌操作采集前列腺液置于无菌瓶。

(5) 精液：清洁尿道口后，按摩留取精液置无菌瓶内。

**3. 标本运送** 标本采集后应置于无菌试管内尽快送检，常温 2 小时内送至，禁止冷藏。

## 九、脓液和病灶分泌物标本

脓是机体组织炎症过程中形成的浓稠或稀薄的渗出物，其中包含变性、坏死的白细胞、细菌、坏死组织碎片和渗出的组织液。脓肿是急性感染过程中，组织、器官或体腔内，因病变组织坏死、液化而出现的局限性脓液积聚，四周有一完整的脓壁。

**1. 采集指征**

(1) 局部组织或器官有化脓性感染表现，热、肿、触痛和发红，可有发热。

(2) 深部脓肿表现为局部疼痛和触痛，并伴有全身症状，特别典型的是发热和厌食，体重下降和疲倦。

(3) 抗细菌治疗疗效不明显，怀疑真菌感染应加做真菌培养。

**2. 采集方法**

(1) 开放脓肿:用无菌盐水或 70% 乙醇擦去表面渗出物(污染杂菌),用无菌拭子蘸少许生理盐水,以保持标本湿度,深入溃疡基底部或边缘部。

(2) 闭锁脓肿:不能用拭子,应采集渗出物和脓肿壁标本。在采集此类标本以前,对患者病灶局部的皮肤或黏膜表面,用 2.5%~3% 碘酊消毒、75% 乙醇脱碘,用无菌注射器抽取脓肿内容物,采集的脓汁(大于 1ml)可直接注入血培养瓶中送检,也可置于无菌容器内送检。

(3) 烧伤伤口:应在广泛清洗和清创术后采集标本。标本采集前,应用无菌生理盐水充分清洁和清创烧伤伤口,以去除表面的渗出物和碎屑。用拭子采集病灶基底部或边缘,置于运送真菌培养基中,室温 2 小时内送至实验室。

(4) 脓疱或水疱:以 75% 乙醇消毒,干燥后,用针头(小儿用 23 号针头)挑破脓疱,用拭子采集脓疱液和基底部标本。

(5) 蜂窝织炎:用无菌生理盐水或 70% 乙醇擦拭,用细针头和注射器抽吸发炎的中心区域(不要取边缘区域),往注射器吸入少量无菌生理盐水,将标本注入无菌带盖试管中送检。

**3. 注意事项**

(1) 对大多数开放伤口,采集前应先清创,去除皮肤黏膜表面的菌群。

(2) 除非有渗出物,干燥、结痂伤口一般不做真菌培养。

(3) 开放脓肿处理同开放伤口。不仅送检脓液,应在病灶活动区域或基底部采集标本,最好是组织标本。

(4) 脓标本的选择更大程度上依赖于感染的程度和性质而不是可疑的病原体。

(5) 采集标本时应注意标本的性状、色泽、气味,可为分离鉴定致病菌提供依据。

**4. 标本运送** 标本采集后应在室温下 2 小时内送至实验,尽量不冷藏。

## 十、耳部及眼部标本

**1. 采集指征** 局部有炎症症状或怀疑有真菌感染,应进行真菌检验。

**2. 采集方法**

(1) 内耳:当喉部或鼻咽部的拭子真菌培养结果不足以诊断中耳炎的致病因子时,应采集内耳标本真菌培养。对复杂的、反复的或慢性顽固的中耳炎需做鼓室穿刺术(接触耳鼓室前先用肥皂水清洗耳道再用注射器收集液体)。对破裂的鼓室,借助耳科诊视器,用软杆拭子收集液体。

(2) 外耳:用湿拭子将耳道的任何碎屑或痂皮拭去,在外耳道用力旋转拭子取样。

(3) 眼结膜:分别用无菌盐水预湿的拭子绕结膜采样,采集完立即送检。

(4) 眼角膜:用无菌盐水预湿拭子采集角膜感染标本,或滴 2 滴局部麻醉液,用无菌铲刮擦脓肿或溃疡,将刮擦物立即送检。

(5) 眼液体或抽吸物:闭眼,由眼科医师用针头抽吸液体立即送检。

**3. 注意事项**

(1) 由于大多数眼部感染采集的标本量很少,应及时送检,同时避免在送检中标本变干。

(2) 应注明标本来源如眼标本注明是眼睑、结膜还是角膜等,并注明左眼还是右眼。

(3) 麻醉药对于一些病原体有抑制作用,所以在使用麻醉药后取材的化验单上应注明。

**4. 标本运送** 标本采集后应置于无菌试管内尽快送检,2 小时内送至实验室。

## 十一、皮肤、指(趾)甲和毛发标本

浅部真菌感染主要侵犯毛发、指(趾)甲和皮肤,引起多种癣病。皮肤癣病最直接的微生物学诊断是取患者皮屑、指(趾)甲或染病毛发,经 10%~20%KOH 消化后镜检。

**1. 采集指征** 有浅部皮肤癣病症状,怀疑真菌感染的患者应进行真菌检验。

**2. 采集方法**

(1) 皮肤:皮肤癣病采集皮损边缘的鳞屑。采集前用 70% 乙醇消毒皮肤(不能使用乙醇的部位可用无菌盐水清洗数次),待挥发后用无菌手术刀轻轻刮取感染皮肤边缘的皮屑,以不出血为度,刮取物放入无菌培养皿中送检;对于指(趾)间皮损,应尽量刮除表面白色、大而厚、已浸软的表皮,采集贴近真皮表面或活动边缘的皮屑;若皮肤溃疡时采集病损边缘的脓液或组织等;当怀疑有甲癣或真菌感染时,应采集病甲下的皮屑。

(2) 指(趾)甲:采集前用 70% 乙醇,消毒指(趾)甲表面部分,用消毒小刀刮去病甲上层,然后刮取正常甲与病甲交界处并贴近甲床部的甲屑,放入无菌容器送检。因为甲屑易飞扬引起环境和对人的感染,在刮取甲屑时要注意采集者自身的生物安全防护。

(3) 毛发:用无菌镊子采集断发残根、有鞘膜的病发或拔取无光泽病发,采集病发至少 5~6 根放入无菌容器送检。

**3. 注意事项**

(1) 尽量在病变部位未使用任何抗真菌药物前采集标本,对已用药者建议停药一段时间后再采集标本。

(2) 取材要准确、足量。采集部位应包括被病原真菌感染的浅部组织如皮肤、毛发和甲板以及深部组织。应尽量采取新被侵染的组织,如癣病的边缘性损害、头癣的断发、甲真菌病的甲板深层、马拉色菌毛囊炎的毛囊内容物、皮下真菌病的组织块和渗液等。

(3) 若婴儿或皮肤、黏膜极薄处刮取困难,可取组织标本送检。

(4) 标本采集后应在 72 小时内送检,若不能及时送检,应避免冷藏。

## 十二、组织标本

以无菌操作技术剪取组织块约 0.5~1.0cm$^2$ 方块大小,置于无菌容器内,直接送检。如果标本块很小,应加 2~5 滴盐水浸润,以免在送检途中干燥。

# 第三节 真菌检测标本的前处理和相关结果报告

## 一、血液和骨髓标本

血液和骨髓标本在病房由护士采集后直接注入培养瓶中,然后送检。因此,实验室人员无需对标本进行任何处理。收到标本后,登记编号,然后直接放入全自动培养仪进行培养。如仪器报警提示有真菌生长,则立即抽取适量培养液,根据申请单的培养目的转种至合适的培养基并放相应的孵箱内进行培养。同时,取少量培养液涂片、革兰染色、镜检,如观察到真菌,将结果按危急值立即报告临床。如报告为"见到圆形或卵圆形芽生真菌孢子,有(或无)假菌丝"。在全自动血液培养系统中,多数念珠菌能在 5 天内生长,但延长培养时间至 10 天可以增加对光滑念珠菌和新型隐球菌的分离率。若怀疑荚膜组织胞浆菌,可从培养 5 天的血培养瓶中抽取 5ml 培养液,离心取沉淀划线接种于 SDA,继续孵育 4 周。

### 二、脑脊液标本

**1. 涂片检查** 标本用甩片离心机以 3500 转/分钟离心 15 分钟,用上清液进行抗原试验,取沉渣涂片、墨汁染色,或自然干燥后在乙醇灯外焰来回三次固定,然后染色、镜检。按照镜下所见进行报告。如报告为"墨汁染色见芽生真菌孢子及宽厚荚膜"。

**2. 真菌培养** 可将脑脊液标本直接放入血培养瓶进行培养,或取离心后的沉淀物分别接种于两支沙保弱斜面培养基,在管外写上检验号,分别置 35℃和 25℃培养。每日观察,若连续培养 14 天后仍无真菌生长,报告"真菌培养 14 天未生长"。若有真菌生长则按照相应鉴定方法进行鉴定。

### 三、无菌体液标本

**1. 已注入培养瓶标本** 接收并查对后,实验室人员无需对标本进行任何处理。收到标本后,登记编号,然后直接放入培养仪进行培养。如仪器报警后涂片提示有真菌生长,则立即抽取适量培养液,根据申请单的培养目的转种至合适的培养基并放相应的孵箱内进行培养。

**2. 非脓性标本** 以无菌操作将标本置无菌试管,3000 转/分钟离心 15 分钟,倾去上清,取适量离心沉淀物涂片或接种至真菌培养基上。如有任何凝块,需切碎,与沉渣混合后再进行涂片或接种。

**3. 脓性标本** 直接涂片或接种至真菌培养基上。

### 四、尿液标本

**1. 涂片检查** 取尿液 5~10ml,置无菌试管,3500 转/分钟离心 15 分钟,倾去上清,取适量离心沉淀物涂片,自然干燥后在乙醇灯外焰来回三次固定,然后染色、镜检。

**2. 真菌培养** 取适量(约 0.5ml)尿液沉渣接种至 SDA,如需定量,应采用定量接种环取未经离心的尿液标本划线接种于适当的培养基上。在平板底部写上检验号,置 25℃培养。每日观察,若连续培养 5 天后仍无真菌生长,报告"培养 5 天未见真菌生长"。有真菌生长按照相应鉴定规程进行鉴定。

### 五、呼吸道标本

对送检的呼吸道标本应挑取脓性、血性或干酪样成分进行涂片和培养,用于真菌培养的痰液不可使用含氢氧化钠的消化液进行处理,因其能破坏真菌。怀疑接合菌感染时组织标本不宜研磨,因研磨会破坏接合菌的活性。标本接种于 SDA 后,在平板底部写上检验号及接种时间,置 25℃培养。每日观察,若连续培养 5 天后仍无真菌生长报告"培养 5 天未见真菌生长"。若怀疑为特殊真菌感染时可将标本接种于沙保弱斜面,培养 14 天后仍无真菌生长,报告"培养 14 天未见真菌生长"。若怀疑双相真菌,或其他慢生长真菌,还应延长培养时间,荚膜组织胞浆菌培养需要培养 8 周,无菌生长方可报告阴性。若有真菌生长按照相应鉴定规程进行鉴定。

### 六、粪便标本

取适量标本接种于 SDA,在平板底部写上检验号,置 25℃培养。每日观察,若连续培养 5 天后仍无真菌生长报告"培养 5 天无真菌生长"。有真菌生长按照相应鉴定规程进行鉴定。

### 七、生殖道标本

**1. 涂片检查** 取适量标本涂抹在玻片后自然干燥,然后在乙醇灯外焰来回三次固定。染色、镜检。

**2. 真菌培养** 取适量标本接种于 SDA,在平板底部写上检验号,置 25℃培养。每日观察,若连续培养 5 天后仍无真菌生长,报告"培养 5 天未见真菌生长"。有真菌生长按照相应鉴定规程进行鉴定。

### 八、脓液和病灶分泌物标本

**1. 涂片检查** 以无菌操作制备涂片,如有颗粒,应用 2 张玻片将其压碎后,进行显微镜观察。

**2. 真菌培养** 以无菌方法取适量标本接种于 SDA,在平板底部写上检验号,置 25℃培养。每日观察,若连续培养 5 天后仍无真菌生长报告"培养 5 天未见真菌生长"。若怀疑为双相真菌感染时可将标本接种于沙保弱斜面,分别放置 25℃和 35℃培养,培养物放 8 周,仍无真菌生长则报告"培养 8 周未见真菌生长"。若有真菌生长,则按照相应鉴定规程进行鉴定。

### 九、耳部及眼部标本

**1. 涂片检查** 最常见的耳部标本为耳屑。将标本置载玻片上,滴加 10%KOH 溶液,微加热使角质溶解并盖上盖玻片后直接镜检。眼部标本通常为拭子,可直接涂于载玻片上,自然干燥,然后在乙醇灯外焰来回三次固定。染色、镜检。

**2. 真菌培养** 耳屑可直接接种于 SDA 或土豆培养基,在平板底部写上检验号,置 25℃培养。每日观察。眼拭子直接接种于 SDA,在平板底部写上检验号,置 25℃培养。每日观察,若连续培养 5 天后仍无真菌生长报告"培养 5 天未见真菌生长"。

## 十、皮肤、指(趾)甲和毛发标本

**1. 涂片检查**  标本置载玻片上,滴加 10%KOH 溶液,微加热使角质溶解并辅以无菌镊子和剪刀剪碎,盖上盖玻片后直接镜检。

**2. 真菌培养**  将送检的皮肤、指(趾)甲和毛发标本接种于适当的真菌培养基。浅表真菌生长成熟的时间不等,有的 5 天即可成熟,有的生长需要 20 天。

## 十一、组织标本

**1. 涂片检查**  接收并查对后,以无菌操作在组织标本中加入少量盐水或肉汤,在组织研磨器内制成匀浆。取适量匀浆涂片,可采用六胺银或荧光法染色、镜检。

**2. 真菌培养**  将组织进行研磨,可促使细胞内的酵母菌、荚膜组织胞浆菌释放出来,但怀疑接合菌感染时,应剪碎组织标本,因研磨会破坏菌丝,降低其生长能力。故对于未知真菌病原的组织标本最好取一部分制成匀浆,另一部分进行剪碎处理,然后将两部分混合后接种于真菌培养基上,做好标记,置 25℃培养。每日观察,若连续培养 5 天后仍无真菌生长,可以报告"培养 5 天未见真菌生长"。若怀疑为双相真菌感染时可将标本接种于沙保弱琼脂斜面,分别放置 25℃和 35℃培养,培养物放 8 周,仍无真菌生长则报告"培养 8 周未见真菌生长"。若有真菌生长,则按照相应鉴定规程进行鉴定。

(杨继勇供稿;鲁辛辛审)

## 参考文献

1. 尚红,王毓三,申子瑜. 全国临床检验操作规程. 4 版. 北京:人民卫生出版社,2014.
2. 默里 PR,巴伦 EJ,法勒 MA,等. 临床微生物学手册. 北京:科学出版社,2005.

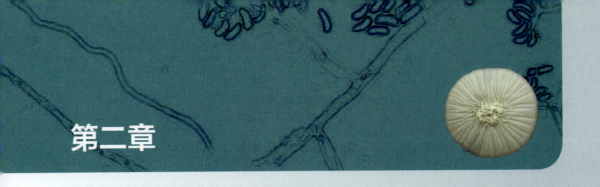

# 第二章

# 真菌实验室检测技术

## 第一节 生物安全

由于许多丝状真菌能产生经空气传播的孢子,真菌实验室除要求达到一般微生物实验室的生物安全标准以外,须有更严格的生物安全防护措施。

1. 标本在采集、运送和接收过程中,必须置于密闭容器中,不得随意打开。

2. 标本接收后,须在二级生物安全柜中进行操作。丝状真菌须在一个独立空间进行分离培养和鉴定。

3. 培养后生长的假丝酵母菌和隐球菌等常见酵母菌可按细菌鉴定的生物安全标准进行鉴定和药敏试验。

4. 对于有丝状真菌生长的平皿应使用封口膜封住,观察丝状真菌菌落形态时不得随意打开平皿盖。

5. 针对丝状真菌的显微镜镜检制片过程须在真菌专用的生物安全柜中进行。

6. 怀疑双相真菌时,不得制作小培养。

7. 粗球孢子菌的关节孢子具有很强的传染性,需要特别小心处理其培养物,不得采用平皿培养,不得制作小培养。

8. 个人防护 工作服应在实验室单独存放,不得带入生活和办公区域。操作完毕离开实验室时,应摘手套并弃于医疗垃圾桶中。一次性手套不得清洗和再次使用。

9. 实验室废弃物丢弃前均须灭菌处理。

10. 由于真菌对紫外线抵抗力较强,所以真菌实验室、培养箱和生物安全柜等环境和物品的消毒须选用化学方法,如甲醛、过氧乙酸和戊二醛等的熏蒸或喷雾。由于这些化学消毒方法对人体都有一定的损害,所以操作过程需要做好防护。

## 第二节 实 验 设 备

真菌实验室不仅需要独立的工作房间、还需要配置如下设备：二级生物安全柜、普通显微镜、荧光显微镜、冰箱、培养箱（25℃和35℃）、灭菌器、接种针、接种环、手术刀、小剪刀和研磨器等。有条件的实验室应尽可能具备微生物自动鉴定仪、质谱分析仪。

随着技术的进步，不断有新设备问世，各个真菌实验室可以根据自身需求，选择适合自身的设备。

## 第三节 染 色 试 剂

真菌相关的染色技术很多，根据不同标本类型以及相关的真菌种类，选择相应的染色方法。与真菌检测相关的染色方法见表2-2-1。

表2-2-1 真菌检测相关的染色方法

| 染色剂或方法 | 用途 |
| --- | --- |
| 乳酸酚棉兰（lactophenol cotton blue） | 真菌的染色和显微镜检查，将真菌菌丝和孢子染成蓝色 |
| 10% KOH | 消化皮屑、头发、甲和其他查真菌临床标本，直接显微镜检查 |
| 钙荧光白染色（calcofluor white） | 皮屑、头发、甲和其他查真菌临床标本经钙荧光白染色后显微镜检查，需要荧光显微镜，配合10%KOH使用，效果更佳 |
| 含氯唑黑的KOH［potassium hydroxide（KOH）with chlorazol black］ | 皮屑、头发、甲和其他查真菌临床标本的染色，真菌菌丝染成绿色，背景灰色；染色效果不如钙荧光白好 |
| KOH-二甲基亚砜制剂（potassium hydroxide-dimethyl sulfoxide preparation）（KOH-DMSO） | 消化屑、头发、甲和其他查真菌临床标本 |
| 墨汁负染（India ink mounts） | 检测脑脊液中新型隐球菌，菌体呈圆形，外有一圈透明的厚荚膜 |
| 黏蛋白卡红染色（Southgate's mucicarmine stain） | 检测组织内新型隐球菌的荚膜成分，可被染成玫瑰红色 |
| 过碘酸希夫染色（periodic acid-Schiff stain，PAS） | 检测组织中的真菌，尤其适用于组织中荚膜组织孢浆菌、假丝酵母菌、曲霉菌和隐球菌等的染色，菌体可被染成粉红色 |
| 吉姆萨染色（Giemsa Stain） | 组织中真菌，尤其是骨髓和血涂片中的组织胞浆菌和马尔尼菲蓝状菌，可被染成蓝紫色 |
| 六胺银染色（Gomori methenamine silver，GMS） | 检测组织中的真菌，尤其耶氏肺孢子菌和马尔尼菲蓝状菌，菌体可被染成棕黑色 |
| 子囊孢子染色 | 子囊孢子染成绿色 |
| 革兰染色 | 真菌革兰染色阳性，但通常染色较差 |

# 第四节 培 养 基

适用于真菌培养的培养基种类很多,根据用途不同可以分为两类:

(1) 普通培养基,如 SDA、改良沙氏琼脂、玉米琼脂或米粉培养基、察氏培养基和马铃薯葡萄糖培养基(PDA)等;

(2) 鉴别培养基,组成成分特殊的各种培养基,可用于菌种鉴定,如假丝酵母菌的显色培养基等。不同部位标本可按常见感染真菌的种类选择合适的培养基进行培养。常用真菌培养基种类见表 2-2-2。

表 2-2-2 常用的真菌培养基及用途

| 培养基 | 用途 |
| --- | --- |
| 沙保弱葡萄糖琼脂(Sabouraud's dextrose agar,SDA) | 真菌的常规培养和鉴定,使用较多,但初次分离真菌具有局限性 |
| 马铃薯葡萄糖琼脂(potato dextrose agar,PDA) | 真菌的常规培养和鉴定真菌的常规培养和鉴定,能刺激真菌产生分生孢子和色素,常用作小培养的培养基 |
| 抑制性霉菌琼脂(inhibitory mould agar,IMA) | 真菌的初次分离和培养,优于 SDA |
| 含放线菌酮、氯霉素、庆大霉素和酵母菌提取物的沙氏琼脂(Sabouraud's dextrose agar with cycloheximide,chloramphenicol,gentamicin and yeast extract) | 皮肤癣菌的初次分离和培养 |
| 含氯霉素和庆大霉素的沙氏琼脂(Sabouraud's dextrose agar with chloramphenicol and gentamicin) | 酵母菌和丝状真菌的初次分离和培养 |
| 麦芽汁琼脂(malt extract agar) | 真菌的常规培养和鉴定 |
| 玉米粉琼脂(cornmeal agar) | 可以观察厚壁孢子,用于鉴定酵母菌。若用右旋葡萄糖代替吐温 80,可以用来区分红色毛癣菌和须癣毛癣菌 |
| 接合菌的玉米粉葡萄糖酵母菌提取物琼脂(cornmeal glucose sucrose yeast extract agar for zygomycetes) | 刺激接合菌等尤其是瓶霉属和鳞质霉属产生分生孢子 |
| 含 5% 羊血的脑心浸液(brain heart infusion agar,BHIA with 5% sheep blood) | 酵母菌和丝状真菌的初次分离和培养,增强培养的病原性真菌如荚膜组织胞浆菌和皮炎芽生菌的生长 |
| 毛癣菌属琼脂 1-7 号(trichophyton agars nos 1-7) | 最常用的是 1 号和 4 号,鉴定毛癣菌属不同种 |
| 大米谷物斜面(rice grain slopes) | 诱导 microsporum audouinii、犬小孢子菌和扭曲小孢子菌产孢,并且进行鉴定 |
| 利特曼牛胆汁琼脂(littman oxgall agar) | 皮肤、头发和甲等标本常规接种 |
| 含 5% 氯化钠的沙氏琼脂(Sabouraud's dextrose agar with 5% NaCl) | 培养和鉴定皮肤癣菌,尤其是红色毛癣菌和须毛癣菌 |
| 1% 蛋白胨琼脂(1% peptone agar) | 培养和鉴定真菌 |
| 刀豆氨酸-甘氨酸-溴麝香酚蓝琼脂(L-canavanine,glycine,2 bromthymol blue Agar,CGB) | 鉴定新型隐球菌新生变种和格特变种 |

续表

| 培养基 | 用途 |
|---|---|
| 鸟食琼脂（bird seed agar） | 新型隐球菌的选择性培养，但不能区分新生变种和格特变种 |
| 狄克逊琼脂（Dixon's agar） | 糠秕马拉色菌的初次分离和培养 |
| 科玛嘉显示培养基（CHROMagar） | 假丝酵母菌的显色培养，鉴定常见假丝酵母菌 |
| 水琼脂（water agar） | 用于孢子和分生孢子的产生 |

## 第五节 直接显微镜检查法

### 一、直接涂片

标本以组织和体液为好，组织标本取其中一部分研磨后涂片，怀疑接合菌的培养用组织标本不得研磨，防止破坏其生长活性。体液标本，如胸腔积液、尿液、脑脊液等须离心沉淀，再将离心沉渣直接涂片，也可取阳性报警的血液培养液直接涂片。

### 二、染色及显微镜镜检

根据标本来源及所怀疑的真菌种类，选择适当染色方法进行染色，有利于镜检。常用的染色法如下：

**1. 10%氢氧化钾（KOH）溶液处理标本** KOH为碱性溶液，可以将组织中有机物质消化，而不影响真菌的形态，从而避免组织成分对真菌形态的影响。

**2. HE（苏木素-伊红）染色** 用于组织标本染色的常规方法，可帮助观察到组织中的多种真菌。真菌染成紫色至蓝紫色，可以观察真菌感染后宿主的组织反应。

**3. 革兰染色** 常用作细菌的染色，也可用于孢子丝菌、念珠菌等的染色，这些真菌被染成紫蓝色。

**4. 乳酸酚棉蓝染色** 用于各种真菌感染标本涂片的染色，或用胶带取部分生长的菌落进行染色，真菌被染成蓝色。

**5. 过碘酸希夫染色（PAS）** 用于体液渗出液和组织匀浆等的染色，真菌胞壁中多糖染色后呈红色，细菌和中性粒细胞偶可呈假阳性，但与真菌结构不同，不难区别。

**6. 六胺银染色（GMS）** 用于组织标本的染色，真菌染成黑色，背景呈绿色。

**7. 吉姆萨染色（Giemsa）** 用于组织标本的染色，真菌染成紫红色。

**8. 钙荧光白染色（CFW）** 真菌细胞壁中的几丁质着色后，用荧光显微镜观察。与KOH溶液联合使用更有利于真菌的检出。荧光染色需要的标本量小，在载玻片上进行涂片时要注意尽量涂薄一些，有利于镜下形态观察若是黏稠的痰液标本还需使用消化液处理。

**9. 墨汁染色** 用于观察标本中的隐球菌的荚膜。脑脊液等液体标本离心后与墨汁混合，痰和脓液等可用10%KOH溶液处理后再与墨汁混合。显微镜下可见隐球菌细胞周围晕轮，即是隐球菌的荚膜。

## 第六节 真菌培养法与菌落及镜检形态

### 一、接种方法

**1. 点种法** 将标本直接与培养基表面点状接触。适用于皮屑、甲屑、毛发、痂皮、组织等固体有形标本。具体方法是用接种针或无菌小镊子将标本分两点接种在沙氏琼脂斜面或其他真菌培养基上,斜面中央的一点有利于菌落的伸展,常用来观察菌落形态。上 1/4 处一点,此处较干燥,有利于色素产生,菌丝、孢子发育较好,常用于观察色素。

**2. 划线法** 用接种环划线接种在沙氏琼脂斜面或其他真菌分离培养基表面。适用于痰、分泌物和脓液、尿液等液体标本。

### 二、培养方法

**1. 平板培养** 采集标本后直接接种于含培养基的平板上。

**2. 试管培养** 培养基置于试管中,用于临床标本的初代培养和菌种保存。

**3. 玻片培养** 即小培养。用无菌手术刀切取 1cm×1cm 的琼脂(SDA 或 PDA)置于无菌玻片上,用灭菌接种针接种真菌于琼脂块的四个侧面,盖上盖玻片。将此玻片置于无菌培养皿中(底部放一张滤纸,滴加无菌水以保持湿度),25℃培养,定期观察生长情况。

### 三、培养基选择

根据真菌培养和鉴定的不同需求,标本在接种时可选择不同的培养基,不同培养基的用途见表 2-2-2,培养基的配制方法参见沈定霞主译的第 5 版《医学重要真菌鉴定指南》。

### 四、培养温度

真菌培养的最适温度为 25~30℃,绝大部分医学真菌在此温度下生长良好,温度过高或过低会影响真菌生长,甚至死亡。深部致病真菌一般适于在 37℃培养。双相真菌在 25℃时为菌丝相,在 37℃时为酵母相。个别真菌可在 45℃生长,如烟曲霉菌。因此,温度试验对真菌的鉴定有一定的参考价值。

### 五、培养时间

普通真菌培养需要 5~7 天,一般丝状真菌培养至少 4 周,双相真菌培养至少 8 周。

## 六、培养物鉴定

### (一)菌落形态观察

图 2-2-1 为不同真菌的菌落形态。标本接种后,每星期至少检查 2 次,有菌落生长时,应每天观察。观察以下培养特征。

**1. 生长速率** 菌落 7~10 天内生长者为生长速度快。3 周少数生长,为生长速度慢。深部真菌超过 4 周未生长,可报阴性。荚膜组织胞浆菌生长最长可能需要 8 周。

**2. 菌落质地** 酵母菌或酵母样菌,菌落为光滑、柔软、乳酪状外观;丝状菌,菌落呈毛状,可有羊毛状、绒毛状、粉末状和蜡状等。双相真菌在不同培养温度可呈现不同形态,在室温环境中或 25℃培养时为菌丝相,在组织中或在 35℃培养为酵母相。

**3. 菌落形状** 真菌菌落可呈平滑、皱褶、凹或凸、脑回样、同心圆和火山口等多种形态。

**4. 菌落边缘** 有的菌落边缘整齐,有的如羽毛状、锯齿状、树枝状或纤毛状,凹凸不平等。

**5. 正面色素** 菌落正面可显白色、奶油色、黄色、棕色、粉红色、灰色和黑色等。不同的菌种表现不同的颜色。与菌种类别、培养基种类、培养温度、培养时间以及移种时间等因素都有关。菌落颜色在菌种鉴别中有重要参考价值,但除少数菌种外,一般不作为鉴定主要依据。

**6. 背面色素** 菌落背面可以是无色、黄色、棕色、红色和黑色等。

**7. 菌落下沉现象** 有些菌落下沉明显。

**8. 渗出物** 一些真菌如曲霉、青霉的一些菌落表面会出现液滴。注意数量和颜色。

**9. 菌落变异现象** 有些真菌的菌落时间长或多次培养后会发生变异。如絮状皮癣菌在 2~3 周后便发生变异。

### (二)显微镜检查

培养基上的菌落制片后用显微镜镜检。

**1. 真菌培养物的制片** 酵母菌培养物可采用与细菌涂片相同的方法制片,即在洁净玻片上滴一滴生理盐水,接种环挑取少量菌落置于盐水中轻轻研磨于玻片上,自然干燥后染色。丝状真菌可以用以下方法制片:

(1) 挑片法:在洁净的玻片上滴一滴乳酸酚棉兰染液,用灭菌的接种针挑取一小部分培养物置于染液中,盖上盖玻片。

(2) 透明胶带法:在洁净玻片上滴一滴乳酸酚棉兰染液,用一小段(不超过玻片长度)的透明胶带,黏性面朝外绕成环后粘取菌落,将粘有菌丝的一面朝下置于玻片的染液上。滴一滴 75% 乙醇,盖上盖玻片。

(3) 玻片培养法:对于采用玻片培养的真菌,待其生长良好后,可同时制备两张观察片:一是将盖玻片移开,置于另一张滴加了乳酸酚棉兰染液的玻片上;二是移走玻片上的琼脂,滴一滴乳酸酚棉兰染液,盖上新的盖玻片。

**2. 培养物显微镜检查** 真菌生长良好后制片,进行相应染色后显微镜观察。常见真菌显微镜下形态见图 2-2-2。

(1) 分生孢子的特征:对于产生分生孢子的丝状真菌,观察:

1) 分隔:有无分隔,仅有横隔或横隔及纵隔都有。

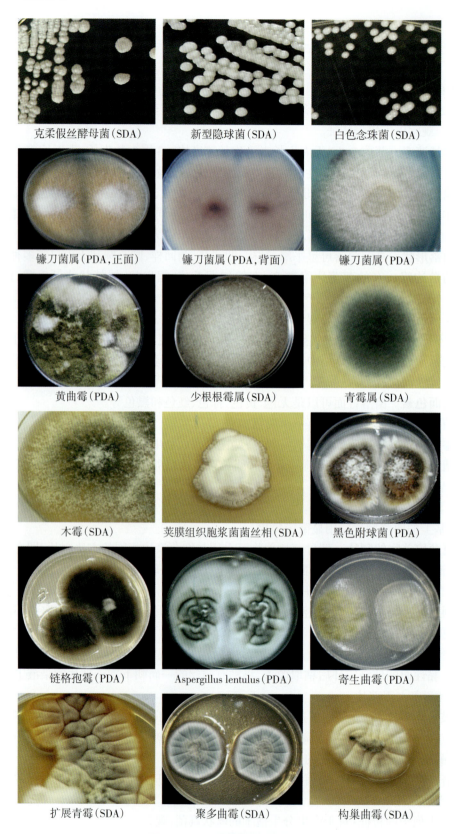

图 2-2-1 不同真菌的菌落形态

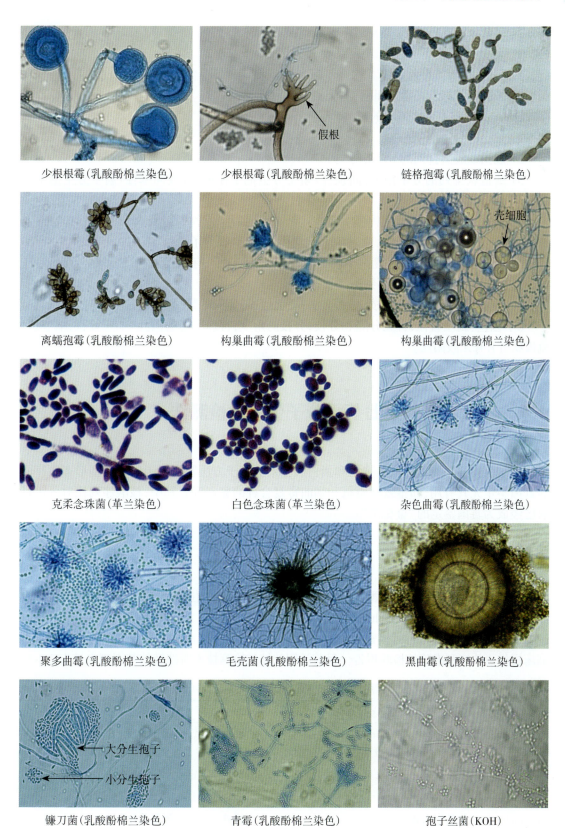

图 2-2-2 不同真菌的显微镜镜检形态

2) 形状：球形、椭球形、梨形、镰刀形和棒状等。
3) 大小：分生孢子的大小，有无大分生孢子。
4) 颜色：透明或有色素。
5) 细胞壁：厚度、光滑或粗糙、有无突起和棘突等。

(2) 产孢细胞上分生孢子的排列：
1) 单个的分生孢子。
2) 成团或成簇排列的分生孢子。
3) 成链状排列的分生孢子：向顶性（新生分生孢子在顶部）或向基性（新生分生孢子在基部）。

(3) 孢子囊与孢囊孢子：孢子囊形态（梨形、球形、瓶形和管状等）及大小（直径 >100mm 或 <100mm）。典型的孢子囊较大，囊轴生于孢囊梗末端，孢囊孢子少则 50~100 个，多达 100 000 个（多孢子）；小型孢子囊的孢囊孢子较少，1 个或多达 30 个，有或无囊轴；柱形孢子囊呈管柱状，孢囊孢子呈链状，可能看不到孢囊梗。

(4) 孢囊梗：长短、有无分枝；是否光滑；有无假根，假根的数量与位置。

(5) 菌丝：菌丝直径，有无分隔和分枝，分枝的角度，特殊形态的菌丝（如螺旋状、结节状、梳齿状等），有无假菌丝。

## 第七节 分子生物学检测法

分子生物学检测分为核酸技术和蛋白质技术。分子方法鉴定对于缺乏典型形态学特征的真菌鉴定尤其有用，如雅致鳞质霉和烟曲霉复合种的鉴定等。其中，核酸序列比对分析目前已经成为真菌鉴定的"金标准"。

### 一、核酸技术

核酸技术分为非扩增的核酸检测技术（如核酸肽-荧光原位杂交，PNA-FISH）、核酸扩增检测技术（如 real-time PCR 和 multiplex PCR）和基于 PCR 的 DNA 测序等。核酸技术检测真菌快速、准确，但是各实验室自行摸索制定的检测方法难以标准化，因此需要统一的标准以便于为临床提供更快速和准确的检验报告。目前常用的核酸检测技术所涉及的基因靶点见表 2-2-3。

表 2-2-3 常用于真菌核酸鉴定的基因靶点及其所鉴定的真菌

| 英文缩写 | 基因靶点 | 鉴定的真菌 |
| --- | --- | --- |
| ITS | 基因间隔区（Internal transcribed spacer region ITS1-5.8S-ITS2) | 种水平鉴定大部分真菌 |
| D1/D2 | 28S rDNA 基因 D1/D2 多变区 | 种水平鉴定大部分毛霉菌 |
| 18S | 18S rDNA 基因 | 鉴定大部分真菌，种水平鉴定酵母菌 |
| β-tubulin | β-微管蛋白Ⅱ | 准确鉴定曲霉菌复合种 |
| Cal | 钙调蛋白 | 种水平鉴定链格孢霉、曲霉菌复合种 |

续表

| 英文缩写 | 基因靶点 | 鉴定的真菌 |
|---|---|---|
| EF-1α | 延长因子 1α 亚基 | 鉴定镰刀菌复合种 |
| RPB1 | RNA 聚合酶Ⅰ亚基 | 鉴定镰刀菌、青霉菌和蓝状菌复合种 |
| RPB2 | RNA 聚合酶Ⅱ亚基 | |
| ACT | Actin | 种水平鉴定曲霉菌、枝孢霉、Coniochaeta sp.，轮枝孢霉和 Verruconis sp. |
| GPDH | 葡萄糖 -3- 磷酸脱氢酶 | 种水平鉴定离孺孢霉、弯孢霉和轮枝孢霉 |
| CHS | 几丁质合成酶 | 种水平鉴定孢子丝菌 |
| Chi18-5 | 几丁质酶 18-5 | 种水平鉴定木霉 |

## 二、蛋白质谱技术

目前应用于临床鉴定的蛋白质技术主要是基质辅助激光解析电离飞行时间质谱(matrix-assisted laser desorption/ionization time of flight mass spectrometry，MALDI-TOF MS)技术。真菌的蛋白质谱鉴定重点在于蛋白质的提取，尤其是丝状真菌。蛋白提取后，点靶、进样和激发后可得到不同分子大小的蛋白质谱图(图 2-2-3)，与数据库比对后即可得到鉴定结果(图 2-2-4)。

图 2-2-3　黄曲霉蛋白质谱图

| Mb | Detected Species | Log(Score) |
|---|---|---|
| | Aspergillus flavus CC1 M07 RLH | 2.253 |
| | Aspergillus flavus CC1 M08 RLH | 2.207 |
| | Aspergillus flavus CC1 M19 RLH | 2.140 |
| | Aspergillus flavus CC1 M09 RLH | 2.133 |
| | Aspergillus oryzae CC1 DSM 1147 DSM | 2.130 |
| | Aspergillus oryzae CC1 DSM 1863 DSM | 2.120 |
| | MQ-1 | 2.106 |
| | MQ | 2.106 |
| | MIQU-2 | 2.092 |
| | MIQU | 2.092 |

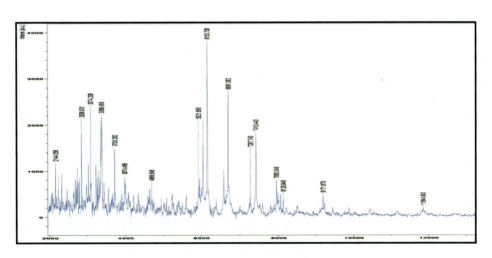

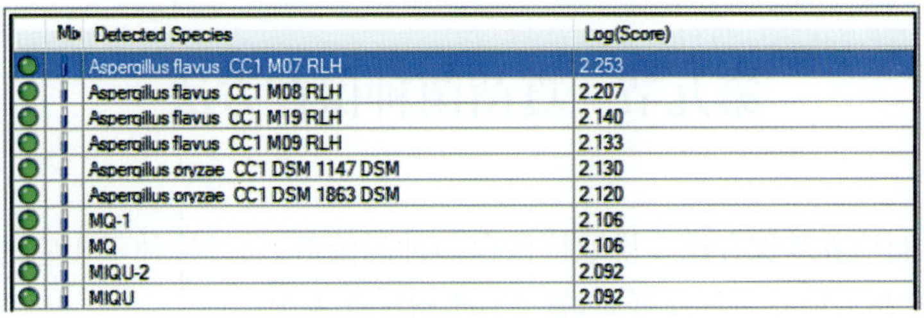

图 2-2-4　黄曲霉蛋白质数据库比对结果

## 第八节 快速检测试验

### 一、抗原检测

**1. G 试验** 可用于检测血清和血浆中的(1-3)-β-D 葡聚糖。其原理是真菌细胞壁成分 (1-3)-β-D 葡聚糖能够特异性的激活试剂中酶促凝集系统,使反应溶液的透光度发生变化。利用(1-3)-β-D 葡聚糖标准品建立(1-3)-β-D 葡聚糖生物效价与透光度关系标准曲线,能够定量测定血清或血浆中的(1-3)-β-D 葡聚糖含量。并非所有真菌感染 G 试验都呈阳性,如接合菌细胞壁不含(1-3)-β-D 葡聚糖,因此接合菌感染时 G 试验结果为阴性;隐球菌细胞壁外有一层荚膜,导致(1-3)-β-D 葡聚糖不能释放入血,所以除非感染严重,隐球菌引起的感染 G 试验也为阴性。标本在采集和处理过程(使用非去热源的采血管、高溶血、高胆红素)与患者的手术或用药情况(含有 β-D 葡聚糖的手术用纱布、蘑菇或植物制成的药品等,含有羧甲基纤维素的激素、注射脂肪乳)会导致检测结果出现假阳性。

**2. GM 试验** 检测人血清、支气管肺泡灌洗液和脑脊液等标本中曲霉菌细胞壁成分半乳甘露聚糖。采用一步法酶免夹心微孔板方法。GM 试验阴性不能排除侵袭性曲霉菌感染,如慢性肉芽肿病患者、Job's 综合征患者和抗真菌治疗患者等即使存在侵袭性曲霉菌感染,GM 试验可能会表现为阴性。以下情况则会导致 GM 试验表现为阳性:

(1) 食用含半乳甘露聚糖的食物(特别是谷类食品和奶油点心);
(2) 使用某些抗生素治疗;
(3) 其他真菌如拟青霉、青霉、白地霉和荚膜组织孢浆菌感染时。

**3. 荚膜多糖抗原** 检测隐球菌的荚膜多糖成分。目前可用的方法有乳胶凝集法、胶体金法、ELISA、侧向免疫层析法。血清和 CSF 标本均可检测,测定滴度可帮助判定治疗效果。

### 二、抗体检测

检测血清中真菌相应成分的抗体。可用于检测的方法有酶联免疫、补体结合和免疫扩散等。目前文献中报道的真菌抗体主要有念珠菌的甘露聚糖(包括 IgG 和 IgM,可检测血清和 CSF 中的甘露聚糖抗体)、曲霉菌甘露聚糖(包括 IgG、IgM 和 IgE,可检测血清、BAL 和 CSF 标本)、荚膜组织胞浆菌、粗球孢子菌、副球孢子菌和皮炎芽生菌等抗体。

## 第九节 真菌菌种保存方法

**1. 琼脂斜面培养基保存法** 挑取待保存菌种的菌落,划线接种于相应的琼脂斜面培养基中,经 37℃或 28℃培养生长良好后,置 4℃冰箱保存备用。

**2. 液体石蜡覆盖保存法** 将无菌液体石蜡油覆盖于菌落生长良好的琼脂斜面真菌培

养物表面,厚度约 1cm,置 4℃冰箱保存。

**3. 甘油肉汤保存法** 挑取生长良好的真菌培养物置于甘油肉汤中混匀后,于 –80℃保存。此方法更适用于酵母菌的保存。

**4. 水培养保存法** 用无菌棉棒粘取培养良好的真菌菌落,于装有无菌生理盐水的带盖试管中搅拌后,置于室温保存,并定期添加无菌生理盐水。

**5. 液氮超低温冷冻保存法** 将生长良好的真菌培养物,以无菌生理盐水洗下,加入等量脱脂牛奶保护剂,分装进安瓿后封口,快速液氮冷冻安瓿内菌悬液,置 –80℃冰箱保存。

**6. 冻干保存法** 将真菌接种于斜面培养基,待生长良好后用无菌脱脂牛奶洗脱真菌,菌悬液分装进安瓿,–40℃预冻 1 小时,低压抽干水分后密封安瓿。

## 第十节 真菌检测报告

### 一、标本直接镜检报告

人体正常组织的无菌部位不含真菌成分,若检测出真菌成分,除外操作过程中的污染,即可报告真菌检测阳性。未检测出真菌成分则报告未检测出真菌,若仍怀疑真菌感染可重复送检。

**1. 组织** 通过各种组织染色后显微镜镜检,如六胺银、PAS 和瑞特 - 吉姆萨染色等。角膜组织中可见粗大的、染成淡蓝色管状结构的真菌菌丝及大量白细胞(图 2-2-5),镜检报告:见到大量的白细胞和真菌菌丝;鼻窦组织压片可见大量有隔菌丝及曲霉顶囊与分生孢子(图 2-2-6),可报告见到曲霉菌。

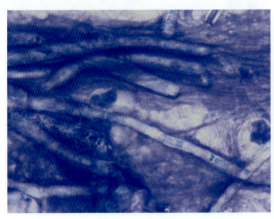 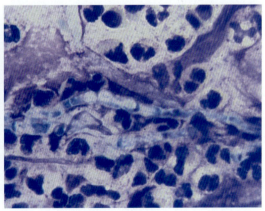

图 2-2-5 角膜组织刮片(瑞特 - 吉姆萨染色)

**2. 无菌体液** 如胸腔积液、腹水和脑脊液等。脑脊液的墨汁染色见图 2-2-7,显微镜下见大小不等的芽生真菌孢子及其周围的荚膜,即可报告见到隐球菌。

**3. 痰、肺泡灌洗液标本** 尽量挑取痰液中黏稠、颗粒状物质进行吉姆萨、六胺银或者乳酸酚棉兰染色,在显微镜下观察有无菌丝及孢子。肺泡灌洗液标本要离心后涂片染色(图

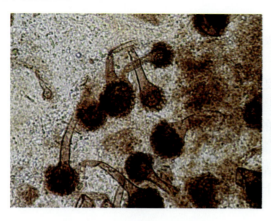

图 2-2-6　鼻窦组织压片（KOH）

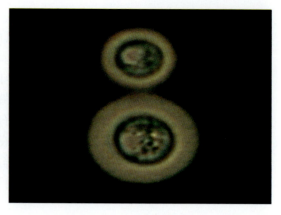

图 2-2-7　脑脊液墨汁染色

2-2-8），如见到菌丝及真菌孢子，即可报告。注意区分酵母样真菌的假菌丝及丝状真菌的菌丝形态。

**4. 脓液等黏稠胶冻状样本**　可液化后进行染色，也可将标本事先放置于试管或 EP 管中，将染液加于管中进行染色，并适当延长染色时间，可获得更好的染色效果。后置于显微镜下进行观察，镜检见真菌菌丝及孢子可报告。

## 二、血培养仪器报警后的危急值报告

血培养瓶中增菌培养的标本，报警后记录报警时间，取出标本涂片革兰染色（图 2-2-9），可报告：见到芽生真菌孢子及假菌丝，同时接种 SDA。

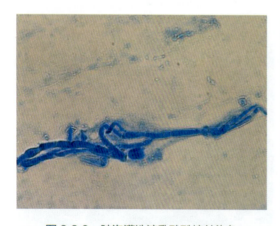

图 2-2-8　肺泡灌洗液乳酸酚棉兰染色

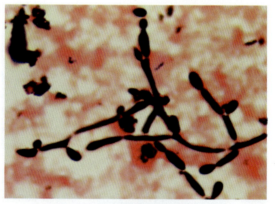

图 2-2-9　血培养报警后涂片革兰染色

## 三、培养结果报告

普通真菌培养需要 5~7 天，一般丝状真菌培养至少 4 周，双相真菌培养至少 8 周，才能确认并报告为阴性。酵母菌鉴定可以选用自动化生化鉴定仪和显色培养基（图 2-2-10）进行鉴定后报告。在显色培养基上培养口腔、尿液或生殖道的念珠菌需要在 35℃ 培养 48 小时。

科玛嘉显色培养基上的颜色对于白念珠菌(绿色),热带念珠菌(蓝色)和克柔念珠菌(玫粉色)不需要其他试验可明确鉴定,但对其他种类的念珠菌需要进行更多的试验才能准确鉴定。更多真菌检测报告见下篇第一章第三节。

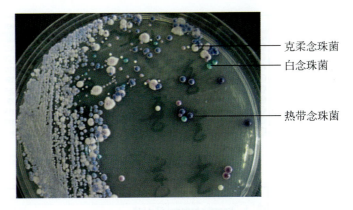

图 2-2-10　显色培养基鉴定念珠菌

目前丝状真菌常用的鉴定方法依然是形态学鉴定,即根据菌落和显微镜下形态特征作出鉴定。随着许多新技术的应用,对于难鉴定的真菌可以选择核酸和蛋白检测技术进行鉴定,通过这些方法可以报告明确的鉴定结果。

### (一) 形态学鉴定报告

主要用于丝状真菌培养物的鉴定。结合菌落和显微镜下的形态学特征,判断出为何种真菌,菌落绿色,边缘白色,有皱褶,背面白色,较烟曲霉、黄曲霉和黑曲霉等其他曲霉小;显微镜下见顶囊较其他常见曲霉小,分生孢子梗双层,排列松散,分生孢子较小,可报告为杂色曲霉(图 2-2-11)。

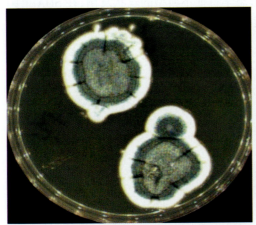 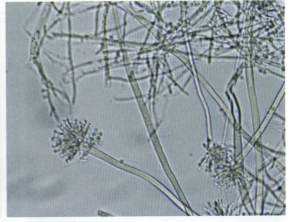

图 2-2-11　杂色曲霉在 SDA 上的菌落(左)和显微镜下形态(KOH)(右)

### (二) 蛋白质谱鉴定报告

真菌培养物蛋白质谱峰与数据库比对,分值达到 2.0 以上即可鉴定到种(图 2-2-12)。经过验证,即使分值未达到 2.0,甚至低于 1.7,但是所得结果连续 3 个皆为同一种菌,也可认定为鉴定到种(图 2-2-13)。

### (三) 核酸分析报告

非扩增的核酸检测技术(如核酸肽-荧光原位杂交,PNA-FISH)和核酸扩增检测技术(如 realtime-PCR 以及 multiplex PCR),为针对特定的真菌进行检测,排除污染后阳性即可判断为存在所测的真菌。而 DNA 序列分析则是利用通用引物对待测菌株的核酸进行扩

| Mb | Detected Species | Log(Score) |
|---|---|---|
| 🟢 | Aspergillus fumigatus 2008_136033 MUZ | 2.144 |
| 🟢 | Aspergillus fumigatus F42 LLH | 2.129 |
| 🟢 | Aspergillus fumigatus M02 RLH | 2.128 |
| 🟢 | Aspergillus fumigatus e7499 LLH | 2.101 |
| 🟢 | Aspergillus fumigatus D_16_256_4_6 LLH | 2.096 |
| 🟢 | Aspergillus fumigatus ea1457 LLH | 2.096 |
| 🟢 | Aspergillus fumigatus 2008_136063 MUZ | 2.090 |
| 🟢 | Aspergillus fumigatus D_16_256_7_4 LLH | 2.019 |
| 🟢 | Aspergillus fumigatus MPA 1342 MPA | 2.018 |
| 🟡 | Aspergillus fumigatus M03 RLH | 1.949 |

图 2-2-12　MALDI-TOF MS 鉴定结果 1

| Mb | Detected Species | Log(Score) |
|---|---|---|
| 🔴 | Aspergillus fumigatus 43_d VML | 1.632 |
| 🔴 | Aspergillus fumigatus 45_II VML | 1.594 |
| 🔴 | Aspergillus fumigatus 47_6 VML | 1.431 |
| 🔴 | Aspergillus fumigatus 47_6_Rev VML | 1.375 |
| 🔴 | Clostridium cochlearium 1077_ATCC 17787T BOG | 1.292 |
| 🔴 | Lactobacillus saerimneri DSM 16049T DSM | 1.091 |
| 🔴 | Aspergillus fumigatus wild VML | 1.065 |
| 🔴 | Clostridium cochlearium 1050_NCTC 2909 BOG | 1.047 |
| 🔴 | Lactobacillus suebicus DSM 5007T DSM | 1.025 |
| 🔴 | Weissella halotolerans DSM 20190T DSM | 1.001 |

图 2-2-13　MALDI-TOF MS 鉴定结果 2

增,再将扩增产物测序所得的 DNA 序列与数据库中标准菌株的序列进行比对,相似性达到 97%~100%,即可明确鉴定结果。见图 2-2-14 为形态学特征不典型的丝状真菌,在 SDA 上菌落呈米白色,菌落中心颜色略深,有皱褶,显微镜下为不典型的曲霉形态,进一步采用 DNA 序列分析鉴定,结果为米曲霉。

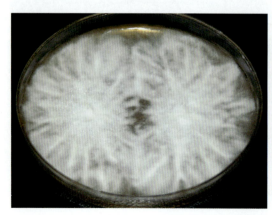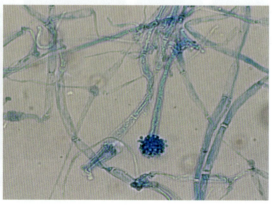

图 2-2-14　米曲霉在 SDA 上的菌落(左)和镜检形态(乳酸酚棉兰染色)(右)

(朱敏供稿;徐英春、沈定霞审)

## 参考文献

1. Larone DH. 医学重要真菌鉴定指南. 沈定霞译. 5 版. 北京:中华医学电子音像出版社,2016.

2. 王端礼. 医学真菌学-实验室检验指南. 北京:人民卫生出版社,2005.
3. Ziesing S, Suerbaum S, Sedlacek L.Fungal epidemiology and diversity in cystic fibrosis patients over a 5-year period in a national reference center. Medical Mycology,2016,54,781-786.
4. Balajee SA, Borman AM, Brandt ME, et al. Sequence-based identification of aspergillus, fusarium, and mucorales species in the clinical mycology laboratory:where are we and where should we go from here? J Clin Microbiol,2009,47:877-884.
5. Balajee SA, Houbraken J, Verweij PE, et al. Aspergillus species identification in the clinical setting. Studies in Mycology. 2007. 59:39-46.
6. Henry T, Iwen PC, Hinrichs SH. Identification of Aspergillus species using internal transcribed spacer regions 1 and 2. J. Clin. Microbiol. 2000,38:1510-1515.
7. Kumar M, Shukla PK. Use of PCR targeting of internal transcribed spacer regions and single-stranded conformation polymorphism analysis of sequence variation in different regions of rRNA genes in fungi for rapid diagnosis of mycotic keratitis. J Clin Microbiol,2005,43:662-668.
8. Takahata Y, Hiruma M, Sugita T, et al. A case of onychomycosis due to Aspergillus sydowi diagnosed using DNA sequence analysis. Mycoses 2008,51:170-173.
9. Nucci M, Anaissie E. Fusarium infections in immunocompromised patients.clin microbiol Rev,2007,20:695-704.
10. Mennink-Kersten MA, Ruegebrink D, Wasei N, et al. In vitro release by aspergillus fumigatus of galactofuranose antigens,1,3-β-D-Glucan, and DNA, surrogate markers used for diagnosis of invasive aspergillosis. J Clin Microbiol. 2006,44:1711-1718.
11. Oechsler RA, Feilmeier MR, Ledee Dr, et al. Utility of molecular sequence analysis of the ITS rRNA region for identification of fusarium spp. from ocular sources. Invest Ophthalmol Vis Sci. 2009;50:2230-2236.
12. Leaw SN, Chang HC, Sun HF, et al. Identification of medically important yeast species by sequence analysis of the internal transcribed spacer regions. J Clin Microbiol. 2006,44:693-699.
13. Pfeiffer CD, Fine JP, Safdar N. Diagnosis of invasibe aspergillosis using a galactomannan assay:a meta-analysis. Clini Infect Dis,2006,42:1417-1427.
14. Mikulska M, Calandra T, Sanguinetti M, et al. The use of mannan antigen and anti-mannan antibodies in the diagnosis of invasive candidiasis:recommendations from the Third European Conference on Infections in Leukemia. Crit Care. 2010,14:R222.

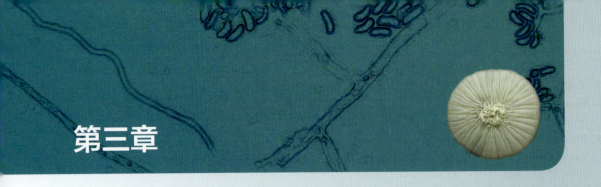

# 第三章

# 真菌的药敏试验与耐药性

## 第一节 抗真菌药物种类及作用原理

### 一、丙烯胺类

丙烯胺类是一类合成的抗真菌药物,局部或口服使用治疗皮肤真菌病。通过抑制角鲨烯环氧化酶,影响真菌细胞膜成分谷甾醇的合成,造成角鲨烯聚集,引起细胞膜破裂、细胞凋亡。这类药物主要包括萘替芬和特比萘芬,其中萘替芬仅可用于局部。

特比萘芬是一种亲脂性药物,可以口服或局部使用,广泛用于治疗皮肤真菌导致的浅部感染,包括表皮癣菌属、小孢子菌属和毛癣菌属等。同时对曲霉属、念珠菌属、皮炎芽生菌、荚膜组织胞浆菌、巴西副球孢子菌、马尔尼菲蓝状菌、申克孢子丝菌等有效。

### 二、唑类

唑类是一组合成的化合物,可用于治疗皮肤真菌感染和浅部念珠菌病,部分药物也可用于治疗系统性感染。通过抑制依赖 P-450 的细胞色素酶即羊毛甾醇 $14\alpha$- 脱甲基酶,阻止羊毛甾醇转化为麦角固醇,而麦角固醇是真菌细胞膜中的主要固醇成分。从而导致多种具有毒性的甲基化固醇堆积以及麦角固醇的消耗,影响真菌细胞膜结构和功能的破坏。这一作用本质上来说是一种抑菌作用,但当伏立康唑和伊曲康唑达到推荐剂量时也可对曲霉或其他真菌产生杀菌作用。

**1. 氟康唑** 氟康唑是一种水溶性双三唑抗真菌药物,可系统性使用,对大部分念珠菌、新型隐球菌有效。但克柔念珠菌对其天然耐药,光滑念珠菌对其敏感性下降。其抗菌谱也包括一些双相真菌,如皮炎芽生菌、球孢子菌属和荚膜组织胞浆菌。氟康唑对曲霉属、镰刀菌属和毛霉目真菌无效。

氟康唑广泛应用于治疗黏膜和系统性念珠菌病、球孢子菌病和隐球菌病,粒缺患者的念珠菌病预防和 AIDS 患者隐球菌性脑膜炎复发的预防,也是组织胞浆菌病和孢子丝菌病的替代治疗药物,但疗效不如伊曲康唑。

**2. 伊曲康唑** 伊曲康唑是一种亲脂性三唑类药物,可口服或胃肠外给药,用于治疗浅部真菌感染和部分皮下或系统性感染,具有广谱抗真菌作用,对曲霉属、念珠属、多种暗色真菌、皮肤真菌、双相真菌(皮炎芽生菌、球孢子菌属、荚膜组织胞浆菌、巴西副球菌孢子菌、马尔尼菲蓝状菌和申克孢子丝菌)均有效,对新型隐球菌具有中等活性,但对波氏假阿利什霉和大多数毛霉无效。

伊曲康唑广泛地应用于治疗各种浅部真菌感染,包括皮肤癣菌病、甲真菌病、花斑癣、黏膜和皮下念珠菌病,对副球孢子菌病、着色芽生菌病、孢子丝菌病、暗色丝孢霉菌病也有效,对芽生菌病和组织胞浆菌病有轻中度作用。伊曲康唑是口服治疗曲霉菌病的首选药物,但不推荐用于威胁生命的重症曲霉感染。该药物用于预防 AIDS 患者组织胞浆菌病复发的长期维持治疗,但对于隐球菌病的 AIDS 患者其维持治疗效果次于氟康唑。

**3. 酮康唑** 酮康唑是一种亲脂性药物,可口服或局部使用,是目前唯一可用于系统治疗的咪唑类抗真菌药物,但主要用于局部治疗。该药物对皮肤癣菌和双相真菌(皮炎芽生菌、球孢子菌属、荚膜组织胞浆菌、巴西副球孢子菌和申克孢子丝菌)有效,对念珠菌属和新型隐球菌也有效,但活性次于新的三唑类药物。

由于有更多低毒性且疗效更好的替代药物,酮康唑目前应用较少,但仍可用于局部治疗皮肤癣菌病、皮肤念珠菌病、花斑癣和脂溢性皮炎。

**4. 泊沙康唑** 泊沙康唑是第二代广谱三唑类药物,目前只有口服悬液剂,是一种高度亲脂性药物,其化学结构与伊曲康唑相似。该药物对大部分曲霉属、念珠菌属、新型隐球菌、毛孢子菌属有很高的活性;对双相真菌具有潜在活性,包括皮炎芽生菌、球孢子菌属、荚膜组织胞浆菌、马尔尼菲蓝状菌和申克孢子丝菌;对镰刀菌属和波氏假阿利什霉活性较弱,但对暗色真菌有效。与其他三唑类药物不同,泊沙康唑对毛霉有重要活性。

由于泊沙康唑缺少静脉制剂,因而在治疗重症患者上具有局限性。该药物在美国被批准用于治疗口咽念珠菌病,包括对伊曲康唑和(或)氟康唑治疗无效的感染;也可用于侵袭性曲霉菌病和念珠菌病高危患者的预防治疗,如具有移植物抗宿主疾病的造血干细胞移植(HSCT)受体和粒缺的肿瘤患者。此外,泊沙康唑在欧洲还被批准用于侵袭性曲霉菌病、球孢子菌病、着色芽生菌病、镰刀菌感染和足菌肿的挽救治疗。

**5. 伏立康唑** 伏立康唑是第二代广谱三唑类抗真菌药,可用于口服或静脉给药,其化学结构与氟康唑相似,对曲霉属、镰刀菌属、波氏假阿利什霉、念珠菌属、新型隐球菌、毛孢子菌具有高度活性,对双相真菌(包括皮炎芽生菌、球孢子菌属、荚膜组织胞浆菌和马尔尼菲蓝状菌)和暗色真菌也有潜在活性,但对毛霉无效。

同时具有静脉和口服制剂是伏立康唑的重要优点,该药物可用于治疗侵袭性曲霉菌病、非粒缺患者念珠菌血症、念珠菌播散性感染、食管念珠菌病,也可用于镰刀菌和赛多孢菌感染的挽救治疗。伏立康唑对毛霉病无效,其在免疫抑制患者中的使用有时与毛霉的突破性感染相关。

### 三、棘白菌素类

棘白菌素类是半合成脂肽抗真菌药,其作用靶位是细胞壁。由于其分子量大,口服生物利用度低,只能作为静脉制剂。这类药物通过抑制 1,3-β-D-葡聚糖合成酶,影响真菌细壁的重要多糖成分1,3-β-D-葡聚糖的合成,导致细胞渗透性溶解,最终引起细胞死亡。棘白菌素类与1,3-β-D-葡聚糖合成酶的主要亚基Fksp结合,在念珠菌属中该亚基由FKS基因编码。对于念珠菌属,棘白菌素类是杀菌剂,但对于曲霉属,则是抑菌剂,主要抑制菌丝尖端生长。棘白菌素类对念珠菌属具有高度活性,包括对氟康唑耐药的念珠菌。近平滑念珠菌、葡萄牙念珠菌和季也蒙念珠菌对棘白菌素类MIC值较高,但其临床影响尚不明确。棘白菌素类对曲霉属也有很好的活性,包括对两性霉素B耐药的曲霉。但其对细胞壁1,3-β-D-葡聚糖含量低的真菌无效,包括新型隐球菌、毛孢子菌属、镰刀菌属和毛霉。

**1. 阿尼芬净** 阿尼芬净是第一个进入研发的棘白菌素类药物,但进入临床使用最晚。与卡泊芬净和米卡芬净不同,它不溶于水。阿尼芬净是黑曲霉发酵产物的衍生物,只是静脉制剂,在美国被批准用于治疗食管念珠菌病、念珠菌血症、念珠菌腹腔脓肿和念珠菌腹膜炎,在欧洲被批准用于非粒缺患者的侵袭性念珠菌病。

**2. 卡泊芬净** 卡泊芬净是一种水溶性脂肽类,是 *Glarea lozoyensis* 发酵产物衍生物,静脉制剂。可用于治疗食管念珠菌病、念珠菌血症、念珠菌腹腔脓肿、念珠菌腹膜炎和念珠菌胸膜腔感染,也可用于治疗其他抗真菌药治疗失败或不能耐受的侵袭性曲霉菌病。卡泊芬净被证实对粒缺发热患者真菌感染的经验治疗有效。

**3. 米卡芬净** 米卡芬净是水溶性抗真菌药,是 *Coleophoma empetri* 发酵产物的衍生物,静脉制剂。可用于治疗食管念珠菌病、念珠菌血症、念珠菌腹腔脓肿和腹膜炎,预防HSCT患者念珠菌感染。

## 四、多烯类

多烯类有上百种抗生素,但只有少数被用于临床。两性霉素B及其脂质体被用于治疗系统性真菌感染。制霉菌素、那他霉素和美帕曲星是局部用药,用于治疗口腔、阴道和眼部真菌感染。

多烯类是具有大环内酯环的大分子物质,环的一侧含有一个具有不同数量共轭双键的严格亲脂性侧链,对侧具有相似数量的羟基,因此具有亲脂和亲水双性特点,这一结构特征对其作用机制有重要作用。多烯类与真菌细胞膜上的甾醇(主要是麦角固醇)结合,损伤细胞膜屏障功能,导致细胞成分渗漏、代谢紊乱、细胞凋亡。此外,两性霉素B还可以通过与细胞膜脂质过氧化相关的氧化反应瀑布,对真菌细胞产生氧化损伤。

两性霉素B是结节性链霉菌发酵产物衍生物,静脉制剂。传统的两性霉素B去氧胆酸盐胶束混悬液常引起严重的毒副作用,尤其是肾损伤。二十世纪九十年代,三种新型两性霉素B脂质制剂被研发出来,以减轻药物毒性,其中两性霉素B脂质体是由含有磷脂的脂质体包裹的微囊,两性霉素B脂质体复合物是药物与磷脂形成的带状结构复合物,两性霉素B胶体分散剂是将药物包裹进含有胆固醇硫酸盐的小脂质盘,它们具有与两性霉素B胶束混悬液同样的广谱活性。

两性霉素B具有广谱抗真菌活性,对大部分曲霉属、念珠菌属、新型隐球菌和毛霉均有效,但大部分土曲霉和 *Aspergillus luntulus* 对其耐药,克柔念珠菌对其敏感性也下降。两性霉素B对双相真菌(皮炎芽生菌、球孢子菌属、荚膜组织胞浆菌和马尔尼菲蓝状菌)和多种暗色真菌有效。波氏假阿利什霉、多育赛多孢、镰刀菌属和毛孢子菌属的某些菌株常对其天然耐药。

两性霉素B可用于治疗芽生菌病、球孢子菌病、组织胞浆菌病、孢子丝菌病、隐球菌病和毛霉菌病。

## 五、抗代谢类

**1. 氟胞嘧啶**　氟胞嘧啶(5-氟胞嘧啶)是一种合成的胞嘧啶的氟化类似物,是唯一有效的抗代谢物类抗真菌药,通过干扰嘧啶代谢影响 DNA、RNA 和蛋白质合成。氟胞嘧啶被胞嘧啶透酶转动进入细胞,被胞嘧啶脱氨酶转化为 5-氟尿嘧啶(5-FU)。5-FU 转化为 5-氟尿嘧啶三磷酸盐,替代尿苷酸混入真菌 RNA,抑制蛋白质合成。5-FU 还能转化为 5-氟尿嘧啶脱氧核苷一磷酸盐,阻止胸苷酸合成酶,抑制真菌 DNA 合成。缺少胞嘧啶脱氨酶的真菌对氟胞嘧啶天然耐药。

氟胞嘧啶抗真菌谱较窄,仅包括念珠菌属、新型隐球菌和一些导致着色芽生菌病的暗色真菌。念珠菌属对氟胞嘧啶耐药率极低。由于存在耐药风险,氟胞嘧啶很少单独使用,通常与两性霉素 B 联合使用治疗念珠菌病和隐球菌病,与氟康唑联合使用对 AIDS 患者隐球菌脑膜炎有效。

**2. 灰黄霉素**　灰黄霉素是从青霉属中提取的抗真菌药物,通过与微管蛋白结合抑制真菌细胞有丝分裂,仅对导致皮肤、甲和发感染的皮肤真菌(表皮癣菌属、小孢子菌属和毛癣菌属)有效,极少有耐药报道。

不同抗真菌药物的抗菌谱参见图 2-3-1。

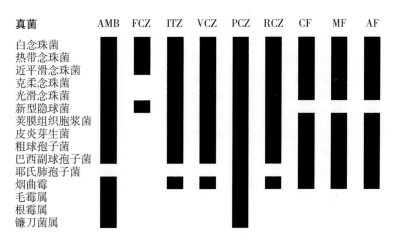

图 2-3-1　常用抗真菌药物抗菌谱
注:AMB:两性霉素 B,FCZ:氟康唑,ITZ:伊曲康唑,VCZ:伏立康唑,PCZ:泊沙康唑,RCZ:雷夫康唑,CF:卡泊芬净,MF:米卡芬净,AF:阿尼芬净

# 第二节　真菌药敏试验方法

## 一、微量肉汤稀释法

**1. 原理**　将倍比稀释后不同浓度的抗菌药物溶液分别加到无菌微孔板中,与一定量的真

菌在特定的培养时间及培养温度下共同孵育,读取能完全或显著抑制真菌生长的最低药物浓度。

**2. 培养基** RPMI1640培养基,含谷氨酰胺不含碳酸氢盐并以酚红为指示剂,使用0.165mol/L MOPS缓冲液调pH7.0±0.1(室温)。

**3. 适用菌种** 酵母菌、丝状真菌。

**4. 检测药物** 氟康唑、伏立康唑、伊曲康唑、两性霉素B、氟胞嘧啶、卡泊芬净、米卡芬净。

**5. 酵母菌结果判读**

(1) 判读标准:与生长对照孔相比,两性霉素B读取100%抑制MIC值;氟康唑、伏立康唑、伊曲康唑、氟胞嘧啶、卡泊芬净、米卡芬净读取50%抑制的MIC值。

(2) 判定折点:CLSI M27-S4规定的部分念珠菌微量肉汤稀释法药敏试验判定折点见表2-3-1,其他酵母菌尚未建立临床折点。

表2-3-1 念珠菌微量肉汤稀释法药敏试验唑类药物(孵育24h)判定折点(μg/ml)

| 抗菌药物 | 菌种 | S | S-DD[a] | I[b] | R |
|---|---|---|---|---|---|
| 氟康唑[c] | 白念珠菌 | ≤2 | 4 | — | ≥8 |
| | 光滑念珠菌 | — | ≤32 | — | ≥64 |
| | 克柔念珠菌 | — | — | — | — |
| | 近平滑念珠菌 | ≤2 | 4 | — | ≥8 |
| | 热带念珠菌 | ≤2 | 4 | — | ≥8 |
| 伏立康唑[d,e] | 白念珠菌 | ≤0.12 | 0.25~0.5 | — | ≥1 |
| | 光滑念珠菌 | — | — | — | — |
| | 克柔念珠菌 | ≤0.5 | 1 | — | ≥2 |
| | 近平滑念珠菌 | ≤0.12 | 0.25~0.5 | — | ≥1 |
| | 热带念珠菌 | ≤0.12 | 0.25~0.5 | — | ≥1 |
| 卡泊芬净[d,f] | 白念珠菌 | ≤0.25 | — | 0.5 | ≥1 |
| | 光滑念珠菌 | ≤0.12 | — | 0.25 | ≥0.5 |
| | 热带念珠菌 | ≤0.25 | — | 0.5 | ≥1 |
| | 克柔念珠菌 | ≤0.25 | — | 0.5 | ≥1 |
| | 近平滑念珠菌 | ≤2 | — | 4 | ≥8 |
| | 季也蒙念珠菌 | ≤2 | — | 4 | ≥8 |
| 米卡芬净[d] | 白念珠菌 | ≤0.25 | — | 0.5 | ≥1 |
| | 光滑念珠菌[g] | ≤0.06 | — | 0.12 | ≥0.25 |
| | 热带念珠菌 | ≤0.25 | — | 0.5 | ≥1 |
| | 克柔念珠菌 | ≤0.25 | — | 0.5 | ≥1 |
| | 近平滑念珠菌 | ≤2 | — | 4 | ≥8 |
| | 季也蒙念珠菌 | ≤2 | — | 4 | ≥8 |

S:敏感;S-DD:剂量依赖敏感;I:中介;R:耐药

a S-DD:敏感性取决于最大的血液药物浓度水平。对氟康唑,肾功能和基础情况正常的成人需要给予超过标准剂量(6mg·kg/天)或更高剂量治疗。

b 中介定义为菌株的敏感性不确定,不能明确的判定为敏感或耐药。

c 对氟康唑,折点的制定是根据大量的黏膜及侵袭性念珠菌感染者制定的。对光滑念珠菌,MIC≤32时应该给予最大剂量的氟康唑治疗。

d 数据主要来源于非中性粒细胞缺乏的念珠菌血症患者。

e 目前的数据还不足以说明光滑念珠菌对伏立康唑体外药敏试验结果与临床疗效、预后的关系。

f 卡泊芬净敏感性试验结果会因不同的试验方法而有较大可变性。

g 光滑念珠菌对米卡芬净的MICs相比较其他棘白菌素类药物稍低,但并不意味着米卡芬净对光滑念珠菌的活性更强。

**6. 丝状真菌结果判读**

（1）判读标准：非皮肤丝状真菌与生长对照相比，两性霉素 B 读取菌株生长 100% 抑制的 MIC 值；氟胞嘧啶，50% 抑制；伊曲康唑、伏立康唑，80% 抑制；曲霉对棘白菌素类药敏试验读 MEC 值。

皮肤丝状真菌与生长对照相比，两性霉素 B 读取菌株生长 100% 抑制的 MIC 值；氟康唑、氟胞嘧啶、酮康唑、伊曲康唑、泊沙康唑、伏立康唑、环吡酮胺、灰黄霉素、灰黄霉素特比萘芬，80% 抑制。

（2）判定折点：CLSI 尚未确定丝状真菌的药敏试验临床折点。

**7. 质量控制** 质控菌株及 MIC 允许范围见表 2-3-2。

表 2-3-2 质控菌株及 MIC 允许范围（μg/ml）

| 抗菌药物 | 多变拟青霉 ATCCMYA-3630 | 近平滑念珠菌 ATCC22019 | 克柔念珠菌 ATCC6258 |
| --- | --- | --- | --- |
| 两性霉素 B | 1~4 | 0.5~4 | 1~4 |
| 氟康唑 | — | 1~4 | 16~128 |
| 伊曲康唑 | 0.06~0.5 | 0.12~0.5 | 0.25~1 |
| 卡泊芬净 | — | 0.5~4 | 0.25~1 |
| 米卡芬净 | — | 0.5~4 | 0.12~0.5 |
| 氟胞嘧啶 | — | 0.12~0.5 | 8.0~32 |

## 二、改良微量肉汤稀释法

1. **原理** 在半固体培养基中检测抗真菌药物敏感性，与生长对照比，通过生长浊度判定 MIC 值。

2. **适用菌种** 念珠菌属、新型隐球菌。

3. **检测药物** 氟康唑、伊曲康唑、伏立康唑、氟胞嘧啶、两性霉素 B。

4. **注意** 唑类药物存在"拖尾"现象，易将药敏结果判读为假耐药。

## 三、浓度梯度稀释法

1. **培养基** RPMI 1640+MOPS+2% 葡萄糖 +1.5% 琼脂。

2. **适用菌种** 酵母菌、曲霉菌、镰刀菌、根霉属。

3. **检测药物** 两性霉素 B、氟胞嘧啶、氟康唑、伊曲康唑、伏立康唑、卡泊芬净。

4. **判读标准**

（1）酵母菌：与生长对照相比，两性霉素 B 读取菌株生长 100% 抑制的 MIC 值；氟胞嘧啶，90% 抑制；氟康唑、伊曲康唑、伏立康唑、卡泊芬净，80% 抑制。

（2）丝状真菌：与生长对照相比，两性霉素 B 读取菌株生长 100% 抑制的 MIC 值；伊曲康唑、伏立康唑，80% 抑制。

## 四、纸片扩散法

1. **培养基** MH 琼脂 +2% 葡萄糖 +0.5ug/ml 亚甲蓝，pH 7.2~7.4。

**2. 适用菌种** 酵母菌、丝状真菌。

**3. 检测药物** 氟康唑、伏立康唑、卡泊芬净、泊沙康唑、两性霉素 B。

**4. 判读标准** 两性霉素 B 量取 100% 抑制处抑菌圈直径,其他药物量取菌落生长明显抑制或 80% 抑制处抑菌圈直径。

**5. 判定折点** 念珠菌属仅有属折点,而未更新种特异性折点;丝状真菌仅有流行病学界值(ECV)。

### 五、抗真菌药敏试验常用的商品化试剂

**1. ATB FUNGUS 3**

(1) 原理:改良微量肉汤稀释法。

(2) 适用菌种:念珠菌属、隐球菌属。

(3) 检测药物:5-氟胞嘧啶、两性霉素 B、氟康唑、伊曲康唑、伏立康唑。

(4) 判读标准:检测孔与生长对照也对比得出生长得分,两性霉素 B 以生长完全受抑制(0 分)的最低浓度为 MIC,氟康唑、伊曲康唑、伏立康唑以比生长对照也明显减少(2 分)或非常微弱的生长(1 分)处为 MIC,5-氟胞嘧啶以两个测试均≤2 分为敏感、低浓度测试孔与生长对照完全一样(4 分)或比生长对照有轻微减少(3 分)且高浓度测试孔≤2 分为中介、两个测试孔均≥3 份为耐药。

(5) 注意:不适用于希木龙念珠菌检测。

**2. YeastOne**

(1) 原理:比色微量肉汤稀释法,检测试剂中加入颜色指示剂。

(2) 适用菌种:念珠菌属、隐球菌属、曲霉属和其他快生长酵母菌。

(3) 检测药物:两性霉素 B、阿尼芬净、卡泊芬净、米卡芬净、5-氟胞嘧啶、氟康唑、伊曲康唑、酮康唑、泊沙康唑、伏立康唑。

(4) 判读标准:两性霉素 B 以没有任何颜色变化的最低浓度为 MIC,5-氟胞嘧啶、唑类药物和棘白菌素类读取有较小颜色变化的第一个孔药物浓度为 MIC。

(5) 注意:不适用于苛养或缓慢生长的酵母菌及丝状真菌。

## 第三节 真菌耐药性与耐药趋势

**1. 酵母菌对抗真菌药物的耐药状况** 念珠菌对唑类药物的耐药机制主要包括:产生外排泵,靶酶基因 ERG11 突变,替代靶酶基因的过量表达或上调,ERG3 基因突变等。念珠菌对棘白菌素类主要耐药机制是 1,3-β-D-葡聚糖合成酶 Fksp 亚基编码基因上 FKS1/2 的两个热点区域 HS1 和 HS2 产生点突变。

我国侵袭性真菌耐药监测网(CHIF-NET)2015 年数据显示,白念珠菌、近平滑念珠菌复合体对三唑类和棘白菌素类都高度敏感,其中对氟康唑、伏立康唑敏感率均高于 95%,对伊曲康唑 $MIC_{90}$≤0.06μg/ml,对卡泊芬净、米卡芬净和阿尼芬净敏感率均高于 99%,对泊沙康唑 $MIC_{90}$≤0.06μg/ml,对两性霉素 B $MIC_{90}$ 为 1μg/ml,对 5-氟胞嘧啶 $MIC_{90}$ 为 0.12μg/ml。热带

念珠菌对三唑类耐药率近年来明显上升，2015年对氟康唑耐药率为22.0%，对伏立康唑耐药率为19.1%，但对棘白菌素类、两性霉素B和5-氟胞嘧啶仍高度敏感。光滑念珠菌复合体对氟康唑剂量依赖敏感率为93.8%，对棘白菌素类敏感率均高于95%，对两性霉素B $MIC_{90}$ 为1μg/ml，对5-氟胞嘧啶 $MIC_{90}$ 为0.06μg/ml。

隐球菌属是对导致侵袭性感染的仅次于念珠菌属的酵母样真菌，对棘白菌素类天然耐药，我国CHIF-NET2015年数据显示，隐球菌属对氟康唑存在部分高MIC菌株，其 $MIC_{50}$ 和 $MIC_{90}$ 分别为4μg/ml和8μg/ml，而对伊曲康唑和伏立康唑均高度敏感，其 $MIC_{90}$ 均为0.12μg/ml，对两性霉素B $MIC_{50}$ 和 $MIC_{90}$ 分别为1μg/ml和2μg/ml，对5-氟胞嘧啶存在高MIC菌株，其 $MIC_{50}$ 和 $MIC_{90}$ 分别为4μg/ml和8μg/ml。

**2. 丝状真菌对抗真菌药物的耐药状况** 曲霉对唑类主要耐药机制包括：CYP 51A基因突变，导致14-α-固醇-去甲基化酶靶酶改变，阻碍药物结合，影响甾醇麦角固醇合成；外排泵上调：AfuMDR1、AfuMDR2、AfuMDR3、AtrF等；CYP 51A启动子区突变，导致蛋白产物过量表达等。其中CYP 51A基因 $TR_{34}/L98H$ 突变是目前全球报道的对唑类多重耐药烟曲霉的主要耐药机制。曲霉对棘白菌素类主要耐药机制为FKS1突变。

我国学者Yong Chen等从12个省份收集了317株临床分离烟曲霉和144株环境分离烟曲霉，发现2.5%临床株和1.4%环境分离株对唑类耐药，其中5株CRP 51A基因具有 $TR_{34}/L98H$ 突变，4株携带 $TR_{34}/L98H/S297T/F495I$ 突变，基因多态性分析显示这些菌株具有不同的遗传背景。全球耐药监测SENTRY2013年数据显示，烟曲霉对伊曲康唑 $MIC_{50}$ 和 $MIC_{90}$ 均为1μg/ml，对伏立康唑和泊沙康唑 $MIC_{50}$ 均为0.25μg/ml，$MIC_{90}$ 均为0.5μg/ml，对两性霉素B $MIC_{50}$ 和 $MIC_{90}$ 均为2μg/ml，对棘白菌素类高度敏感，卡泊芬净、米卡芬净和阿尼芬净 $MEC_{90}$ 均为0.03μg/ml。欧洲曲霉耐药合作监测网（SCARE-network）2009—2011年监测显示烟曲霉对唑类的总体耐药率为3.2%，60株对唑类耐药（1.58%），其中47株（78.3%）是严格意义是的烟曲霉，13株是 *A. luntulus*，4株为 *Neosartorya pseudofisheri*，2株是 *N. udagawae*，唑类耐药的烟曲霉中48.9%携带 $TR_{34}/L98H$ 突变。

（王瑶供稿；鲁辛辛、沈定霞审）

## 参考文献

1. 王端礼．医学真菌学-实验室检验指南．北京：人民卫生出版社，2004.
2. Jorgensen JH，Pfaller MA，Carroll KC，et al. Manual of Clinical Microbiology，11th ed. Washington，DC：ASM Press，2015.
3. CLSI. Reference Method for Broth Dilution Antifungal Susceptibility Testing of Yeasts；Approved Standard-Third Edition. CLSI document M27-A3. Wayne，PA：Clinical and Laboratory Standards Institute，2008.
4. CLSI. Reference Method for Broth Dilution Antifungal Susceptibility Testing of Yeasts；fourth informational supplement. CLSI document M27-S4. Wayne，PA：Clinical and Laboratory Standards Institute，2012.
5. CLSI. Reference Method for Broth Dilution Antifungal Susceptibility Testing of Filamentous Fungi；Approved Standard-Second Edition. CLSI document M38-A2. Wayne，PA：Clinical and Laboratory Standards Institute，2008.
6. CLSI. Reference Method for Antifugal Disk Diffusion Susceptibility Testing of Yeasts；Approved Guideline-Second Edition. CLSI document M44-A2. Wayne，PA：Clinical and Laboratory Standards Institute，2009.

7. CLSI. Zone Diameter Interpretive Standards, Corresponding Minimal Inhibitory Concentration (MIC) Interpretive Breakpoints, and Quality Control Limits for Antifungal Disk Diffusion Susceptibility Testing of Yeasts; Third Informational Supplement. CLSI document M44-S3. Wayne, PA: Clinical and Laboratory Standards Institute, 2009.
8. CLSI. Reference Method for Antifugal Disk Diffusion Susceptibility Testing of Nondermatophyte Filamentous Fungi; Approved Guideline. CLSI document M51-A. Wayne, PA: Clinical and Laboratory Standards Institute, 2010.
9. CLSI. Performance Standards for Antifungal Disk Diffusion Susceptibility Testing of Filamentous Fungi; Informational Supplement. CLSI document M51-S1. Wayne, PA: Clinical and Laboratory Standards Institute, 2009.
10. Chen Y, Lu Z, Zhao J, et al. Epidemiology and Molecular Characterizations of Azole Resistance in Clinical and Environmental Aspergillus fumigatus Isolates from China. Antimicrob Agents Chemother. 2016m 60(10): 5878-5884.
11. Castanheira M, Messer MA, Rhomberg PR, et al. Antifungal susceptibility patterns of a global collection of fungal isolates: results of the SENTRY Antifungal Surveillance Program (2013). Diagnostic Microbiol Infect Dis. 2016, 85: 200-204.
12. Linden JWM, Arendrup MC, Warris A, et al. Prospective Multicenter International Surveillance of Azole Resistance in Aspergillus fumigatus. Emerging Infect Dis. 2015, 21(6): 1041-1044.

# 附 篇

## 自测试题及答案

### 自测试题（110 道题，共 150 分）

**一、单选题**（30 道题，每题 1 分，共 30 分，选出 1 个最佳答案）

1. 在真菌培养基内加入放线菌酮的目的是
   A. 抑制革兰阳性细菌生长　　B. 抑制革兰阴性细菌生长
   C. 抑制腐生真菌生长　　D. 抑制念珠菌生长
   E. 抑制放线菌生长

2. 当怀疑以下哪种真菌感染时，不能使用平板培养
   A. 马拉色菌　　B. 球孢子菌　　C. 黑孢子菌
   D. 毛孢子菌　　E. 孢子丝菌

3. 怀疑双相真菌时，应至少孵育多长时间才能报告阴性
   A. 3 月　　B. 4 周　　C. 8 周　　D. 5~7 天　　E. 10 天

4. 区别白念珠菌与都柏林念珠菌可采用以下哪种方法
   A. 芽管试验　　B. 玉米-吐温 80 琼脂培养基
   C. 科玛嘉显色培养基　　D. 45℃生长试验
   E. 同化试验

5. CGB 培养基上菌落周围显示蓝色主要用于哪种隐球菌的鉴定
   A. 新型隐球菌　　B. 格特隐球菌　　C. 土生隐球菌
   D. 罗伦特隐球菌　　E. 浅白隐球菌

6. 体外毛发穿孔试验可用于鉴别
   A. 须癣毛癣菌与红色毛癣菌　　B. 毛癣菌与小孢子菌
   C. 表皮癣菌与毛癣菌　　D. 红色毛癣菌与土生毛癣菌
   E. 犬小孢子菌与铁锈色小孢子菌

7. 花斑癣的病原菌是
   A. 毛癣菌　　B. 表皮癣菌　　C. 小孢子癣菌
   D. 马拉色菌　　E. 孢子丝菌

8. 在体内可沿菌丝产生分生孢子的曲霉菌是
   A. 烟曲霉　　B. 土曲霉　　C. 黄曲霉　　D. 黑曲霉　　E. 杂色曲霉

9. 肺孢子菌病的病原菌是
   A. 阿莎希毛孢子菌　　B. 申克孢子丝菌
   C. 卡氏枝孢瓶霉　　D. 耶氏肺孢子菌
   E. 荚膜组织胞浆菌

10. 荚膜组织胞浆菌与皮炎芽生菌的区别在于
    A. 在脑心浸液琼脂上 37℃培养菌落为酵母样

B. 菌丝有分隔

C. 分生孢子表面可见短柱状突起

D. 分生孢子壁厚

E. 能引起肺部感染

11. 单个、宽基底、厚壁芽生细胞是以下哪种真菌的特征
    A. 阿莎希毛孢子菌　　　　B. 申克孢子丝菌
    C. 皮炎芽生菌　　　　　　D. 单孢瓶霉属
    E. 白念珠菌

12. 以下哪种真菌的芽生细胞与母细胞共同形成"舵轮样"
    A. 波氏球孢子菌　　　　　B. 轮枝孢属
    C. 巴西副球孢子菌　　　　D. 出芽短梗霉
    E. 头状芽生裂殖酵母菌

13. 从关节分生孢子矩形细胞的一个角上出芽是以下哪种真菌的特点
    A. 白地霉　　　B. 皮炎芽生菌　　　C. 出芽短梗霉
    D. 红酵母　　　E. 白念珠菌

14. 以下哪项不是申克孢子丝菌的特征
    A. 在25~30℃有"玫瑰花"样聚集的分生孢子
    B. 在35~37℃圆形、卵圆形及梭形的芽生细胞呈"雪茄烟"样
    C. 在25℃和37℃生长的菌落形态不同
    D. 可有多个分隔的大分生孢子
    E. 菌落表面可为黑色

15. 桶状的厚壁关节孢子与空细胞交替存在是以下哪种真菌的特征
    A. 地霉　　　　B. 球孢子菌　　　　C. 畸枝霉
    D. 金孢子菌　　E. 毛孢子菌

16. 下列真菌中分生孢子呈链状排列的是
    A. 疣状瓶霉　　B. 寄生暗色枝顶孢　　C. 卡氏枝孢瓶霉
    D. 镰刀菌　　　E. 黏帚霉

17. 较少产生大分生孢子的小孢子菌是
    A. 犬小孢子菌　　B. 石膏样小孢子菌　　C. 铁锈色小孢子菌
    D. 万博小孢子菌　　E. 猪小孢子菌

18. 菌丝常形成典型鹿角状分枝的毛癣菌是
    A. 须癣毛癣菌　　B. 红色毛癣菌　　C. 断发毛癣菌
    D. 许兰毛癣菌　　E. 紫色毛癣菌

19. 以下哪项特征是红色毛癣菌与须癣毛癣菌的区别
    A. 菌丝分隔　　　　　　B. 大分生孢子壁薄、光滑
    C. 小分生孢子呈泪滴形　D. 单个小分生孢子沿菌丝分布
    E. 有关节孢子

20. 能形成壁薄且光滑的大分生孢子,但不形成小分生孢子的皮肤癣菌是
    A. 犬小孢子菌　　B. 絮状表皮癣菌　　C. 断发毛癣菌
    D. 疣状毛癣菌　　E. 须癣毛癣菌

21. 关节孢子从分生孢子梗分出的真菌是
    A. 地丝霉    B. 地霉    C. 球孢子菌    D. 畸枝霉    E. 毛孢子菌
22. 能在45℃生长的曲霉是
    A. 黄曲霉    B. 烟曲霉    C. 黑曲霉    D. 土曲霉    E. 构巢曲霉
23. 以下哪种曲霉的瓶梗呈放射状排列
    A. 黑曲霉    B. 烟曲霉    C. 土曲霉    D. 构巢曲霉    E. 杂色曲霉
24. 对两性霉素B天然耐药的曲霉菌是
    A. 黑曲霉    B. 烟曲霉    C. 构巢曲霉    D. 土曲霉    E. 杂色曲霉
25. 以下哪种真菌不是条件致病性真菌
    A. 土曲霉            B. 根毛霉            C. 格特隐球菌
    D. 土生隐球菌        E. 光滑念珠菌
26. 氟康唑的作用机制是
    A. 结合麦角甾醇,损伤细胞膜
    B. 抑制细胞色素P450,抑制麦角甾醇的合成
    C. 阻断核酸合成
    D. 干扰蛋白合成
    E. 干扰葡聚糖合成
27. 关于纸片扩散法真菌药敏试验,下列哪项是错误的
    A. 采用含2%葡萄糖和0.5μg/ml美蓝的MH琼脂
    B. 氟康唑纸片中氟康唑的含量为25μg/片
    C. 酵母菌悬液的浓度是0.5麦氏单位
    D. 读取100%抑制生长时抑菌圈的直径
    E. 读取80%抑制生长时抑菌圈的直径
28. 以下哪项指标表示有念珠菌血症
    A. 长期使用抗菌药物
    B. 发热39℃
    C. G试验阳性
    D. 血培养报告见芽生真菌孢子及假菌丝
    E. GM试验阳性
29. 与肝癌有关的真菌产物是以下哪一种
    A. 葡聚糖    B. 镰刀菌素    C. 黄曲霉素    D. 几丁质    E. 甘露聚糖
30. 假菌丝是指
    A. 菌丝生出的侧枝        B. 芽生孢子链
    C. 伸入基质中的菌丝      D. 分生孢子链
    E. 气生菌丝

二、多选题(40道题,每题1分,共40分,选出全部正确答案)
31. 通常无菌丝或假菌丝的酵母菌有
    A. 光滑念珠菌        B. 隐球菌            C. 白念珠菌
    D. 红酵母            E. 近平滑念珠菌
32. 具有关节孢子的真菌是

A. 地霉　　B. 毛孢子菌　　C. 地丝霉　　D. 球孢子菌　　E. 孢子丝菌

33. 菌落表面呈黑色、背面为浅色的真菌
    A. 共头霉　　B. 黑曲霉　　C. 弯孢霉　　D. 链格孢霉　　E. 枝顶孢霉

34. 菌落表面呈暗灰或黑色、背面为暗色且有小分生孢子的真菌
    A. 裴氏着色霉　　B. 皮炎外瓶霉　　C. 疣状瓶霉
    D. 卡氏枝孢瓶霉　　E. 黑曲霉

35. 菌落表面呈暗灰或黑色、背面为暗色且有大分生孢子的真菌
    A. 弯孢霉　　B. 离蠕孢　　C. 龈枝霉　　D. 凸脐孢属　　E. 赭霉

36. 菌落表面呈暗灰色或黑色、背面为暗色且有关节孢子的真菌
    A. 出芽短梗霉　　B. 暗丛梗孢霉　　C. 新柱顶孢
    D. 皮司霉　　E. 葡萄孢霉

37. 菌落表面呈暗灰色或黑色、背面为暗色且有大子实体的真菌
    A. 毛壳菌　　B. 茎点霉　　C. 构巢曲霉　　D. 附球菌　　E. 黏帚霉

38. 用于显微镜观察真菌的染色方法有
    A. 钙荧光白染色　　B. 过碘酸希夫染色　　C. 六胺银染色
    D. 墨汁染色　　E. 乳酸酚棉兰染色

39. 放线菌酮可以抑制以下哪些真菌生长
    A. 新型隐球菌　　B. 马尔尼菲蓝状菌　　C. 烟曲霉
    D. 毛霉　　E. 多育赛多孢

40. 根据标本来源,用于真菌初次分离的培养基可以是
    A. SDA　　B. BHI　　C. IMA
    D. CHROMagar Candida　　E. CGB 琼脂

41. 关于芽管试验,正确的叙述是
    A. 35~37℃孵育不超过 3 小时　　B. 菌丝在母体细胞发生处有缩窄
    C. 都柏林念珠菌可为阳性　　D. 白念珠菌为阳性
    E. 热带念珠菌为阳性

42. 鉴别毛孢子菌属与地霉属,可根据
    A. 是否具有关节孢子　　B. 是否具有假菌丝
    C. 是否具有芽分生孢子　　D. 是否具有孢子囊
    E. 是否具有匍匐菌丝

43. 温度双相性真菌的特征是
    A. 在环境中或 25℃长成酵母样
    B. 在组织中或在 37℃长成酵母样
    C. 在组织中或在 37℃长成菌丝状
    D. 在环境中或 25℃长成菌丝状
    E. 在环境或组织中均能长出相同菌落

44. 怀疑如下哪些真菌时,不可采用玻片法小培养进行鉴定
    A. 班替枝孢瓶霉　　B. 皮炎芽生菌　　C. 构巢曲霉
    D. 荚膜组织胞浆菌　　E. 枝孢霉

45. 可形成厚壁孢子的真菌有

A. 多育赛多孢     B. 金孢子菌     C. 皮炎芽生菌
D. 白念珠菌      E. 光滑念珠菌

46. 马尔尼菲蓝状菌具有下述特征
    A. 在 25~30℃ SDA 上生长形成的分生孢子呈链状
    B. 在 25~30℃ SDA 上培养可形成可溶性红色色素
    C. 在 35~37℃培养形成单细胞的圆形或卵圆形关节孢子,可见横隔
    D. 将在 25~30℃ SDA 上长成的菌落转至 BHI 琼脂上 37℃培养可见酵母样菌落
    E. 将在 35~37℃培养形成的菌落转种至 SDA 上 25℃培养可见丝状菌落

47. 毛霉属与根霉属的区别可依据
    A. 菌落是否为棉花糖样    B. 假根是否存在
    C. 是否有圆形孢子囊     D. 包囊梗是否有分枝
    E. 菌丝是否有分隔

48. 弯曲科克霉具有的特征是
    A. 有假根
    B. 可见弯曲的茎及孢子囊
    C. 35~37℃培养可形成酵母样菌落,酵母细胞可有单个或多个出芽
    D. 25~30℃培养的菌落,中间逐渐堆积变厚,颜色变深
    E. 有匍匐菌丝

49. 暗色真菌可引起如下疾病
    A. 足菌肿      B. 黑色毛结节菌病    C. 着色芽生菌病
    D. 暗色丝孢霉病    E. 掌黑癣

50. 嗜中枢神经系统的真菌有
    A. 枝孢霉      B. 班替枝孢瓶霉     C. 奔马赭霉
    D. 皮炎外瓶霉     E. 隐球菌

51. 被称为"黑酵母"的真菌有
    A. 甄氏外瓶霉     B. 皮炎外瓶霉      C. 畸枝霉
    D. 威尼克何德霉    E. 黑曲霉

52. 分生孢子只有横隔的真菌是
    A. 凸脐孢      B. 长蠕孢       C. 离蠕孢
    D. 犬小孢子菌     E. 链格孢霉

53. 分生孢子同时具有横隔和纵隔的真菌是
    A. 葡柄霉   B. 皮司霉   C. 龈枝霉   D. 附球菌   E. 链格孢霉

54. 能形成间生厚壁分生孢子的毛癣菌是
    A. 须癣毛癣菌     B. 红色毛癣菌      C. 断发毛癣菌
    D. 紫色毛癣菌     E. 麦格尼毛癣菌

55. 哪些真菌具有被间隔开来的桶状关节分生孢子
    A. 地丝霉   B. 地霉   C. 球孢子菌   D. 畸枝霉   E. 毛孢子菌

56. 哪些曲霉菌在有性态能形成闭囊壳
    A. 黑曲霉   B. 灰绿曲霉   C. 土曲霉   D. 构巢曲霉   E. 烟曲霉

57. 分生孢子呈链状排列的真菌有

A. 青霉 B. 帚霉 C. 木霉 D. 镰刀菌 E. 曲霉

58. 分生孢子呈簇状排列的真菌有
    A. 枝顶孢属 B. 枝孢瓶霉属 C. 黏帚霉属
    D. 单孢瓶霉属 E. 裴氏着色霉

59. 怀疑以下哪种真菌感染时,组织标本应避免进行研磨
    A. 曲霉 B. 毛霉 C. 根霉
    D. 单孢瓶霉属 E. 镰刀菌

60. 具有环痕梗的真菌是
    A. 多育赛多孢 B. 疣状瓶霉 C. 甄氏外瓶霉
    D. 帚霉 E. 头状芽生裂殖酵母菌

61. 能形成厚壁孢子,并在血平板上菌落周围产生"足"的酵母菌有
    A. 白念珠菌 B. 光滑念珠菌 C. 都柏林念珠菌
    D. 近平滑念珠菌 E. 隐球菌

62. 关于使用科玛嘉显色培养基,错误的做法是
    A. 置 37℃普通孵箱 B. 置 25℃普通孵箱
    C. 置 37℃二氧化碳孵箱 D. 可用于鉴定热带念珠菌
    E. 可用于鉴定克柔念珠菌

63. 用于真菌分子鉴定的靶位有
    A. 内转录间隔区 ITS1 B. 内转录间隔区 ITS2
    C. 内转录间隔区 ITS5 D. 28S rRNA 的 D1/D2
    E. β 微管蛋白基因

64. 隐球菌的药敏试验方法可选择
    A. 纸片扩散法 B. E-test 法
    C. ATBFUNGUS 检测试条 D. SENSITITRE YeastOne
    E. 微量稀释法

65. 下列真菌对抗真菌药物天然耐药组合中哪些项是正确的
    A. 葡萄牙念珠菌对两性霉素 B
    B. 克柔念珠菌对氟康唑和 5- 氟胞嘧啶
    C. 季也蒙念珠菌对棘白菌素类
    D. 近平滑念珠菌对氟康唑
    E. 白念珠菌对两性霉素 B

66. 真菌可引起的疾病包括
    A. 感染 B. 过敏 C. 中毒 D. 肿瘤 E. 慢性肉芽肿

67. 可以形成荚膜的真菌是
    A. 新型隐球菌 B. 光滑念珠菌 C. 格特隐球菌
    D. 粘红酵母菌 E. 热带念珠菌

68. 能分解尿素的隐球菌有
    A. 罗伦特隐球菌 B. 新型隐球菌 C. 格特隐球菌
    D. 土生隐球菌 E. 浅白隐球菌

69. 在鸟食琼脂可上可形成褐色菌落的隐球菌有

A. 罗伦特隐球菌　　　　　B. 新型隐球菌　　　　　C. 格特隐球菌
D. 土生隐球菌　　　　　　E. 浅白隐球菌

70. 治疗耶氏肺孢子菌感染可选用
A. 咪唑类　　　　　　　　B. 磺胺类　　　　　　　C. 多烯类
D. 棘白菌素类　　　　　　E. 克林霉素

### 三、判断题(10道题,每题1分,共10分,判断正确性。√为正确, × 为错误)

71. 皮肤癣菌只累及皮肤浅部角质层。
72. 足菌肿的病原菌可以是真菌,也可以是放线菌。
73. 毛霉病的病原菌只有毛霉。
74. 裴氏着色霉可以有瓶霉型产孢。
75. 甲真菌病是由皮肤癣菌引起的指/趾甲的感染。
76. 二氧化碳可促进多数真菌的生长。
77. 波氏假阿利什霉(有性期)可形成棕色闭囊壳。
78. "红酵母"与"黑酵母"都是酵母菌。
79. "帚霉"与"黏帚霉"都能形成帚状枝。
80. 在组织标本中见有分隔的菌丝呈45℃分枝,是曲霉菌的特征。

### 四、填空题(10道题,每题1分,共10分,每空填写一个正确名词)

81. 掌黑癣的病原菌是＿＿＿＿。
82. 导致头发毛结节菌病的病原菌是＿＿＿＿。
83. 白念珠菌引起的口腔黏膜白斑通常称为＿＿＿＿。
84. 咖啡酸纸片试验可用于检测＿＿＿＿酶的活力。
85. 橄榄油纸片可用于＿＿＿＿菌属的培养。
86. 海藻糖同化试验可用来快速鉴定＿＿＿＿。
87. ＿＿＿＿在科玛嘉显色平板上呈粉红色干燥菌落。
88. 分离到黏液型酵母菌时应首先判断是否为＿＿＿＿。
89. 在送检标本中发现不分隔的绸带样宽菌丝,应首先怀疑＿＿＿＿。
90. 马铃薯葡萄糖琼脂常用作刺激真菌产生＿＿＿＿。

### 五、图释题(5道题,每题2分,共10分)

91. 图中红色和蓝色箭头分别表示＿＿＿＿和＿＿＿＿。

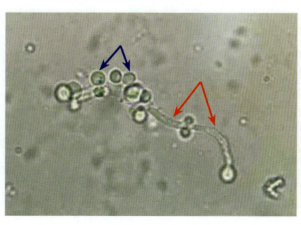

92. 可以产生如下结构的曲霉是_____和_____。

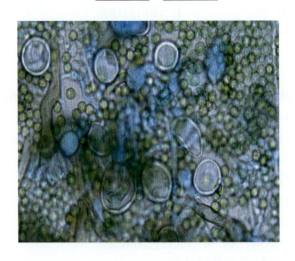

93. 图中的真菌分离自一位患有慢阻肺的80岁老人的诱导痰标本,此菌的属名是什么,一定是患者的致病菌吗?

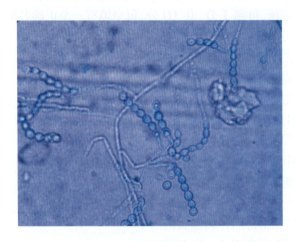

94. 说出下面两组真菌的菌属名:

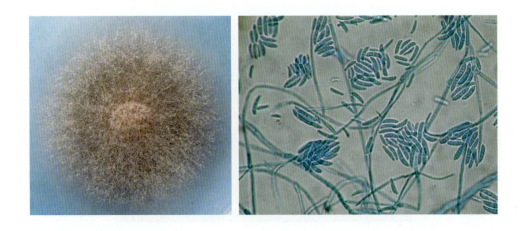

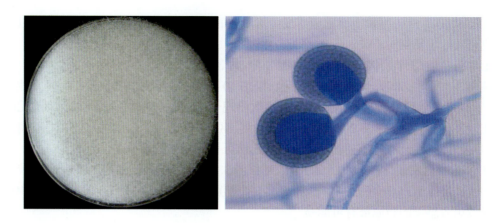

95. 图为两种慢生长暗色真菌的菌落和显微镜检图,上面一组和下面一组的真菌名称分别是:

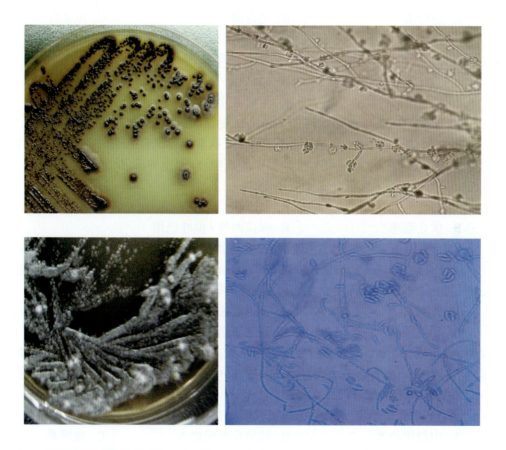

### 六、简答题(5 道题,每题 4 分,共 20 分)

96. 什么是条件致病性真菌?列出至少 8 个不同属的条件致病性真菌的名称。

97. 什么是子囊?什么是子囊孢子?指出 3 种能形成子囊和子囊孢子的真菌。

98. 两性霉素 B 抗真菌的靶位在哪里?如何发挥抗真菌作用?举出对两性霉素 B 的敏感性不如对其他抗真菌药物敏感性的 3 种真菌?

99. 列出 3 种嗜中枢神经系统的真菌,并分别说明其菌落和显微镜检查的特点。

100. 说出在 SDA 平板上真菌菌落或菌落周围的培养基显示为红色的 3 种真菌,以及他们分别所致的主要疾病。

**七、病例题**(2 个病例,10 道题,每题 3 分,共 30 分)

**病例 1** 男性,68 岁,间断干咳 1 年余,发热 10 余天。1 年前被明确诊断为复发性多软骨炎,予激素及环磷酰胺治疗后好转。后多次出现干咳加重、声音嘶哑。10 余天前无明显诱因出现发热,体温最高 39.2℃,伴咳嗽,无头痛、呕吐。胸部 CT 显示双肺散在磨玻璃密度影、条片及斑片状影及右肺空洞形成;纵隔淋巴结可见双侧胸膜增厚。

101. 检查血常规,白细胞 $2.55×10^9$/L、红细胞 $3.15×10^{12}$/L、淋巴细胞 1.62%、中性粒细胞 95.61%。C 反应蛋白(酶免法)107.00mg/L;红细胞沉降率 80mm/h;1,3-β,D 葡聚糖 2108pg/ml。导致患者感染的病原最有可能是

  A. 细菌    B. 真菌    C. 病毒

  D. 分枝杆菌    E. 支原体

102. 患者目前的高热和肺部阴影待查,最不考虑的真菌病原是

  A. 隐球菌    B. 毛霉菌    C. 短帚霉

  D. 曲霉菌    E. 荚膜组织胞浆菌

103. 临床已送痰培养,尚需进行以下哪项病原学检查

  A. 脑脊液培养    B. 尿培养    C. 血培养

  D. 脑脊液涂片检查    E. 血液涂片检查

104. 检查血钠 132.7mmol/L、氯 95.7mmol/L、钙 2.02mmol/L、葡萄糖 7.73mmol/L、肌酐 127.0μmol/L;C 反应蛋白 140.00mg/L;结核杆菌 γ 干扰素释放试验阴性。痰培养鉴定结果为新型隐球菌,药敏试验提示该菌对两性霉素 B、氟康唑、5-氟胞嘧啶、伏立康唑均敏感。首先选择以下哪种药物进行治疗最合适

  A. 两性霉素 B    B. 氟康唑    C. 5-氟胞嘧啶

  D. 伏立康唑    E. 哌拉西林/他唑巴坦

105. 经抗感染治疗,患者仍持续高热,喘憋加重。检查:血 pH 7.41、二氧化碳分压 38mmHg、氧分压 69mmHg、$Na^+$ 129mmol/L、$K^+$ 3.8mmol/L;隐球菌荚膜抗原阳性,真菌葡聚糖 2908pg/ml,痰 PCP 核酸检测阳性。在抗真菌治疗的同时,应该添加以下哪种药物

  A. 青霉素    B. 头孢曲松    C. 米诺环素

  D. 利福平    E. 复方新诺明

**病例 2** 男性,64 岁。尿频、尿急、尿痛伴寒战、低热 1 周。双肾区无包块和叩击痛,有左输尿管结石病史。血液检查,白细胞 $7.73×10^9$/L,中性粒细胞 73%,淋巴细胞 27%;尿常规示白细胞满视野,可见大量酵母样真菌孢子。

106. 为进行病原学鉴定,应该进行以下哪项检查

  A. 中段尿培养    B. 膀胱穿刺尿培养    C. 血培养

  D. 检查血液 CRP    E. 检查血液 PCT

107. 临床再次送检尿液,镜检仅见酵母样真菌孢子,而没有菌丝及假菌丝,应当注意排除以下哪种真菌

  A. 季也蒙念珠菌    B. 都柏林念珠菌    C. 葡萄牙念珠菌

  D. 新型隐球菌    E. 毛孢子菌

108. 尿液标本在 SDA 上培养 48 小时有乳白色奶油样酵母菌落生长,在科玛嘉显色培

养基上菌落呈淡紫色,该菌很可能是

  A. 白念珠菌    B. 热带念珠菌    C. 克柔念珠菌

  D. 光滑念珠菌    E. 近平滑念珠菌

109. 该患者使用了氟康唑5天,但低热不退,实验室报告PCT结果为40ng/ml,1,3-β,D葡聚糖结果为1300pg/ml,此时考虑进行以下哪项检查最重要

  A. 中段尿培养    B. 痰培养    C. 血培养

  D. 血常规    E. 尿常规

110. 血常规检查结果:白细胞$7.8\times10^9$/L,中性粒细胞76%,淋巴细胞24%。血培养4天时仪器报警,取培养物涂片、革兰染色镜检见卵圆形酵母细胞。此时宜选择以下哪类药物进行药敏试验和临床治疗

  A. 多烯类    B. 棘白菌素类    C. 丙烯胺类

  D. 其他唑类    E. 抗代谢类

## 答案

### 一、单选题

1.(C) 2.(B) 3.(C) 4.(D) 5.(B) 6.(A) 7.(D) 8.(B) 9.(D) 10.(C)
11.(C) 12.(C) 13.(A) 14.(D) 15.(B) 16.(C) 17.(C) 18.(D) 19.(D)
20.(B) 21.(A) 22.(B) 23.(A) 24.(D) 25.(C) 26.(B) 27.(D) 28.(D)
29.(C) 30.(B)

### 二、多选题

31.(A、B、D) 32.(A、B、C、D) 33.(A、B) 34.(A、B、C、D) 35.(A、B、C、D)
36.(A、B、C) 37.(A、B) 38.(A、B、C、D、E) 39.(A、B、C、D、E) 40.(A、B、C、D)
41.(A、C、D) 42.(B、C) 43.(B、D) 44.(A、B、D) 45.(A、B、C、D) 46.(A、B、C、D、E)
47.(B、D) 48.(B、C、D) 49.(A、B、C、D) 50.(B、C、D) 51.(A、B、D)
52.(A、B、C、D) 53.(A、B、C、D、E) 54.(C、D) 55.(A、C) 56.(B、D) 57.(A、B、E)
58.(A、C) 59.(B、C) 60.(A、C、D) 61.(A、C) 62.(A、C) 63.(A、B、C、D)
64.(A、B、C、D、E) 65.(A、B、C) 66.(A、B、C) 67.(A、C、D) 68.(A、B、C、D、E)
69.(B、C) 70.(B、D、E)

### 三、判断题

71.(×) 72.(√) 73.(×) 74.(√) 75.(×) 76.(×) 77.(√) 78.(×) 79.(×)
80.(√)

### 四、填空题

81.(威尼克何德霉) 82.(卵圆形毛孢子菌) 83.(鹅口疮) 84.(酚氧化酶)
85.(马拉色菌) 86.(光滑念珠菌) 87.(克柔念珠菌) 88.(新型隐球菌或格特隐球菌)
89.(接合菌) 90.(分生孢子和色素)

### 五、图释题

91.(假菌丝和厚壁孢子) 92.(构巢曲霉和杂色曲霉) 93.(帚霉,不一定)
94.(镰刀菌属,根霉属) 95.(甄氏外瓶霉,裴氏着色霉)

### 六、简答题

96. 条件致病性真菌指在机体内外环境中存在,通常情况下不致病,但当机体抵抗力下降或机体防御功能被破坏时能导致疾病的真菌,如念珠菌、曲霉、根霉、青霉、镰刀菌、附球菌、链格孢菌、弯孢霉、帚霉、黏帚霉、木霉、葡柄霉、龈枝霉、枝顶孢。

97. 子囊指一种圆形或长形的囊状结构,子囊孢子是形成于子囊内的有性孢子。可以形成子囊和子囊孢子的真菌有:毛霉、根霉、根毛霉。

98. 两性霉素 B 与真菌细胞膜上的麦角固醇结合,破坏真菌细胞膜的通透性,使胞内重要物质如钾离子、核苷酸和氨基酸等外漏,干扰真菌细胞的正常代谢。两性霉素 B 及其脂质体对多数酵母菌、曲霉、毛霉、皮炎芽生菌、球孢子菌、孢子丝菌、组织胞浆菌等具有抗菌活性。但对葡萄牙念珠菌、土曲霉、镰刀菌的临床疗效欠佳。

99. (1) 隐球菌:25℃与 37℃均生长良好,菌落扁平或突起,可呈黏液状,边缘光滑。在鸟食琼脂上可生成褐色菌落。咖啡酸试验阳性。显微镜下细胞呈圆形或椭圆形,不形成假菌丝,墨汁染色能清楚地显示荚膜。在 CGB(刀豆氨酸 - 甘氨酸 - 溴麝香草酚蓝)琼脂平板上生长,菌落及其周围呈蓝色者,为格特隐球菌;不显蓝色者,为新型隐球菌。

(2) 班替枝孢瓶霉:菌落表面呈棕色或黑色,背面为黑色。分生孢子梗棕色,菌丝有隔,卵圆形分生孢子连成较长的分生孢子链,分生孢子链呈波浪状,较少有分枝。

(3) 皮炎外瓶霉:菌落最初为黑色,有光泽,呈酵母样。培养时间延长后有橄榄色气生菌丝形成。菌落背面为黑色。菌丝分隔、黑色,分生孢子为圆形或卵圆形,位于分生孢子梗的顶端或两侧。

100. (1) 红色毛癣菌导致皮肤浅部真菌病,如手癣、足癣、头癣等;

(2) 马尔尼菲蓝状菌导致局灶性或播散性感染,如皮肤、肺、血液、骨髓、中枢神经系统等;

(3) 深红酵母菌导致红酵母病,如败血症、心内膜炎、腹膜炎、脑膜炎等。

### 七、病例题

101. (B)　102. (C)　103. (C)　104. (B)　105. (E)　106. (A)　107. (D)　108. (D)
109. (C)　110. (B)

(沈定霞　鲁辛辛)

## 参考文献

1. Larone DH. 医学重要真菌鉴定指南. 沈定霞译. 5 版. 北京:中华医学电子音像出版社,2016.
2. 王瑞礼. 医学真菌学—实验室检验指南. 北京:人民卫生出版社,2005.

## 真菌中英文名称与感染部位检索表

| 病例编号 | 真菌名称(中文) | 真菌名称(英文) | 疾病或感染部位 | 页码 |
|---|---|---|---|---|
| 1 | 白念珠菌 | *Candida albicans* | 脑膜炎 | 3 |
| 2 | 近平滑念珠菌 | *Candida parapsilosis* | 膝关节感染 | 5 |
| 3 | 光滑念珠菌 | *Candida glabrata* | 血流感染 | 7 |
| 4 | 热带念珠菌 | *Candida tropicalis* | 新生儿败血症及脑膜炎 | 9 |
| 5 | 热带念珠菌 | *Candida tropicalis* | 脑膜炎 | 12 |
| 6 | 耳道念珠菌 | *Candida auris* | 耳乳突炎 | 14 |
| 7 | 新型隐球菌 | *Cryptococcus neoformans* | 肺部感染 | 15 |
| 8 | 新型隐球菌 | *Cryptococcus neoformans* | 肺部感染 | 17 |
| 9 | 新型隐球菌 | *Cryptococcus neoformans* | 播散性感染 | 19 |
| 10 | 新型隐球菌 | *Cryptococcus neoformans* | 脑膜炎 | 21 |
| 11 | 新型隐球菌 | *Cryptococcus neoformans* | 血流及肺部感染 | 24 |
| 12 | 新型隐球菌 | *Cryptococcus neoformans* | 血流 | 26 |
| 13 | 格特隐球菌 | *Cryptococcus gattii* | 脑膜脑炎 | 28 |
| 14 | 阿萨希毛孢子菌 | *Trichosporon asahii* | 播散性感染 | 30 |
| 15 | 头状芽生裂殖酵母菌 | *Blastoschizomyces capitatus* | 肺部感染 | 32 |
| 16 | 糠秕马拉色菌 | *Malassezia furfur* | 皮肤毛囊炎 | 34 |
| 17 | 糠秕马拉色菌 | *Malassezia furfur* | 皮肤化脓性感染 | 36 |
| 18 | 糠秕马拉色菌 | *Malassezia furfur* | 花斑癣 | 37 |
| 19 | 威克海姆无绿藻 | *Protothea wickerhamii* | 腹膜炎 | 39 |
| 20 | 烟曲霉 | *Aspergillus fumigatus* | 肺部感染 | 42 |
| 21 | 烟曲霉 | *Aspergillus fumigatus* | 肺曲霉病 | 44 |
| 22 | 烟曲霉 | *Aspergillus fumigatus* | 脓肿及血流感染 | 46 |
| 23 | 烟曲霉 | *Aspergillus fumigatus* | 变应性支气管肺曲霉病 | 48 |
| 24 | 烟曲霉 | *Aspergillus fumigatus* | 肺部感染伴脓肿形成 | 51 |
| 25 | 烟曲霉 | *Aspergillus fumigatus* | 腰椎间隙感染 | 54 |

| 26 | 烟曲霉 | *Aspergillus fumigatus* | 上颌窦炎 | 55 |
| --- | --- | --- | --- | --- |
| 27 | 烟曲霉 | *Aspergillus fumigatus* | 肺部感染 | 57 |
| 28 | 黄曲霉 | *Aspergillus flavus* | 蝶窦炎 | 59 |
| 29 | 黄曲霉 | *Aspergillus flavus* | 腹部皮下组织 | 62 |
| 30 | 黄曲霉 | *Aspergillus flavus* | 变应性支气管肺曲霉病 | 64 |
| 31 | 土曲霉 | *Aspergillus terreus* | 中耳炎 | 66 |
| 32 | 黑曲霉 | *Aspergillus niger* | 化脓性中耳炎 | 68 |
| 33 | 黑曲霉 | *Aspergillus niger* | 化脓性中耳炎 | 70 |
| 34 | 构巢曲霉 | *Aspergillus nidulans* | 肺曲霉病 | 72 |
| 35 | 淡紫拟青霉 | *Paecilomyces lilacinus* | 角膜溃疡 | 74 |
| 36 | 草酸青霉 | *Penicillium oxalicum* | 急性腹膜炎 | 76 |
| 37 | 茄病镰刀菌 | *Fusarium solani* | 糖尿病足 | 77 |
| 38 | 茄病镰刀菌 | *Fusarium solani* | 外伤感染 | 80 |
| 39 | 茄病镰刀菌 | *Fusarium solani* | 角膜感染 | 82 |
| 40 | 串珠镰刀菌 | *Fusarium moniliforme* | 足部溃疡 | 85 |
| 41 | 串珠镰刀菌 | *Fusarium moniliforme* | 角膜感染 | 87 |
| 42 | 轮状镰刀菌 | *Fusarium verticillioides* | 角膜感染 | 90 |
| 43 | 黏帚霉 | *Gliocladium spp.* | 眼部感染 | 91 |
| 44 | 短帚霉 | *Scopulariopsis brevicaulis* | 心内膜炎 | 93 |
| 45 | 长梗木霉 | *Trichoderma longibrachiatum* | 腹膜炎 | 95 |
| 46 | 白僵菌 | *Beauveria bassiana* | 角膜炎 | 98 |
| 47 | 球孢子菌 | *Coccidioides* | 肺部感染 | 99 |
| 48 | 粗球孢子菌 | *Coccidioides immitis* | 心内膜炎及播散性感染 | 102 |
| 49 | 雅致放射毛霉 | *Actinomucor elegans* | 前臂坏死 | 105 |
| 50 | 根霉 | *Rhizopus spp.* | 肺部感染 | 108 |
| 51 | 米根霉 | *Rhizopus oryzae* | 鼻脑毛霉病 | 110 |
| 52 | 葡枝根霉 | *Rhizopus stolonifer* | 鼻窦炎 | 112 |
| 53 | 小孢根霉 | *Rhizopus microsporus* | 面部感染 | 114 |
| 54 | 少根根霉 | *Rhizopus arrhizus* | 鼻脑毛霉病 | 117 |
| 55 | 多变根毛霉 | *Rhizomucor variabilis* | 上臂溃疡 | 119 |

| 56 | 多变根毛霉 | *Rhizomucor variabilis* | 面部皮肤毛霉病 | 121 |
| 57 | 鳞质霉 | *Apophysomyces trapeziformis* | 外伤伤口感染 | 123 |
| 58 | 冠状耳霉 | *Chaetomium globosum* | 耳霉病 | 126 |
| 59 | 链格孢霉 | *Alternaria sp.* | 鼻窦炎 | 129 |
| 60 | 互隔链格孢霉 | *Alternaria alternata* | 眼部感染 | 131 |
| 61 | 赛多孢菌属 | *Scedosporium sp.* | 肺部感染 | 133 |
| 62 | 尖端赛多孢 | *Scedosporum apiospermum* | 鼻窦炎 | 135 |
| 63 | 尖端赛多孢 | *Scedosporum apiospermum* | 化脓性脊柱炎 | 137 |
| 64 | 多育赛多孢 | *Scedosporium prolificans* | 肺部感染 | 139 |
| 65 | 新月弯孢霉 | *Curvularia lunata* | 角膜炎 | 141 |
| 66 | 稻平脐蠕孢 | *Bipolaris oryzae* | 角膜溃疡 | 144 |
| 67 | 寄生暗色枝顶孢 | *Phaeoacremonium parasiticum* | 膝关节感染 | 147 |
| 68 | 裴氏着色霉 | *Fonsecaea pedrosoi* | 脑脓肿 | 149 |
| 69 | 裴氏着色霉 | *Fonsecaea pedrosoi* | 着色芽生菌病 | 151 |
| 70 | 疣状瓶霉 | *Phialophora verrucosa* | 多部位感染 | 154 |
| 71 | 甄氏外瓶霉 | *Exophiala jeanselmei* | 手指感染 | 155 |
| 72 | 奔马赭霉 | *Ochroconis gallopava* | 肺部暗色丝孢霉病 | 157 |
| 73 | 班替枝孢瓶霉 | *Cladophialophora bantiana* | 中枢神经系统感染 | 159 |
| 74 | 球形毛壳菌 | *Chaetomium globosum* | 皮肤感染 | 161 |
| 75 | 马尔尼菲蓝状菌 | *Talaromyces marneffei* | 多部位感染 | 165 |
| 76 | 马尔尼菲蓝状菌 | *Talaromyces marneffei* | 肺部感染 | 169 |
| 77 | 马尔尼菲蓝状菌 | *Talaromyces marneffei* | 胸壁脓肿 | 171 |
| 78 | 马尔尼菲蓝状菌 | *Talaromyces marneffei* | 肺部感染 | 173 |
| 79 | 皮炎芽生菌 | *Blastomyces dermatitidis* | 脑脓肿 | 175 |
| 80 | 皮炎芽生菌 | *Blastomyces dermatitidis* | 肺部感染 | 177 |
| 81 | 皮炎芽生菌 | *Blastomyces dermatitidis* | 肺部及软组织感染 | 180 |
| 82 | 荚膜组织胞浆菌 | *Histoplasma capsulatum* | 嗜血细胞综合征 | 183 |
| 83 | 荚膜组织胞浆菌 | *Histoplasma capsulatum* | 肺部感染 | 187 |
| 84 | 申克孢子丝菌 | *Sporothrix schenckii* | 皮肤感染 | 190 |
| 85 | 犬小孢子菌 | *Microsporum canis* | 脸部外伤感染 | 194 |

| 86 | 断发毛癣菌 | *Trichophyton tonsurans* | 头皮脓癣 | 196 |
| 87 | 絮状表皮癣菌 | *Epidermophyton floccosum* | 体癣 | 199 |
| 88 | 普通裂褶菌 | *Schizophyllum commune* | 鼻窦炎 | 200 |
| 89 | 耶氏肺孢子菌 | *Pneumocystis jirovecii* | 肺炎 | 202 |
| 90 | 暗球腔菌 | *Phaeosphaeria* | 肺部感染 | 205 |
| 91 | 东方伊蒙菌 | *Emergomyces orientalis* | 播散性感染 | 209 |
| 92 | 三角孢小囊菌 | *Microascus trigonosporus* | 心内膜炎 | 212 |

# 缩略语

| | | |
|---|---|---|
| ADA | Adenosine deaminase | 腺苷脱氨酶 |
| AFLP | Amplified Fragment Length Polymorphism | 扩增片段长度多态性 |
| ALB | Albumin | 白蛋白 |
| ALP | Alkaline phosphatase | 血清碱性磷酸酶 |
| ALT | Alanine aminotransferase | 丙氨酸转氨酶 |
| AIDS | Acquired Immune Deficiency Syndrome | 获得性免疫缺乏综合征 |
| AKP | Alkaline phosphatase | 碱性磷酸酶 |
| AST | Aspartate transaminase | 天冬氨酸氨基转移酶 |
| BAP | Blood agar plate | 血液琼脂平板 |
| BHI | Brain-heart infusion | 脑心浸出液 |
| BNP | Natriuretic peptide | 利钠肽 |
| BP | Blood pressure | 血压 |
| C/CHO | Cholesterin | 胆固醇 |
| CAPD | Continuous Ambulatory Peritoneal Dialysis | 持续不卧床腹膜透析 |
| CEA | Carcinoembryonic antigen | 癌胚抗原 |
| CGB | Canavanine-glycine-bromthymol blue | 刀豆氨酸-甘氨酸-溴麝香草酚蓝 |
| CKD | Chronic kidney disease | 慢性肾脏疾病 |
| CLSI | Clinical Laboratory Standards Committee | 临床实验室标准委员会 |
| COPD | Chronic obstructive pulmonary disease | 慢性阻塞性肺病 |
| CRP | C reactive protein | C 反应蛋白 |
| CT | Computed Tomography | 电子计算机断层扫描 |
| CXR | Chest X-ray | 胸部 X 线 |
| DLBCL | Diffuse large B-cell lymphoma | 弥漫性大 B 细胞性淋巴瘤 |
| ECP | Eosinophil cationic protein | 嗜酸性粒细胞阳离子蛋白 |
| ESR | Erythrocyte sedimentation rate | 红细胞沉降率 |
| FDP | Fibrinogen | 纤维蛋白原 |
| FEV | Forced Expiratory Volume | 最大呼气量 |
| FVC | Forced vital capacity | 用力肺活量 |
| G-CSF | Granulocyte colony-stimulating factor | 粒细胞集落刺激因子 |
| GGT | Gamma-glutamyl transferase | γ- 谷氨酰基转移酶 |
| GLU | Glucose | 葡萄糖 |

| | | |
|---|---|---|
| GM | Aspergillus galactomannan antigen | 曲霉菌半乳甘露聚糖抗原 |
| GMS | Giemsa's staining | 吉姆萨染色 |
| HCV | Hepatitis C virus | 丙型肝炎病毒 |
| HE | Hematoxylin-eosin staining | 苏木精-伊红染色 |
| HGB | Hemoglobin | 血红蛋白 |
| HIV | Human Immunodeficiency Virus | 人类免疫缺陷病毒 |
| ICU | Intensive Care Unit | 重症监护病房 |
| IL-6 | Interleukin-6 | 白细胞介素-6 |
| INR | International normalized ratio | 国际标准化比率 |
| IHC | Immunohistochemistry | 免疫组化 |
| ITS | Internal Transcribed Spacer | 内转录间隔区 |
| IVCM | In vivo confocal microscopy | 共焦显微镜 |
| KOH | Potassium hydroxide | 氢氧化钾 |
| L | Lymphocyte | 淋巴细胞 |
| LDH | Lactate dehydrogenase | 乳酸脱氢酶 |
| LDL | Low-density lipoprotein | 低密度脂蛋白 |
| MALDI TOF MS | Matrix assisted laser desorption ionization time of flight mass spectrometry | 基质辅助激光解析电离飞行时间质谱 |
| MODS | Multiple organ dysfunction syndrome | 多脏器功能障碍综合征 |
| MRI | Magnetic resonance imaging | 磁共振成像 |
| NE | Neutrophile granulocyte | 中性粒细胞 |
| NK | Natural killer cell | 自然杀伤细胞 |
| NSE | Neuron specific enolase | 神经元特异性烯醇化酶 |
| $PaCO_2$ | Partial pressure of carbon dioxide in artery | 动脉血二氧化碳分压 |
| $PaO_2$ | Partial pressure of oxygen in artery | 动脉血氧分压 |
| PAS | Periodic acid-Schiff | 过碘酸-希夫(氏)染色 |
| PASM | Periodic acid-sliver methenamine | 高碘酸-乌洛托品银(甲烷氨银)染色 |
| PCP | Pneumocystis carinii pneumonia | |
| PCR | Polymerase chain reaction | 聚合酶链反应 |
| PCT | Procalcitonin | 降钙素原 |
| PDA | Potato dextrose agar | 马铃薯葡萄糖琼脂 |
| PET-CT | Positron emission tomography Computed Tomography | 正电子发射型断层扫描 |
| PICC | Peripherally Inserted Central Catheter | 经外周静脉置入中心静脉导管 |
| PLT | Platelet | 血小板 |
| PRP | Platelet-rich plasma | 富血小板血浆 |
| RBC | Red blood cell | 红细胞 |
| SDA | Sabouraud dextrose agar | 沙保弱琼脂平板 |

| | | |
|---|---|---|
| SO₂ | Oxygen Saturation | 血氧饱和度 |
| TG | Triglyceride | 甘油三酯 |
| TPPA | Treponema pallidum particle assay | 梅毒螺旋体明胶凝集试验 |
| TTP | Time to positivity | 血培养阳性报警时间 |
| UA | Uric acid | 尿酸 |
| UCG | Ultrasonic Cardiogram | 超声心电图 |
| UCr | Urine creatinine | 尿肌酐 |
| VOD | Visual acuity, oculus dexter | 右眼视力 |
| VOS | Visio, oculus sinister | 左眼视力 |
| VSD | Vacuum Sealing Drainage | 负压封闭引流技术 |
| WBC | White blood count | 白细胞计数 |
| T-SPOT TB | | 结核感染 T 细胞斑点试验 |

| SO₂ | Oxygen Saturation | 血氧饱和度 |
| TG | Triglyceride | 甘油三酯 |
| TEPA | Expiration exhibition particle water | 呼气冷凝液微粒态水 |
| TTR | Time to peak SO₂ | 达峰值氧饱和度的时间 |
| TA | T-wave | T波 |
| UCG | Ultrasonic Cardiograph | 心动超声图 |
| TR | Time resolve | 解析时间 |
| VOD | Visual speed of eye velocity | CRP灵敏度 |
| VS | Vasopressin reflex | 交感反射 |
| VSD | Va mot Statline Diagnose | 自主神经功能基本 |
| X-D | X-ray blood count | 门脉超口压 |
| zeta/PR | | 心磁脉冲·相位比的比率 |